LEÇONS

SUR L'HISTOLOGIE DU

SYSTÈME NERVEUX

—

I

LEÇONS

SUR L'HISTOLOGIE

DU

SYSTÈME NERVEUX

PAR

M. L. RANVIER

PROFESSEUR D'ANATOMIE GÉNÉRALE AU COLLÉGE DE FRANCE

RECUEILLIES

PAR M. ED. WEBER

PRÉPARATEUR DU COURS

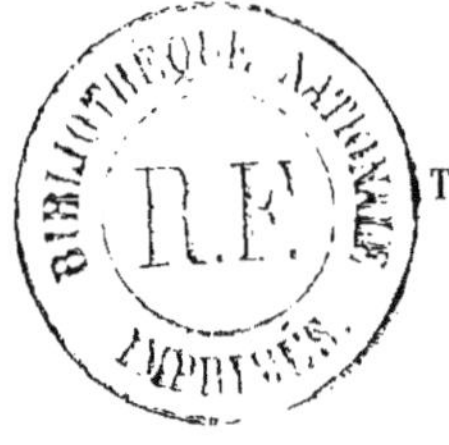

TOME PREMIER

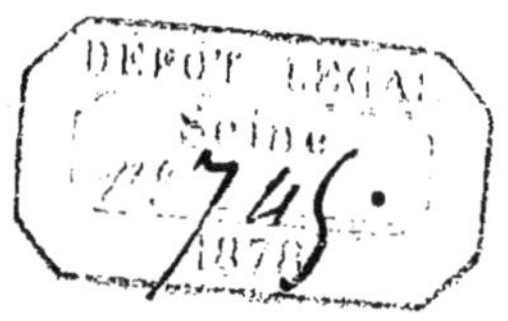

PARIS

LIBRAIRIE F. SAVY

77, BOULEVARD SAINT-GERMAIN, 77

1878

AVANT-PROPOS

Ces deux volumes contiennent les leçons que j'ai faites pendant l'année scolaire 1876-1877.

Ceux qui les ont suivies comprendront le but que je me suis proposé en les publiant; ce n'est pas pour eux que j'écris ces quelques lignes.

Mais il en est d'autres qui, par suite de leurs occupations ou de l'éloignement, n'ont pas pu assister à mon cours, tout en en ayant le désir. Il importe qu'ils soient renseignés.

Je leur dirai d'abord qu'au Collége de France l'enseignement de l'anatomie générale est une émanation de la chaire de médecine, dans laquelle il a été compris durant quelques années.

M. Claude Bernard est mon maître. J'ai adopté

sa manière de faire, et, fidèle à la tradition qu'il m'a transmise, j'accorde une importance toute spéciale aux procédés de recherches; je m'attache à bien montrer les faits, et c'est seulement après les avoir décrits que je les groupe pour en faire ressortir la signification.

C'est en cela que consiste l'enseignement selon la méthode expérimentale, et tel qu'il est pratiqué depuis longtemps pour les sciences physiques.

Il est inutile d'insister sur les difficultés de ce mode d'enseignement; je dois pourtant prévenir le lecteur qu'il entraîne à des longueurs et à des redites qui ne seraient pas permises dans un exposé didactique, mais que j'ai dû laisser subsister ici. Il fallait même conserver à ces leçons tout leur caractère, leur physionomie, pour ainsi dire; elles devaient dès lors être reproduites fidèlement. M. Éd. Weber, mon préparateur et mon ami, s'en est chargé Personne mieux que lui n'était capable de le faire; me secondant dans toutes mes recherches, m'assistant dans les démonstrations qui suivent chacune de mes conférences, il devait saisir ma pensée et la rendre d'une manière complète.

Cette publication emprunte une grande partie de sa valeur aux planches lithographiées qui l'accompagnent. Les dessins qui y sont reproduits ont été faits à la chambre claire d'après les préparations histologiques les plus importantes qui, à la fin de chaque leçon, étaient placées sous les yeux des auditeurs. M. Karmanski, artiste dessinateur, a exécuté ce double travail avec un soin et une patience que je me plais à reconnaître.

L. R.

HISTOLOGIE

DU

SYSTÈME NERVEUX

PREMIÈRE LEÇON

(5 DÉCEMBRE 1876)

Propriétés générales du système nerveux.

Sensibilité et motricité. — Le mouvement est la réaction expérimentale de la sensibilité. — Éléments individualisés jouissant de ces propriétés sans trace de système nerveux : Globules blancs du sang. Étude de leurs mouvements dans une chambre humide, dans les vaisseaux sanguins. — Organes individualisés : Le cœur. — Différenciation du système nerveux dans la série animale. — L'amibe. — L'hydre : Cellules neuro-musculaires de Kleinenberg. — Cellules nerveuses différenciées. — Ganglions nerveux. — Le système nerveux central joue un rôle modérateur. — *Nutritivité.* — Les centres nerveux servent à la régulation de la nutrition.

MESSIEURS,

Le système nerveux se révèle à nous par deux propriétés essentielles, la motricité et la sensibilité. Il possède encore d'autres propriétés moins importantes en apparence, moins évidentes, et sur lesquelles nous aurons à revenir plus tard.

Nous ne connaissons d'abord la sensibilité que par l'observation que nous en faisons sur nous-mêmes. Nous pouvons répéter et modifier cette observation en provoquant, en réveillant notre sensibilité, et nous faisons alors une *auto-expérience*.

En dehors de cette connaissance subjective, nous ne savons rien de la sensibilité comme telle. Chez les autres hommes et chez les animaux, nous la supposons semblable à celle que nous possédons, à cause de l'analogie des effets visibles que nous y constatons avec ceux qu'elle provoque chez nous. Ces effets, qui peuvent être très-variés, tels que des gestes, des cris, l'expression de douleur de la face ou l'attitude du corps, sont tous, quand on les considère dans leur ensemble, des mouvements.

Tantôt ce sont des mouvements proprement dits : l'animal que vous pincez à une patte déplace cette patte ou prend la fuite; tantôt c'est un cri, c'est-à-dire un mouvement de la cage thoracique et du larynx; tantôt aussi, à la suite de la douleur, il survient des changements de coloration d'une partie de la surface du corps ou du corps tout entier, ce sont des mouvements du sang ou des cellules pigmentaires; tantôt encore une modification du poli de cette surface, c'est un mouvement de la peau elle-même.

Si donc la réaction expérimentale de la sensibilité chez les animaux est toujours un mouvement, il convient, en entreprenant l'étude du système nerveux, de porter ses premières recherches sur les organes du mouvement, sur les muscles. Aussi le système musculaire a-t-il d'abord été l'objet de notre examen; nous nous en sommes occupés dans notre cours de l'année dernière.

Cette année-ci, nous nous proposons de continuer cette étude, d'entrer plus avant dans la question et de poursuivre avec vous l'analyse histologique du système nerveux. En suivant cet ordre logique, nous devons nous demander maintenant quels sont les rapports du nerf et du muscle; comment agit le nerf sur le muscle pour y déterminer la contraction. Pour résoudre ce problème, il nous faudrait examiner tout d'abord la manière dont les nerfs se terminent dans les muscles. Mais cette recherche ne saurait être entreprise sans une connaissance exacte du nerf lui-même, et par conséquent le premier objet de notre étude sera la structure du nerf.

Avant de vous exposer le plan que nous allons suivre, permettez-moi de revenir sur les propriétés du système nerveux et d'insister encore sur les phénomènes de la motricité et de la sensibilité. Sur ce terrain, en effet, la physiologie a précédé l'anatomie. L'homme a souffert, il a éprouvé des jouissances, il a exécuté des mouvements, bien longtemps avant de savoir qu'il y a dans son organisme des parties affectées spécialement à ces fonctions.

Il convient même d'ajouter que ces fonctions essentielles, sensibilité et motricité, peuvent exister dans des organismes où jusqu'ici on n'a rien distingué qui ressemble à un système nerveux. Ces organismes élémentaires sont les amibes. Nous y reviendrons; mais, avant de descendre dans l'échelle des êtres organisés pour y chercher nos exemples, nous trouverons chez les animaux supérieurs, chez les vertébrés, et faisant partie intégrante de ces animaux, des organismes analogues de tous points aux amibes et se comportant de même. Ce sont, comme vous le savez, les *cellules lymphatiques* ou les globules blancs du sang.

Examinons d'un peu plus près ces éléments.

Les cellules lymphatiques des animaux à sang chaud présentent des mouvements caractéristiques, quand on les étudie à la température du corps de l'animal dont on les a extraites. Les cellules lymphatiques de la grenouille montrent les mêmes mouvements à la température ordinaire. On a pu se demander si ces mouvements sont bien des mouvements physiologiques, déterminés par l'activité de la cellule, ou si ce ne seraient pas plutôt des mouvements d'ordre purement physique, analogues, par exemple, au mouvement brownien. Il suffit d'être témoin de l'activité des cellules lymphatiques pour se convaincre de la spontanéité de leurs mouvements. Quelques expériences vont même nous démontrer, de la manière la plus nette, que cette activité ne survient pas au hasard, qu'elle est intelligente jusqu'à un certain degré. Les prolongements que pousse la cellule se montrent sur les points où elle subit une irritation. La cellule perçoit donc l'excitation, elle est

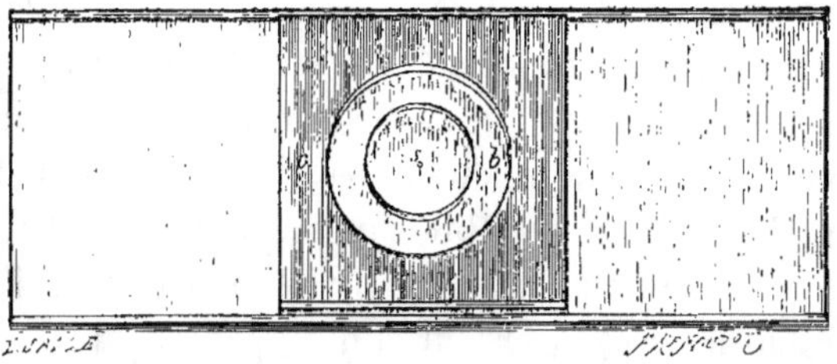

Fig. 1. — Chambre humide. — *s*, disque sur lequel on place les éléments et le liquide destinés à l'examen ; *b*, rigole contenant de l'air ; *c*, plaque sur laquelle reposent les bords de la lamelle.

sensible, et elle répond par la réaction caractéristique de la sensibilité, le mouvement.

Plaçons dans une chambre humide (fig. 1) (porte-objet spécial que vous connaissez tous) une goutte de lymphe recueillie dans le sac dorsal d'une grenouille. La couche de lymphe que nous allons examiner maintenant sera plus ou moins épaisse suivant la construction de l'appareil.

Supposons d'abord que son épaisseur soit un peu supérieure au diamètre d'un globule blanc, qu'elle mesure un à deux centièmes de millimètre.

A un grossissement de 400 ou 500 diamètres, nous ver-

rons les cellules lymphatiques les plus actives envoyer des
prolongements au niveau des surfaces de verre, c'est-à-dire
aux points où elles sont irritées par leur contact. Les prolongements qui naissent à la face inférieure de la cellule
atteignent le disque de verre s (fig. 1), s'étalent à sa surface
et s'y cramponnent. A la face supérieure de la cellule, il
naît également des prolongements qui vont s'attacher à
la lamelle recouvrante. Certaines de ces cellules paraissent
ainsi fixées aux deux surfaces par les prolongements dont
elles se hérissent à leur niveau, tandis que le reste de l'élément, suspendu entre elles, demeure lisse et régulier.

Si l'épaisseur de la couche de lymphe est plus considérable, on observera des cellules à différents niveaux, les unes
immédiatement au-dessous de la lamelle recouvrante, les
autres immédiatement au-dessus du disque de la chambre
humide, d'autres enfin flottant dans le liquide de la préparation. Ces différentes cellules ne se comporteront pas toutes de la même façon. En général (je dis en général, parce
que le fait n'est pas constant et que, par exemple, lorsque
l'on vient de faire une préparation, toutes les cellules sont
irritées), en général, les cellules qui flottent librement dans
le liquide ont une forme arrondie, ou, si au début elles présentent des prolongements, ces prolongements rentrent
bientôt dans le corps de la cellule, dès que l'irritation, qui
les avait fait naître, a disparu. Mais bientôt un certain nombre d'entre elles, grâce à leur pesanteur spécifique, tom-
bent à la surface du disque, et, dès qu'elles ont touché cette
surface qui les irrite, elles poussent des prolongements. Ces
prolongements deviennent de plus en plus longs et s'étendent
sur la lame de verre, de telle sorte que la cellule tout entière
finit par y être étalée sous la forme d'une lame de protoplasma très-mince.

Dans la couche supérieure de la préparation, les cellules

qui touchent la lamelle émettent des prolongements qui en atteignent la surface et s'y fixent; mais comme elles sont plus denses que le plasma dans lequel elles nagent, elles tendent à tomber, et on les observe suspendues à la lamelle par des bras plus ou moins nombreux, tandis qu'au-dessous leur corps flotte librement dans le liquide.

Une expérience d'un autre genre nous conduira à des observations analogues. Examinons, comme on le faisait déjà au siècle dernier, la circulation du sang dans des par-ties membraneuses, telles que la langue, la membrane inter-digitale, le mésentère de la grenouille : nous y voyons que les globules blancs, au début de l'expérience, sont arrondis tant qu'ils circulent. Mais, qu'ils viennent à toucher la pa-roi du vaisseau, ils sont irrités et poussent des prolonge-ments au point qui a été touché. Une fois fixés par l'un de ces prolongements, ce dernier devient plus épais, prend une base d'implantation plus large et adhère plus solidement à la tunique vasculaire.

A cet état, les globules blancs fixés à la paroi des vais-seaux où le sang circule prennent une forme constante; leur corps, déjeté par le courant du sang, se place comme un bateau le long des berges d'une rivière quand il est re-tenu par une amarre. Mais le prolongement n'en reste pas là. Grandissant de plus en plus, il finit par percer la membrane du vaisseau et entraîner au dehors la masse de la cellule.

C'est donc dans l'irritabilité, et, pour employer une ex-pression plus exacte, dans la sensibilité des cellules lym-phatiques qu'il faut chercher l'origine de la diapédèse.

Mais quelle est donc la structure de cette cellule, chez laquelle nous venons de reconnaître la sensibilité et de la motricité?

A l'état vivant, la cellule lymphatique est très-réfrin-gente; elle ne paraît pas complétement homogène avec les plus forts grossissements, bien qu'il soit impossible, dans la plupart d'entre elles, de distinguer une granulation dessinable. Je fais ici une réserve expresse pour un certain nombre de cellules lymphatiques qui possèdent dans leur intérieur un certain nombre de granulations assez grosses et parfaitement distinctes. A cet état, la forte réfringence de la cellule empêche de distinguer quoi que ce soit dans son intérieur. Dès qu'elle est morte, au contraire, il y apparaît un noyau ; aussi ce noyau est-il manifesté par tous les réactifs qui tuent la cellule, l'alcool, l'acide acétique, etc.

Telle est la structure connue de la cellule lymphatique. Voilà donc un élément doué de sensibilité et de motricité, dans lequel il n'existe aucune partie que l'on puisse rattacher à un système nerveux. Cet élément ne reçoit pas non plus ces propriétés du système nerveux central. Il ne peut, en effet, avoir avec lui aucune connexion, puisqu'il est essentiellement migrateur, flottant tantôt dans le sang, tantôt dans le plasma des tissus. Tout en appartenant bien à notre organisme, puisqu'il en suit les lois générales, cet élément est donc indépendant du système central qui nous donne la motricité et la sensibilité, il est individualisé.

Si nous étudions de plus près, à ce point de vue, les différentes parties de l'organisme, nous rencontrerons non-seulement des éléments, mais des organes complexes relativement indépendants du système nerveux central. Si nous détachons, par exemple, le cœur de cette grenouille et que nous le placions isolé sur cette lame de liége, vous voyez que ce cœur continue à battre ; il soulève le levier que nous lui faisons porter pour rendre ses battements plus apparents. Voilà donc non plus un élément, mais un organe très-complexe, dont la vie se manifeste d'une façon tout à fait indépendante du système nerveux central.

Nous pourrions vous montrer, par des expériences analogues, qu'il en est de même pour l'estomac, pour l'intestin, etc., quand on les a séparés du reste de l'organisme. Leurs mouvements sont plus lents et moins apparents que ceux du cœur; mais, comme le cœur, ces organes continuent à se mouvoir, sont sensibles à l'action d'un excitant mécanique ou chimique, à la chaleur, à l'électricité.

Néanmoins, les organes ainsi individualisés ne sont pas indépendants du système nerveux central au même titre que la cellule lymphatique; ils sont en connexion avec ce système et sous sa domination. Le cœur continue de battre lorsqu'il est isolé; mais, dans l'organisme, ses battements s'accélèrent, se ralentissent ou se suspendent sous l'influence du système nerveux cérébro-spinal. L'action des émotions sur les battements du cœur est un fait banal; d'autre part, si l'on reprend l'expérience classique de Weber, si l'on excite le nerf pneumogastrique, le cœur s'arrête. Ces observations, choisies entre un très-grand nombre d'autres, démontrent donc que le cœur, bien que constituant un organe individualisé, n'est pas complétement indépendant de l'action du système nerveux central.

Mais revenons aux éléments proprement dits. Nous en avons étudié le type le plus indépendant du système nerveux, et par conséquent le mieux individualisé. A l'autre extrémité de la série, nous trouverons le faisceau musculaire strié; cet élément peut être considéré comme l'esclave du système nerveux central, c'est-à-dire que toute fonction paraît y avoir disparu devant celle de se contracter quand il en reçoit l'ordre. Entre ces deux extrêmes, il y a toute une série d'intermédiaires dont la vie est plus ou moins indépendante, dont l'existence individuelle est plus ou moins accusée.

Il est remarquable de voir que, plus un élément s'éloigne du type primitif que nous avons analysé en premier lieu, de cette cellule lymphatique dans laquelle nous n'avons trouvé aucune organisation spéciale, plus il se spécialise, pour ainsi dire, dans un travail, et dans un travail que lui commande le système nerveux central, moins sa vie individuelle est accusée.

Ainsi la cellule lymphatique, il est facile de le reconnaître, se nourrit et sécrète, sent et se meut ; elle a toutes les propriétés d'un animal complet. Mais, dans une cellule plus spécialisée par sa fonction, les propriétés qui ne sont pas en rapport avec cette fonction n'existent plus que d'une façon latente.

Cette individualisation différente des éléments qui constituent l'organisme doit encore être considérée à un autre point de vue. Plus la vie d'un élément se confond avec celle de l'être tout entier, plus aussi il dépend de *la force qui maintient sa forme*. Je m'explique. Il y a dans l'organisme une force qui ne dépend pas du système nerveux, puisque le système nerveux lui-même y est soumis, force qui maintient la forme de l'animal. Cette force, et j'entends le mot force dans le sens des physiciens, appartient non-seulement à l'animal, mais à l'espèce. On se demande même aujourd'hui, comme vous le savez, si cette force qui maintient la forme est constante ou si elle est variable.

Les différents éléments de l'organisme lui sont soumis, mais à des degrés différents. Ils en dépendent d'autant plus qu'ils sont plus élevés en organisation. C'est ainsi que la cellule lymphatique, qui représente le degré le plus inférieur, est jusqu'à un certain point indépendante de la force qui maintient la forme du corps tout entier ; elle est fixée ou en migration, circule dans un vaisseau ou s'arrête dans un tissu, sans avoir un rôle bien précis dans la forme de l'être. Le faisceau musculaire, au contraire, est absolument dépendant de la force dont nous parlons ; il se développe dans la situation, avec le volume et avec la structure que lui commande la forme générale de l'animal auquel il appartient.

Les éléments élevés en organisation possèdent donc et une forme et une fonction spéciale bien définies. Néanmoins, ils participent encore jusqu'à un certain point aux propriétés générales que nous avons reconnues aux éléments les plus inférieurs. Ainsi, le faisceau musculaire strié, comme j'ai eu l'occasion de vous le montrer dans mon cours de l'année dernière, possède encore des traces d'une vie individuelle analogue à celle de la cellule lymphatique : il est sensible, il se nourrit, il respire, mais une de ses propriétés, la contractilité, s'est développée au point de masquer toutes les autres. Il faut une observation attentive pour les reconnaître chez lui.

Ce phénomène, ce développement prédominant dans un élément de l'une des propriétés qui sont communes à tous, rentre dans ce que les embryologistes et les zoologistes, considérant les êtres vivants entiers, ont désigné sous le nom de *différenciation*.

Nous venons de voir que la cellule lymphatique est à peine différenciée, tandis que le faisceau musculaire l'est beaucoup, et nous avons considéré les éléments d'un vertébré suivant qu'ils étaient indépendants, non différenciés, ou suivant qu'ils étaient différenciés de telle façon que leur individualité paraissait absorbée tout entière par une propriété prédominante, destinée à l'exercice d'une fonction.

Étudions maintenant, pour mieux nous en rendre compte, cette différenciation dans la série animale.

Je vous disais au début de cette leçon qu'il est des animaux inférieurs semblables aux globules blancs du sang, aux cellules lymphatiques, et dans lesquels on ne peut trou-

ver aucune trace d'une différenciation organique. Chez ces
animaux, les amibes, toutes les propriétés de l'être vivant
sont confondues dans un seul organe, une masse de protoplasma munie d'un noyau. Cet être, dont la constitution est
si simple, possède la sensibilité et la motricité telles que
nous les avons constatées dans les cellules lymphatiques. On
retrouve, par conséquent, chez lui toutes les propriétés qui
existent chez les animaux supérieurs, et cela sans aucun
indice qu'il possède des organes différenciés pour les différentes fonctions.

La première différenciation du système nerveux et du
système musculaire se montre chez l'hydre d'eau douce.

L'hydre est un animal dont la constitution est très-sim-
ple, mais néanmoins bien plus compliquée que celle de
l'amibe. Je ne vous parlerai pas de sa forme générale; le
dessin que je vous en présente vous suffira pour vous en
rendre compte. Cet animal est contractile, il peut diminuer
la longueur du tube qui le constitue et le recourber en divers sens. Ce tube est composé de trois couches distinctes,
qu'on a l'habitude aujourd'hui de comparer aux trois feuillets de l'embryon et que l'on nomme pour cette raison
l'ectoderme, le mésoderme et l'endoderme. L'ectoderme,
qui correspond au feuillet corné de l'embryon, est constitué
par des cellules volumineuses, qui contiennent un noyau;
l'endoderme est formé par des cellules plus volumineuses encore, sur lesquelles je n'ai pas à insister ici. Entre
ces deux couches cellulaires se trouve le mésoderme qui
est d'apparence fibreuse, mais qui, en réalité, est musculaire.

Kleinenberg [1], en isolant les éléments des différentes couches de l'hydre après macération de l'animal dans l'acide

[1] Kleinenberg, *Hydra. Eine anatomisch-entwicklungsgeschichtliche Un-
tersuchung*. Leipzig, 1872.

acétique faible, a vu que les cellules extérieures, les cellules de l'ectoderme, présentent à leur extrémité profonde des prolongements qui ne sont autre chose que les fibres musculaires du mésoderme[1]. Les fibres du mésoderme font donc partie intégrante des cellules de l'ectoderme; leur ensemble constitue des cellules particulières que Kleinenberg a nommées *neuro-musculaires*, en considérant le double rôle qu'elles sont appelées à remplir, ou, si vous aimez mieux, les deux propriétés qu'elles possèdent. Ce nom même n'est pas suffisant; pour être complet, il devrait indiquer aussi que ces cellules sont épithéliales. En un mot nous avons ici une cellule qui est à la fois épithéliale, puisqu'elle fait partie du tégument de l'animal, nerveuse sensitive, nerveuse motrice, et enfin musculaire par ses prolongements. Comme vous le voyez, voilà une première différenciation : une partie capable de se mouvoir se sépare des autres; c'est la différenciation dans le même élément histologique.

Poursuivons cette étude en remontant dans la série animale.

Nous rencontrerons des animaux qui ne possèdent pas de système nerveux central, et qui sont les analogues de ce cœur isolé de grenouille que vous voyez fonctionner.

Ces animaux sont très-nombreux. Chez eux la cellule nerveuse, distincte de la cellule épithéliale, distincte aussi de la cellule musculaire, en un mot complétement différenciée, est logée dans le tissu connectif. Tantôt elle y est isolée,

---

[1] En emp'oyant l'acide acétique dans les conditions qui ont été indiquées par Kleinenberg, je ne suis pas arrivé à isoler d'une manière convenable les cellules neuro-musculaires de l'hydre d'eau douce. Mais, en laissant séjourner l'animal pendant 24 heures dans le sérum faiblement iodé, les éléments se dissocient ensuite facilement. En les colorant au moyen du picrocarminate, auquel j'ai substitué ensuite de la glycérine avec une grande lenteur, j'ai obtenu des préparations très-démonstratives et persistantes.

La fig. 1, pl. I, représente les cellules neuro-musculaires et les cellules de l'endoderme isolées et conservées au moyen de cette méthode.

tantôt elle se réunit à d'autres cellules semblables pour former des ganglions.

Comparée à ce que nous venons de décrire chez l'hydre, cette disposition constitue un second degré de la différenciation. Ainsi, la première différenciation, celle qui correspond à la cellule neuro-musculaire, peut être représentée par le schéma suivant :

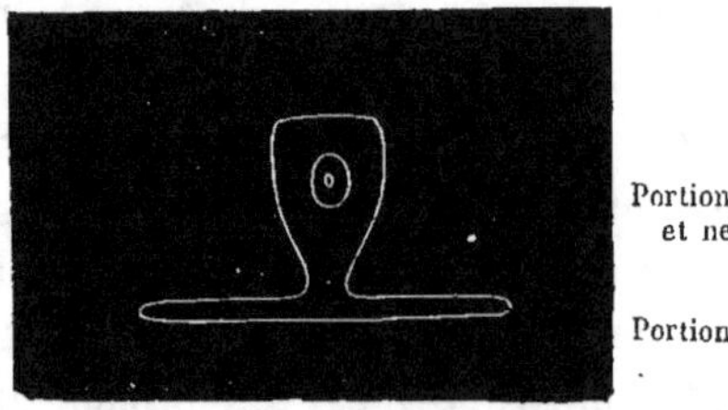

Fig. 2. — Schéma n° 1. — Cellule neuro-musculaire de l'hydre.

Dans cet élément, les prolongements musculaires qui

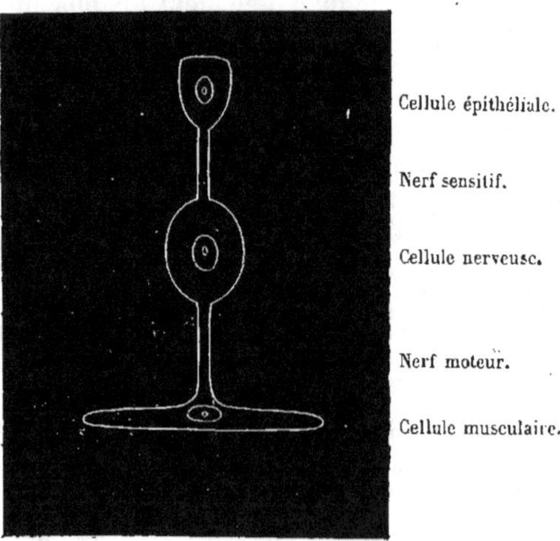

Fig. 3. — Schéma n° 2.

naissent de la cellule ne sont pas complétement individualisés ; *ils ne possèdent pas de noyau.*

Le second degré de différenciation est représenté par le schéma n° 2 ; la cellule nerveuse est séparée de la cellule épithéliale sensitive, *et la fibre musculaire a un noyau distinct.*

Le schéma n° 3 représente une différenciation plus complète. La cellule nerveuse elle-même se différencie en cellule nerveuse sensitive et cellule nerveuse motrice, de sorte

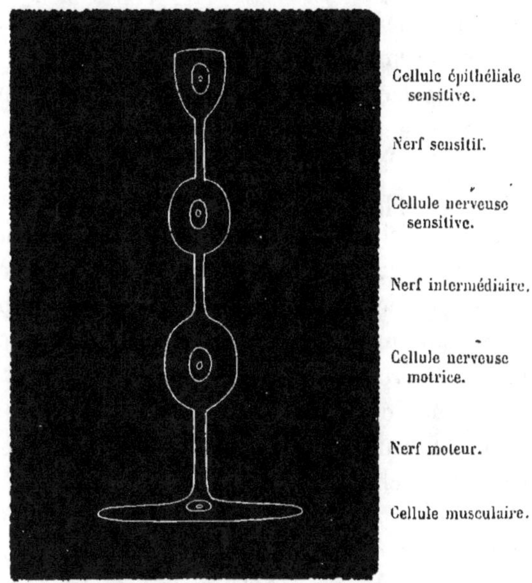

Fig. 4. — Schéma n° 3.

que nous avons quatre éléments : la cellule épithéliale sensitive, la cellule nerveuse sensitive, la cellule nerveuse motrice et la cellule musculaire.

Vous ne trouverez dans l'organisme d'aucun animal une disposition aussi simple, aussi facile à observer que celle que vous représente ce dernier schéma. Mais si les nerfs qui relient les différents éléments cellulaires sont plus ou moins longs, plus ou moins ramifiés, si leur trajet est plus ou moins tortueux, le schéma n'en est pas moins à conserver. Dans l'état actuel de nos connaissances, ces schémas suffisent ; nous verrons par la suite s'ils correspondent bien à la vérité, ou si nous devons les modifier.

Lorsque la cellule nerveuse différenciée de la cellule épithéliale est logée dans le tissu conjonctif, le plus souvent, mais pas toujours, il s'ajoute à elle, ainsi que je vous l'ai déjà dit, une ou plusieurs autres cellules semblables ; en d'autres termes, ces cellules se groupent pour former des ganglions nerveux. Elles portent indifféremment pour cette raison le nom de cellules nerveuses ou de cellules ganglionnaires. Ce dernier nom est moins usité en France, parce que nous appelons aussi ganglions ce que dans les autres pays on appelle *glandes* lymphatiques ; le nom de cellules ganglionnaires pourrait donc prêter chez nous à confusion.

Les ganglions nerveux que forment ces groupes de cellules sont eux-mêmes dispersés dans tout l'organisme, ou bien un certain nombre d'entre eux, acquérant un volume considérable, se fusionnent pour constituer des organes centraux. C'est là une différenciation très-élevée, qui commence chez les mollusques supérieurs et qui existe chez tous les vertébrés. Quand elle s'est produite, il y a un système nerveux central, tenant sous sa direction les organes ou les groupes ganglionnaires qui leur appartiennent.

Je ne veux pas quitter ce sujet sans poser du moins la question intéressante qu'il soulève. Quels sont les rapports qui existent entre les centres nerveux et les organes qu'ils régissent

Considérons une cellule nerveuse motrice, son prolongement cylindraxile qui devient bientôt un tube nerveux, et le faisceau musculaire primitif auquel il se rend. Coupons le nerf : le muscle est paralysé ; il n'appartient plus à l'animal de le faire mouvoir. Irritons, par un agent quelconque, l'électricité, la chaleur, une action chimique ou mécanique, le segment périphérique du nerf sectionné, et nous verrons le muscle entrer en contraction.

Si nous faisons porter l'expérience sur la glande sousmaxillaire et la corde du tympan, nous observons un phénomène analogue. Après la section de la corde, l'irritation de son bout périphérique détermine une abondante sécrétion de salive.

L'excitation portée sur le bout périphérique d'un nerf sectionné a donc pu remplacer l'action du système nerveux central. Nous pouvons en conclure que les centres nerveux agissent sur les organes pour les mettre en activité, comme le ferait un excitant.

Nous devons ici nous demander comment le système nerveux arrive à modérer son excitation à la dose suffisante, comment, par exemple, est si bien équilibrée l'excitation donnant lieu aux mouvements si précis, si limités, si réglés de la langue et du larynx qui produisent la parole.

J'espère vous démontrer que cet équilibre est le résultat de l'action combinée de plusieurs forces. Il est probable en effet que le nerf provient de plusieurs cellules nerveuses, et transmet à l'appareil moteur une résultante des forces envoyées par chacune de ces cellules. L'équilibre s'établirait ainsi dans les organismes comme dans le monde extérieur par l'action de plusieurs forces qui se font contrepoids.

Je connais certains faits qui parlent en faveur de cette théorie; nous en trouverons sans doute encore d'autres. En voici un qui est bien connu et qui montre le rôle équilibrateur du système nerveux.

Sur cette grenouille que je vous présente ici, nous avons coupé en travers la moelle épinière à sa partie supérieure, et nous avons ainsi supprimé l'influence du cerveau sur le corps de l'animal. Vous pouvez remarquer qu'à l'excitation la plus légère de son tégument cet animal répond par des mouvements énergiques. On en a conclu que le cerveau exerce une action modératrice sur la moelle épinière. Sans entrer dans la discussion de la question, je vous signale simplement ce fait pour appuyer mon hypothèse.

J'arrive maintenant à une troisième propriété du système nerveux, qui nous a été révélée surtout par les recherches histologiques. C'est la régulation de la nutrition, la *nutritivité*.

Lorsqu'un nerf mixte a été coupé, il se produit, comme vous le savez, dans son segment périphérique une série de transformations, connues dans leur ensemble depuis le siècle dernier, mais bien étudiées surtout par Waller, et désignées sous le nom de dégénération. Ce fait seul suffit à prouver que le système nerveux central règle la nutrition du nerf.

Jusqu'à présent, on a cru que ces transformations étaient vraiment une dégénération, et par ce nom on entendait un processus analogue à celui que produiraient la gangrène, la nécrose, ou, pour prendre un mot plus récent et plus exact, la nécrobiose. Il n'en est rien. J'ai exprimé mon opinion à ce sujet, il y a quelques années. Cette opinion a été combattue par plusieurs auteurs, mais je la crois exacte, et je compte bien vous le démontrer bientôt.

Voici comment les choses se passent. Lorsqu'un nerf a été coupé, la régulation de la nutrition étant supprimée dans la partie qui est séparée du système nerveux central, les éléments nombreux dont se compose le nerf sont abandonnés à leur activité propre. Or, ces éléments sont loin d'avoir tous la même dignité ; les uns sont très-voisins des cellules lymphatiques, les autres, au contraire, occupent un rang très-élevé dans l'organisme. Dans cette sorte de lutte pour l'existence que ces éléments divers vont engager les uns avec les autres, ce seront les plus voisins de l'état primitif qui seront les plus avantagés. A peu près indépendants du système nerveux, individualisés et complets, la section du nerf dont ils font partie n'apportera presque aucun trouble dans leur existence, et les laissera pour ainsi dire en possession de toutes leurs propriétés. Les éléments les plus différenciés au contraire, les plus élevés dans l'organisme, n'ont plus guère, comme nous l'avons vu, qu'une propriété prédominante, toutes les autres y étant à peu près supprimées. La section du nerf met à néant cette propriété et, par suite, la prépondérance de ces éléments. Ils seront donc facilement envahis et mangés par les éléments qui sont le plus voisins de l'état primitif.

C'est à peu près ce qui se passe chez les hommes dans la lutte pour l'existence. Ce ne sont pas ceux chez qui le système nerveux est arrivé à un haut degré de perfectionnement qui l'emportent. L'exaltation des sentiments et de la raison, ce qui fait produire des œuvres d'art et de science, n'est pas avantageux dans cette lutte. Ce qui l'emporte, ce sont les qualités du paysan du Danube, la force brutale au service d'un gros bon sens.

Les hypothèses que je viens de formuler sont fondées sur les connaissances que j'ai puisées dans les auteurs ou que j'ai acquises par mes recherches personnelles.

Nous allons maintenant nous mettre au travail. Fidèle à la tradition du Collége de France, je vous ferai assister à mes recherches et à mes expériences. Suivant les faits que nous aurons observés, nous verrons à modifier, à élargir ou à transformer, peut-être même à renverser complète ment nos premières hypothèses. Mais ces hypothèses nous sont nécessaires au début, aussi nécessaires qu'une ébauche l'est à l'artiste. Il faut partir d'une idée pour aller à la découverte.

Du reste, l'histologie du système nerveux est à l'état encore tout à fait rudimentaire ; loin de constituer un ensemble quelconque, elle n'a pas même une base solide qui lui servirait de point de départ. Les hypothèses, les théories que l'on a construites, celles que l'on construit encore tous les jours dans ce domaine, ressemblent à des maisons bâties sur un terrain fangeux : elles s'écroulent les unes après les autres ; mais il ne faudrait pas croire pour cela qu'elles sont inutiles. Tous leurs matériaux, tous les faits sur lesquels elles se sont appuyées, n'en sont pas moins demeurés, et ils servent à consolider le terrain. Il faut nous remettre à l'œuvre et reconstruire à nouveau. C'est un travail incessant qui demande de grands efforts ; peut-être un jour viendra où l'édifice sera complet. A ce moment, on aura oublié les ouvriers modestes de la première heure ; mais qu'importe? L'humanité aura fait un pas.

DEUXIÈME LEÇON

(7 décembre 1876)

Tubes nerveux à myéline.

Plan du cours.

Nerfs périphériques. — Nerfs sans myéline. — Nerfs à myéline.

Nerfs à myéline. — Aspect moiré qu'ils présentent à l'œil nu. — Opinion des anatomistes anciens sur la cause de cet aspect. — Expériences à ce sujet : L'apparence nacrée disparaît par l'extension : elle n'est pas due à des plis de la gaîne, mais à une disposition en zigzag des tubes nerveux. — Première notion de la structure du nerf : La masse blanche extraite d'un faisceau nerveux et agitée dans l'eau se sépare en un chevelu très-fin. — Observation de Leeuwenhoek. Il a découvert la fibre nerveuse. — Conception ancienne sur la structure des nerfs. Leur nature globulaire admise par Bichat et Dutrochet. — Distinction des fibres nerveuses à myéline et des fibres sans myéline.

Fibre nerveuse à myéline. — Historique : Remak, Schwann, Henle. — Étude histologique : *Examen dans l'eau.* — Précautions à prendre pour ne pas altérer les éléments. — Filaments et boules de myéline. — L'eau ne coagule pas la myéline, elle la gonfle. — Plis de la gaîne de Schwann à l'extrémité sectionnée. Hypothèses sur la cause de l'issue de la myéline à cette extrémité. — La myéline n'est pas continue dans la longueur du tube nerveux. — Étranglements annulaires. Pénétration de l'eau au niveau des étranglements.

Messieurs,

A la fin de la dernière leçon, il me restait, avant d'entrer en plein dans notre sujet, à vous donner le plan du cours de cette année, c'est-à-dire à vous indiquer l'ordre que je me propose de suivre dans l'exposé de l'histologie du système nerveux.

Vous avez vu, d'après ce que je vous ai dit, quel est l'ordre physiologique qui s'imposerait à nous. Comme le système nerveux se révèle d'abord par des mouvements, il était logique d'étudier en premier lieu l'organe du mouvement par excellence, le muscle; nous l'avons fait dans notre cours de l'année dernière. Après cette étude,.nous devrions entreprendre celle de la terminaison des nerfs dans les muscles. Je vous ai expliqué pourquoi nous ne pouvons pas suivre cette marche logique : en effet, avant d'examiner la terminaison du nerf dans l'organe moteur, il est important de connaître bien le nerf lui-même. Les nécessités anatomiques nous obligent donc ici d'abandonner l'ordre physiologique, et de commencer l'analyse du système nerveux par l'étude du nerf.

Nous étudierons dans le nerf les éléments qui le composent, c'est-à-dire sa structure, et le groupement de ces éléments, c'est-à-dire sa texture; nous y ajouterons l'examen des modifications qui surviennent dans un nerf que l'on a sectionné transversalement. Ces modifications présentent en effet un intérêt tout particulier, et jettent de la lumière sur certains points obscurs de la structure normale du nerf.

Après cette étude du tube nerveux, du nerf, des modifications du nerf sectionné, nous pourrons revenir à la terminaison des nerfs dans les organes moteurs.

On doit distinguer, suivant les organes auxquels ils se rendent, trois espèces de nerfs moteurs : les nerfs moteurs musculaires, qui président au mouvement; les nerfs moteurs électriques, qui, au lieu de déterminer une contraction, amènent la production de décharges électriques; enfin, en troisième lieu, les nerfs moteurs glandulaires. Vous savez que, lorsque l'on excite un nerf glandulaire, on détermine le fonctionnement de la glande à laquelle il se rend ; de même qu'en excitant le nerf sciatique on fait mouvoir la jambe, ou en excitant le nerf électrique, on amène la production de décharges électriques.

Les organes électriques, les muscles, les glandes peuvent donc être considérés comme possédant des terminaisons nerveuses motrices, et il convient de les rapprocher dans l'étude que nous allons faire de ces terminaisons.

Nous commencerons par celles des nerfs moteurs électriques, parce qu'elles sont les mieux connues ; du reste, la question est à l'ordre du jour, et dans ces derniers temps elle a soulevé des discussions. Nous ferons à ce sujet une critique des différentes opinions qui ont été émises par les histologistes, en nous fondant sur nos recherches personnelles.

Ensuite nous étudierons les terminaisons des nerfs dans les muscles *volontaires*. Si par ce dernier mot nous limitons notre sujet, c'est parce que les muscles involontaires appartiennent à des organes plus ou moins individualisés comme le cœur, l'estomac, etc., et possédant dès lors des centres nerveux particuliers. L'étude des terminaisons nerveuses dans ces organes, qui est par conséquent beaucoup plus complexe, puisqu'elle se rattache à celle des ganglions nerveux auxquels on donne à juste titre le nom de centres nerveux périphériques, viendra immédiatement après.

Enfin, nous nous occuperons des terminaisons motrices dans les glandes. Sur ce point, nous sommes encore dans une ignorance complète. Diverses opinions ont été avancées, il est vrai, par quelques histologistes, mais sans preuves suffisantes. Nous aurons à discuter ces opinions et à les critiquer, en nous servant à cet effet soit d'expériences physiologiques, soit d'observations histologiques. Nous verrons ce que l'on sait de positif sur ce point de la science.

Après ces recherches sur les terminaisons motrices des nerfs, il faudrait, pour rester dans l'ordre physiologique, porter nos études sur l'origine des nerfs moteurs dans les centres nerveux. Mais une difficulté capitale nous empêche de suivre cette marche. Dans tous les nerfs, dans tous les troncs nerveux périphériques, les fibres motrices se trouvent mêlées aux fibres sensitives et jusqu'à présent il a été absolument impossible de les distinguer les unes des autres. Je sais bien que quelques auteurs ont émis un avis différent; mais les ouvrages dans lesquels ils ont prétendu reconnaître au microscope la fibre motrice et la fibre sensitive sont déjà anciens, et à mon avis leur opinion ne repose sur aucun fondement.

Il n'est donc pas possible de suivre ici l'ordre qu'indique la physiologie. Immédiatement après les terminaisons motrices, nous nous occuperons des terminaisons sensitives. Nous serons d'autant plus justifiés d'agir de la sorte que ces terminaisons s'étudient au moyen des mêmes méthodes, ou du moins à l'aide de procédés analogues. Nous aurons à examiner successivement les terminaisons nerveuses dans les organes du tact, dans les corpuscules de Pacini et dans les corpuscules de Krause; puis les terminaisons dans les organes des sens. Les nerfs des sens proprement dits présentent quelques particularités; nous en parlerons à propos des organes auxquels ils appartiennent.

Après avoir ainsi passé en revue toutes les terminaisons nerveuses, nous aurons à étudier la structure des organes ganglionnaires. Dans ce domaine, nous nous occuperons d'abord des ganglions proprement dits répandus dans tout le corps; puis des ganglions qui composent le système nerveux sympathique, auquel on a donné pour cette raison le nom de système nerveux ganglionnaire; ensuite nous examinerons les ganglions spinaux et les ganglions cérébraux.

L'étude des ganglions nous amènera à celle de la moelle épinière ; nous aurons à examiner l'union des nerfs avec la moelle, la disposition de ses enveloppes, etc. Enfin, nous arriverons au cerveau.

Vous voyez que le programme est vaste ; je ne sais si nous pourrons le remplir complétement, car il exige des recherches longues et nombreuses ; nous irons aussi vite que possible, mais sans laisser de côté aucune des questions importantes.

Nous insisterons surtout sur les méthodes. Aucun sujet n'est aussi favorable que celui dont nous allons nous occuper pour montrer que les progrès dans notre science dépendent presque entièrement de la technique.

J'aborde maintenant l'étude histologique des nerfs et je commence par l'examen des troncs nerveux.

On rencontre dans l'organisme deux espèces de troncs nerveux.

Les premiers sont des cordons transparents, d'apparence homogène. Ce sont les seuls qui existent chez les invertébrés. Chez les vertébrés, parmi les nerfs cérébro-spinaux, le nerf olfactif seul appartient à cette espèce ; mais tous les cordons nerveux du grand sympathique se rapprochent plus ou moins de ce type.

Les seconds sont les nerfs à myéline. Ce sont ces derniers dont il va d'abord être question. Ils sont blancs, plus ou moins opaques, chatoyants et miroitants comme de la moire. On est frappé de cet aspect lorsque l'on examine à l'œil nu ou à la loupe un de ces nerfs en place ou bien enlevé et disposé sur une table ou sur une lame de verre.

Il y a longtemps du reste que les anatomistes ont signalé cet aspect et qu'ils en discutent la cause. Molinelli[1] crut reconnaître qu'il dépend d'une disposition anatomique fixe et soutint que le nerf est divisé transversalement par des cloisons, qui, dans son intérieur, limiteraient une série de cellules. Fontana[2] réfuta cette opinion, et prétendit que l'aspect nacré est dû à de simples plis sur lesquels la lumière se reflète d'une façon variée. Il établit sa manière de voir, qui est exacte, par des expériences analogues à celles que nous allons faire.

Il est facile de reconnaître que le nerf ne présente cet aspect chatoyant que lorsqu'il n'est pas tendu. Dès qu'on le soumet à l'extension, il paraît complétement homogène. Voici comment il faut vous y prendre pour le constater. Chez une grenouille, dénudons le nerf sciatique : étendons la jambe sur la cuisse, et nous verrons que ce nerf a une apparence parfaitement homogène ; fléchissons au contraire la jambe, et le nerf prendra l'aspect chatoyant.

On peut aussi faire l'expérience de la façon suivante. Un fragment du nerf sciatique étant excisé, nous attachons un fil à chacune de ses extrémités et nous le plaçons sur une lame de verre dans une goutte d'eau, de manière à pouvoir l'observer commodément avec une loupe de Brücke. Il présente des plis chatoyants (fig. 3, pl. I). Si alors, sans perdre de vue le nerf, nous tirons légèrement sur les fils attachés à ses extrémités de manière à le tendre, les plis disparaissent et le nerf devient homogène.

---

[1] Molinelli (1755), *Comment. Bonon.*, t. III, p. 282, cité d'après l'Encyclopédie anatomique de Bischoff et Henle, Trad. franç. de Jourdan, 1843, t. VII, p. 357.

[2] Fontana, *Traité du venin de la vipère*, t. II, p. 202.

Le moment n'est pas encore venu de vous donner une explication complète de cette apparence. Qu'il me suffise aujourd'hui de vous dire qu'elle ne tient pas à des plis que ferait l'enveloppe du nerf, mais à une disposition en zigzag que prennent les tubes nerveux dans son intérieur, lorsque cette enveloppe, par suite de son élasticité, est revenue sur elle-même.

Pour avoir une idée de la structure des nerfs, voici une première expérience à faire. Chez un chien ou chez un lapin, le nerf sciatique est dénudé. On voit alors qu'il se compose d'une grosse fibre ou mieux d'un gros faisceau, à côté duquel se montrent, en nombre variable suivant la région, des faisceaux plus petits. Coupons un tronçon de ce nerf; il sera facile, si le segment coupé n'est pas trop long, de séparer des autres le gros faisceau en se servant des doigts ou de la pince. On verra alors saillir au bout de ce faisceau une masse nerveuse; en la saisissant avec une pince, tandis qu'avec une seconde pince on maintiendra la gaîne à l'extrémité opposée, on arrivera sans peine à extraire toute la substance médullaire. Si elle est agitée ensuite dans un liquide, on la voit se séparer en un chevelu très-fin. Cette expérience aurait suffi aux anciens observateurs, qui travaillaient sans microscope, pour démontrer que la masse médullaire n'est pas homogène, mais qu'elle est composée de filaments.

Il y a du reste longtemps que l'illustre Leeuwenhoek[1] a constaté la structure fibrillaire des nerfs. En examinant au microscope un nerf très-fin, nerf qui, dit-il, était de l'épaisseur d'un cheveu, il y compta seize tubes nerveux avec un contour très-net et un contenu transparent.

Leeuwenhoek avait donc vu la fibre nerveuse. C'est même

[1] Leeuwenhoek, *Opera*, t. II, p. 351, cité d'après l'Encyclop. anat. de Bischoff et Henle, trad. franç. de Jourdan, 1843, t. VII, p. 355.

de cette ancienne observation que nous vient le nom de
tube nerveux, adopté encore aujourd'hui par tous les histologistes; en effet, nos connaissances actuelles sur la fibre
nerveuse ne nous conduiraient pas à la considérer comme
un tube. Leeuwenhoek lui donna ce nom, parce qu'il la
croyait formée seulement par une membrane et un contenu liquide. Cet observateur alla même plus loin; il fit
des coupes transversales des nerfs et de la moelle épinière,
sur lesquelles il remarqua dans chacun des tubes une
lumière centrale, ce qui ne put que l'affermir dans son
opinion de la nature tubulaire de ces fibres.

L'anatomie des nerfs faisait donc avec Leeuwenhock un
grand progrès; mais comme il observait à l'aide d'appareils d'optique qu'il construisait lui-même avec une habi-
leté consommée, il était le seul en Europe à cette époque
qui en possédât de suffisants pour reconnaître des détails
aussi fins; c'est pour cela que l'exactitude de ses découvertes n'a été constatée que bien longtemps après lui.

En effet, la plupart des anatomistes du siècle dernier et
du commencement de ce siècle ont eu de tout autres idées
sur la constitution des nerfs. Comme ils les dissociaient
dans l'eau, les recouvraient d'une lamelle épaisse et exer-
çaient sans doute une assez forte pression, ils voyaient sous
le microscope une quantité de granules ou de globules, et
ils supposaient que la substance médullaire du nerf en était
formée.

C'est là l'origine de la théorie globulaire. Bichat lui-
même en était partisan, et, pour se rendre compte de la
structure des nerfs, voici l'expérience qu'il fit. Il détacha
un segment de moelle épinière avec la pie-mère qui l'enveloppe et les nerfs qui en partent. Puis, ayant fendu cette
membrane, il en enleva la substance médullaire et fit passer un courant d'eau pour laver la face interne de la gaîne

intime de la moelle. Il vit alors les nerfs attachés à cette membrane et en conclut que le névrilème se continue avec la pie-mère.

Cette observation lui montrait autour de la moelle épinière un tube qu'il comparait à l'aorte, et qui, comme cette dernière, donnait des branches périphériques se ramifiant dans tout le corps. Dans son ensemble, le système nerveux ressemblait donc au système artériel ; au lieu de sang, il contenait de la moelle [1]. Il était donc assez probable, à ce point de vue, que la moelle devait être composée de globules analogues aux globules du sang.

Dutrochet, qui eut un des premiers la conception de la théorie cellulaire, vit aussi, en examinant les centres nerveux, les globules de myéline ; et, comme il était préoccupé de trouver des cellules partout, il les considéra comme des cellules.

Avant d'aller plus loin dans l'historique de la question qui nous occupe, je dois vous dire qu'après avoir divisé avec soin un nerf à myéline, on y observe, à l'examen microscopique, deux espèces de fibres : les fibres à moelle, dites aussi à double contour, et les fibres nerveuses sans moelle. Nous nous occuperons d'abord des premières, et nous continuerons l'histoire des découvertes successives que l'on a faites dans leur structure.

TUBES NERVEUX A MYÉLINE.

La théorie globulaire qui, comme nous venons de le voir, empêcha pendant longtemps la découverte de Leeuwenhoek

---

[1] « Cette membrane (le névrilème) forme à chaque filet nerveux un véritable canal qui contient dans son intérieur la moelle ; comme les veines, les artères renferment le sang, avec cette différence, que la moelle stagne, au lieu que le sang circule. » (Bichat, *Anatomie générale*, 1812, t. I, p. 137.)

d'être appréciée à sa valeur, fit reconnaître d'autre part la partie la plus évidente de la fibre nerveuse à moelle : la myéline. Il était facile de remarquer que les globules en question sont constitués par une substance très-réfringente, analogue à la graisse, et d'en conclure par conséquent que cette substance forme une partie intégrante des nerfs.

Vers 1839, Schwann[1] reconnut que chaque fibre nerveuse est entourée d'une gaîne membraneuse. Cette gaîne, dont l'existence fut confirmée bientôt par les observations des autres histologistes, a gardé le nom de gaîne de Schwann.

Un peu auparavant, Remak[2] avait découvert dans la fibre nerveuse une partie médiane distincte qu'il appela ruban ou cordon primitif (*primitiv Band*). L'existence de ce cordon central fut admise par Purkinje[3], et, dans une bonne description qu'il donna du tube nerveux, il le baptisa du nom de *cylinder-axis*, nom que nous lui avons conservé.

La présence d'un élément formé distinct dans l'intérieur du tube de myéline ne fut pas admise, par les histologistes, avec la même unanimité avec laquelle avait été reconnue l'existence de la gaîne de Schwann. Peu avant le travail de Purkinje, Henle, en discutant la découverte de Remak, arrivait, par une série d'observations incomplètes et mal interprétées, à se convaincre que le ruban central n'avait que l'apparence d'un élément-formé et ne possédait pas d'existence réelle. Il est utile de considérer de plus près l'erreur dans laquelle est tombé cet observateur distingué,

---

[1] Schwann, *Microscopische Untersuchungen*, p. 174. V. *Encyl. Anat.*, t. VII, p. 347.

[2] Remak, *Froriep's Neue Notizen*, n° 47, 1837.

[3] Purkinje, V. Rosenthal. *Format. granulosa*, 1839, p. 16. V. *Encycl. Anat.*, t. VII, p. 348.

parce qu'elle vous montrera, mieux que tout ce que je pourrais vous dire, combien les méthodes dont on fait usage ont de l'importance lorsqu'il s'agit d'arriver à la connaissance d'un fait histologique.

Un tube nerveux, examiné immédiatement après qu'on l'a placé dans l'eau, se montre formé par deux bordures de myéline très-réfringentes, entre lesquelles un large ruban moins réfringent représente le cordon central de Remak. Mais cette image ne persiste pas. Si l'on continue l'observation, on voit, au bout de quelques minutes, la myéline se transformer. Il s'y produit des excroissances de forme bizarre qui, partant des bordures d'abord régulières, tendent à se rejoindre et finissent par se confondre en masquant de plus en plus le cylindre central.

Cette observation, que Henle n'a pas cherché à contrôler au moyen d'autres méthodes, l'a conduit à nier le cylindre-axe. Partant de la supposition toute gratuite que le tube nerveux à l'état vivant est parfaitement homogène sur toute sa largeur, il pensa que, dans le premier stade d'observation du tube nerveux dans l'eau, celui où la myéline se montre sous la forme d'une bordure régulière, cet aspect est dû à la coagulation d'une première couche périphérique de la myéline, devenue par ce fait même plus réfringente et plus brillante que la portion centrale encore liquide. Dans le second stade, cette coagulation se serait propagée vers le centre. Ce qui prouve, d'après Henle, que le ruban central n'est autre chose que la myéline encore liquide, c'est qu'il n'en reste plus aucune trace après un certain temps du séjour du tube nerveux dans l'eau.

Depuis lors, on a reconnu, au moyen d'autres méthodes, l'existence réelle du cylindre-axe. Mais la théorie de la coagulation de la myéline, que Henle avait imaginée pour les besoins de la discussion et pour l'explication du ruban

central, n'en a pas moins pris rang parmi les choses démontrées.

Cette idée, qui est encore aujourd'hui acceptée par tous
les histologistes, et qui se trouve reproduite dans tous les
traités classiques, est entièrement fausse, comme nous le
verrons en étudiant en détail la fibre nerveuse.

Après ces quelques données historiques et critiques, passons à l'étude histologique de la fibre nerveuse elle-même.
Nous en ferons la description en analysant successivement
les aspects qu'elle nous présentera après l'application des
différents procédés d'examen que nous emploierons. Puis
nous donnerons un résumé des connaissances que nous
aurons ainsi acquises.

Nous commencerons par l'examen de la fibre nerveuse
dans l'eau.

Le nerf sciatique de la grenouille, que nous allons prendre comme exemple, est constitué au haut de la cuisse par
un seul faisceau. Les tubes nerveux y sont donc contenus
dans une seule gaîne. Enlevons délicatement un segment
de ce nerf, sans y toucher autrement qu'à ses extrémités.
Cette précaution est très-importante. En effet, toute partie
d'un nerf qui a été touchée un peu rudement ou soumise à
une traction un peu forte, présente des modifications considérables qu'il ne faut pas risquer de confondre avec la
structure normale. Ce segment étant disposé sur une lame
de verre dans une goutte d'eau, appliquons à sa partie
moyenne deux aiguilles agissant en sens inverse ; en écartant
ces aiguilles, nous déchirerons la gaîne, et les fibres nerveuses, mises en liberté, apparaîtront sous la forme d'un
chevelu.

Voici un autre procédé également bon. A la partie inférieure de la cuisse, le nerf sciatique se divise en deux branches. On coupe le tronc principal et les deux branches, de manière à isoler un segment de nerf en forme d'Y. Tirant, alors sur les deux jambes de l'Y avec deux pinces, on les écarte et on arrive à fendre ainsi la gaîne du tronc nerveux lui-même, et à dégager de leur enveloppe les fibres nerveuses sans leur avoir fait subir une altération considérable.

Ces détails, je vous le répète, sont très-importants. Si toutes ces précautions ne sont pas prises, l'opérateur aura sous les yeux des tubes nerveux plus ou moins altérés. C'est pour les avoir négligées que, même dans ces derniers temps, plusieurs auteurs ont décrit comme des dispositions normales des altérations dues au procédé de préparation.

Lorsque la gaîne a été divisée, on continue la dissociation en ayant soin d'appliquer toujours les aiguilles à la même extrémité, de manière à ne pas toucher les parties sur lesquelles devra porter l'observation. Les nerfs étant suffisamment dissociés, on recouvre avec la lamelle, en prenant la précaution de mettre assez d'eau pour que l'attraction capillaire qui s'exerce entre la lame et la lamelle ne puisse pas comprimer d'une façon nuisible les éléments délicats.

Examinons maintenant les phénomènes qui se produisent, et suivons leur développement pendant au moins une heure.

A l'extrémité de section qui est restée nette et intacte, la myéline se dégage sous forme d'un peloton enroulé de fils transparents. Ces fils se gonflent peu à peu ; leurs contours deviennent moins nets ; ils semblent se fondre les uns dans les autres, et, au bout d'une demi-heure à une heure (plus rapidement chez le lapin, plus lentement chez la grenouille), les pelotons sont devenus des boules de formes variées, avec un bord très-réfringent et des stries concentriques rappelant incomplétement les fils qui les composaient. Ces masses de myéline ont les formes les plus diverses, depuis la cylindrique jusqu'à la sphérique ; les détails bizarres qu'elles présentent défient toute description et ne peuvent être rendus que par des dessins (fig. 2, Pl. I).

Dans cette transformation successive de la myéline, rien ne ressemble à une coagulation. Il semble bien plutôt qu'il y ait un gonflement de toutes ces fibres transparentes et une fusion des unes avec les autres, jusqu'à produire les boules à double contour et à large bord réfringent. La myéline gonflée qui fait saillie à l'extrémité de section y adhère d'abord sous forme d'un champignon plus ou moins irrégulier, constitué par les pelotons que nous venons de décrire. Lorsque, par la fusion de leurs fils, ces pelotons se sont transformés en boules réfringentes, ces boules se détachent et flottent isolées dans la préparation. Mais, à mesure que le champignon se désagrége par sa partie libre, de nouvelles quantités de myéline sortent du tube nerveux pour le reconstituer et pour l'augmenter.

On assiste ainsi, pendant une heure et plus, à la sortie continue de filaments par l'extrémité sectionnée, à leur groupement en pelotons, à leur transformation en boules, et ce processus ne s'arrête que lorsque le tube nerveux, complétement vidé de son contenu de myéline sur une longueur plus ou moins grande, n'est plus formé à ce niveau que par la gaîne de Schwann, au milieu de laquelle on distingue vaguement le cylindre-axe.

L'issue de la myéline que nous venons de décrire ne saurait être attribuée à un retrait élastique de la gaîne de Schwann. Dès que le champignon est formé, en effet, on remarque qu'en arrière de lui, sur une certaine longueur, où le tube nerveux présente une diminution notable de diamètre, la gaîne de Schwann est revenue sur elle-même, non pas à la façon d'un tube élastique, mais comme une membrane souple, car elle présente des plis nombreux et de direction variée. Elle ne peut donc pas exercer une pression sur la myéline. La même observation suffit à faire comprendre que le gonflement du cylindre-axe qui se produit dans cette expérience n'est pas non plus la cause du départ de la myéline. Du reste, ce phénomène n'est évidemment pas dû à une compression mécanique, car il ne s'arrête pas au voisinage de la section, mais se prolonge alors que la gaîne de Schwann est toute plissée, et ne s'arrête que quand elle est à peu près vide.

Il est possible qu'il y ait là une action de la myéline hydratée sur celle qui est encore contenue dans le tube; cette action serait analogue, par exemple, à l'attraction capillaire de deux surfaces mouillées, qui les fait glisser l'une sur l'autre jusqu'à ce qu'elles soient en contact par leur plus grande étendue, ou bien encore à l'attraction grâce à laquelle un liquide répandu sur une table suit la trace mouillée faite par le doigt, etc. Je n'insiste pas. Ce n'est là qu'une hypothèse; je l'indique seulement pour poser la question et solliciter de nouvelles recherches.

Nous venons d'observer ce qui se passe à l'extrémité sectionnée et dans son voisinage le plus immédiat. Mais plus loin, que se passe-t-il? Et d'abord plus loin, qu'y a-t-il? La myéline, par exemple, se poursuit-elle d'une façon continue dans toute la longueur du tube nerveux?

Si la myéline liquide était continue dans toute la longueur du tube nerveux, dans le nerf sciatique de l'homme, par exemple, qui, dans notre attitude habituelle, est disposé verticalement, elle descendrait par son propre poids jusque dans la partie la plus déclive; il n'en resterait plus rien à la partie supérieure du nerf. Aussi n'en est-il pas ainsi; la gaîne de myéline est interrompue de distance en distance par des cloisons transversales qui la retiennent. Ces cloisons sont visibles, même dans l'eau, tout à fait au début de l'observation.

Je reviendrai plus en détail sur leur structure dans la la suite. Il me suffira de vous dire qu'elles se montrent au niveau de points rétrécis que j'ai nommés étranglements annulaires. En ces points, le tube nerveux ne contient pas de myéline, de sorte que le cylindre-axe s'y trouve en rapport plus intime avec la membrane de Schwann. L'eau peut donc pénétrer directement et rapidement jusqu'au centre du tube nerveux et y amener des modifications analogues à celles que nous venons d'observer à l'extrémité sectionnée.

C'est, en effet, ce qui se produit. Il se forme des deux côtés de l'étranglement des fils pelotonnés qui masquent peu à peu le cylindre-axe. Seulement, comme ici la membrane de Schwann est intacte, la myéline ne peut pas sortir du tube pour constituer un champignon. Son gonflement par l'eau a dès lors pour effet de distendre la gaîne membraneuse, qui est renflée en ampoule à ce niveau, et de comprimer le cylindre-axe, que l'on voit présenter en ces points un diamètre moins considérable que dans le reste de la fibre.

Au milieu de chaque espace entre deux étranglements, le tube nerveux présente un noyau environné d'une couche de protoplasma. Sigmund Mayer[1] a signalé dans cette masse protoplasmique chez la grenouille la présence de granulations pigmentaires. Cette observation est exacte, mais nous ne pouvons en dire autant de la conclusion que l'auteur en a tirée. Partant de ce fait que les cellules nerveuses contiennent habituellement du pigment, il a pensé que cette analogie suffisait à établir que la masse protoplasmique en question constitue une cellule nerveuse. Cette déduction

---

[1] Sigmund Mayer, *Die peripherische Nervenzelle und das sympathische Nervensystem.* — Arch. f. Psychiatrie, 1876, p. 564.

n'est pas permise ; en effet, il existe chez la grenouille un grand nombre de cellules pigmentées qu'aucun histologiste ne songerait à considérer comme des cellules nerveuses, et d'autre part, chez les mammifères, les cellules ou les masses protoplasmiques qui doublent la membrane de Schwann ne sont jamais pigmentées. Les données que nous allons acquérir sur la constitution et les rapports de ces éléments ne laisseront du reste rien subsister de l'hypothèse de S. Mayer.

TROISIÈME LEÇON

(12 DÉCEMBRE 1876)

Tubes nerveux à myéline.

*Tubes nerveux à myéline examinés dans l'eau, dans le sérum iodé, dans
l'alcool au tiers.*
Tubes nerveux à myéline étudiés avec le picrocarminate. — Coloration du cylindre-axe à l'extrémité du tube. — Coloration beaucoup plus lente dans
son intérieur. — Coloration du cylindre-axe au niveau des étranglements.
— Même coloration sur les points du tube contournés en anse, où le cylindre-axe est mis directement en rapport avec la gaîne de Schwann.
Tubes nerveux à myéline étudiés avec le nitrate d'argent. — 1° *Immersion.* —
Nerfs thoraciques du rat. — Nerfs de la queue du rat et de la souris. — Endothélium du nerf. — Croix latines correspondant aux étranglements annulaires.
— 2° *Dissociation dans le réactif.* — Renflement biconique du cylindre-
axe et stries de Frommann. — Anneau de l'étranglement, indiquant une soudure cellulaire.

MESSIEURS,

Nous continuerons aujourd'hui l'étude analytique des
tubes nerveux à myéline que nous avons commencée dans
la dernière leçon.

Je dois d'abord revenir en quelques mots sur les faits les
plus importants que l'on observe sur les tubes à myéline
examinés dans l'eau. Lorsqu'un tube nerveux est isolé dans
l'eau, en portant l'observation au niveau de sa section, on
voit, avons-nous dit, la myéline s'échapper par l'extrémité

ouverte du tube, sous forme de filaments. Ce fait, que la myéline sort seulement par l'extrémité sectionnée et ne s'échappe par aucun autre point de la surface du tube, suffit à prouver que ce tube est entouré d'une membrane enveloppante. Ce qui le démontre encore mieux, c'est que, si en pratiquant la dissociation on a déchiré ou rompu cette membrane en un point quelconque, la myéline sort en ce point en formant les mêmes figures compliquées qu'à l'extrémité du tube.

Outre les boules et les pelotons de myéline, sur la description desquels je me suis suffisamment étendu, on observe aussi quelquefois, au delà de l'extrémité de section, un cylindre transparent comme du verre et difficile à distinguer à cause de sa pâleur extrême; c'est le cylindre-axe. Souvent il faut ombrer le champ et employer de forts grossissements pour le reconnaître. Bientôt cependant, sous l'influence de l'eau, il se gonfle et présente des granulations qui le rendent un peu plus net.

Je vous ai parlé du noyau que l'on aperçoit dans une encoche de la myéline, et de la masse protoplasmique granuleuse qui l'entoure. Enfin, je vous ai dit quelques mots des étranglements annulaires, étranglements assez analogues comme forme à ceux que l'on produirait sur un boudin en le serrant avec un fil. Nous n'en poursuivrons pas plus loin l'analyse avec ce premier réactif, car nous pourrons les distinguer beaucoup mieux à l'aide d'autres méthodes.

Enfin, tout à fait au début de l'action de l'eau, on observe des incisures obliques, sur lesquelles Schmidt[1] d'abord, et ensuite Lanterman[2], ont attiré l'attention. On ne les distin-

[1] Schmidt, *On the construction of the dark or double bordered nerve-fibre*, Monthly microscopical Journal, p. 200, 1er mai 1874.

[2] Lanterman, *Ueber den feineren Bau der markhaltigen Nervenfaser.* Arch. f. micr. Anat., 1876, t. XIII, p. 1.

gue pas très-nettement sur des nerfs examinés dans l'eau,
mais ce n'est pas ainsi qu'il convient de les étudier. Nous y
reviendrons dans la suite.

Je vous indique tous ces faits avant de passer à d'autres
méthodes, pour vous montrer que, sur une préparation extrêmement simple, telle que les histologistes en ont toujours
fait depuis que l'on a commencé à se servir du microscope, on peut distinguer la membrane de Schwann, le cylindre-axe, les étranglements annulaires, les noyaux, et
même les incisures de Schmidt et de Lanterman, en un mot
tous les détails que nous allons constater dans le tube nerveux à l'aide des différentes méthodes dont on fait usage aujourd'hui. Mais, me direz-vous, si nous observons sans difficulté tous ces faits sur des préparations semblables à celles
qu'examinaient les anciens histologistes, comment se fait-il
qu'ils ne les aient pas reconnus? Cela tient simplement
à ce qu'ils étudiaient les fibres nerveuses sans se douter de
l'existence de tous ces détails, tandis que, lorsque nous
abordons cette même observation, nous en sommes déjà
avertis. En effet, on ne voit bien (et cette remarque est
vraie non-seulement pour l'histologie, mais pour toutes
les sciences d'observation) que ce que l'on connaît déjà.
Quant aux faits que l'on ne connaît et que l'on ne soupçonne pas, fussent-ils très-visibles, très-distincts, on ne
les aperçoit généralement pas. L'œil, qui n'est pas pré-
venu, ne s'y arrête pas, et nous passons à côté sans même
nous douter qu'ils existent. Pour voir les choses, non
pas telles que nous avons appris à les voir, mais telles
qu'elles sont en réalité, il faut une qualité toute particulière, l'esprit d'observation. Cette qualité, qui est de première importance dans notre science, est assez rare, et
chez ceux mêmes qui la possèdent elle est toujours fort incomplète. C'est la raison pour laquelle les découvertes de

faits, relativement faciles à observer, se font quelquefois attendre si longtemps.

Examinons maintenant le tube nerveux à myéline à l'aide d'autres réactifs. Parmi ceux qui vont nous occuper, le premier est le sérum iodé. Les tubes nerveux étant enlevés par un des procédés que nous avons décrits dans notre dernière leçon, ils sont placés sur une lame de verre dans une goutte de sérum iodé et y sont dissociés. Ceux que l'on a ainsi isolés ont au début des formes très-pures ; au bout d'un certain temps, ils présentent des altérations semblables à celles que l'eau y détermine. Comme ces altérations se produisent beaucoup plus lentement, le sérum iodé constitue un bon réactif pour en suivre le développement.

Je vous dirai aussi quelques mots d'un autre réactif, l'alcool au tiers (une partie d'alcool à 56° Cartier, avec deux parties d'eau). Les détails de la fibre, et surtout le cylindre-axe, s'y distinguent bien, et, sous ce rapport, l'alcool ainsi dilué est supérieur au chloroforme (Waldeyer) et au collodion (Pflüger).

Je passe à des réactifs beaucoup plus importants, aux réactifs colorants. En première ligne je placerai le picrocarminate, dont j'ai recommandé l'usage il y a plusieurs années pour l'étude des nerfs. Si l'on veut être assuré d'observer en l'employant les détails que j'ai décrits autrefois et sur lesquels je vais revenir, le picrocarminate doit être préparé avec soin. Il doit être solide, cristallin, entièrement soluble dans l'eau. On en fera une solution au centième. C'est à ce degré de dilution qu'il faut le faire agir sur les nerfs si l'on veut obtenir de bons résultats.

Dissocions un segment du nerf sciatique du lapin sur une lame de verre dans une goutte de ce picrocarminate, en observant toutes les précautions précédemment indiquées. Nous trouverons presque toujours dans la préparation des tubes qui auront été convenablement isolés. Examinons-les au niveau de leur section et parmi eux choisissons-en un dont le cylindre-axe fait saillie au dehors. A l'extrémité du tube, nous verrons la masse de myéline s'échapper en subissant des modifications variées, mais beaucoup plus lentes que dans l'eau. La portion du cylindre-axe située au dehors de la gaîne de myéline se colore instantanément en rouge, de sorte qu'elle est facile à distinguer, tandis que celle qui se continue dans le tube nerveux est incolore et ne se reconnaît que vaguement. Peu à peu, cependant, la coloration pénètre dans l'intérieur du tube, de sorte qu'au bout d'une demi-heure à une heure il y apparaît un segment coloré plus ou moins long du cylindre-axe, qui dès lors s'y reconnaît nettement. Comment se fait-il que ce cylindre-axe, que nous voyons d'une manière si nette lorsqu'il est coloré, échappe à notre observation lorsqu'il est incolore? Il nous est facile de donner à cette question une réponse satisfaisante. L'indice de réfraction du cylindre-axe, bien qu'inférieur à celui de la myéline, n'en est pas assez différent pour permettre de distinguer ces deux éléments qui sont appliqués exactement l'un sur l'autre et que l'on examine par transparence. Mais, après l'action d'une matière colorante qui ne porte que sur l'un des éléments, celui-ci est suffisamment accusé par sa coloration.

Lorsque les tubes nerveux ont séjourné vingt-quatre heures dans le picrocarminate, ils présentent, dans une portion plus ou moins considérable de leur longueur à partir de la surface de section, des cylindres-axes colorés en rouge. Pendant ce même temps, la myéline aura subi des transformations importantes. Elle aura donné naissance à de grands tubes qui s'avancent en divers sens, s'incurvent, se rejoignent même pour constituer des réseaux. Il est essentiel de bien connaître ces différentes formes, pour ne pas être tenté de les attribuer à des éléments histologiques.

Au niveau des étranglements annulaires, il se produit aussi des modifications intéressantes. La matière colorante pénètre dans l'intérieur du tube et atteint le cylindre-axe. Elle le colore, non pas aussi rapidement que le segment dénudé qui dépasse l'extrémité du tube, mais dans le même temps environ que la portion entourée de myéline au voisinage de la section. Ce fait montre qu'au niveau des étranglements annulaires les substances cristalloïdes entrent dans le tube nerveux et y diffusent. Il est du plus haut intérêt pour nous, parce qu'il indique comment peut se faire la nutrition du nerf. Nous y reviendrons ci-après.

J'attirerai encore votre attention sur un troisième fait. Il arrive souvent que, par la dissociation, un tube nerveux a été replié en anse, et se présente ainsi dans la préparation. Le cylindre-axe se trouve alors tendu sur la concavité de l'anse, de sorte qu'il touche directement en un point la gaîne de Schwann, la myéline étant à ce niveau refoulée tout entière de l'autre côté. En ce point, le cylindre-axe se colore de la même façon que dans une extrémité sectionnée. Ce fait démontre que la gaîne de Schwann est pénétrable aux substances cristalloïdes et particulièrement au picrocarminate d'ammoniaque.

Nulle part, en dehors des conditions que nous venons d'indiquer, on ne voit se produire une coloration isolée du cylindre-axe, ce qui prouve que les incisures de Schmidt et de Lanterman ne sont pas des voies colloïdes pour la pénétration des substances cristalloïdes jusqu'au cylindre-axe.

Je ne vous parlerai pas de l'action des autres matières colorantes. Je passe de suite à un réactif dont les résultats sont d'une assez grande importance pour la connaissance du tube nerveux : le nitrate d'argent. Deux procédés peuvent être mis en usage : ou bien un nerf grêle est plongé tout entier dans la solution de nitrate d'argent, ou bien l'on dissocie directement dans cette solution un nerf plus volumineux.

Pour avoir des nerfs grêles et d'une certaine longueur, j'ai choisi autrefois, quand j'ai employé d'abord cette méthode, les nerfs thoraciques du rat. Voici comment on procède. Sur un rat que l'on vient de sacrifier, et que l'on a attaché sur une planchette de manière qu'il présente à découvert sa face abdominale, on pratique, avec un scalpel, sur le thorax et l'abdomen une incision médiane et longitudinale; puis, saisissant avec les doigts ou avec une pince l'une des lèvres de l'incision, on écarte la peau, en déchirant le tissu conjonctif sous-cutané avec le manche du scalpel ou avec les doigts, de manière à éviter l'effusion du sang que produirait l'emploi d'un instrument tranchant; on obtient ainsi entre la peau et la paroi thoracique une gouttière, une sorte de poche, dans laquelle les nerfs, venant des espaces intercostaux et allant se rendre aux ligaments, apparaissent comme de petits cordons blancs, très-fins et très-souples, plus ou moins tendus suivant que l'on écarte plus ou moins la peau. Après s'être assuré que ces nerfs sont bien isolés en passant délicatement au-dessous d'eux un petit crochet mousse, on verse dans cette gouttière de l'eau distillée pour enlever le sang qui peut y avoir été répandu ou les cellules lymphatiques qui peuvent adhérer aux nerfs; puis, après avoir fait écouler l'eau, on laisse tomber dans la gouttière une solution de nitrate d'argent à 1 ou à 3 pour 1000 (je me suis assuré que, dans ces limites, le titre de la solution est indifférent). Par l'action du nitrate d'argent, les filets nerveux d'abord souples et flottants deviennent bientôt rigides : ils sont alors coupés à leurs deux extrémités au moyen de ciseaux très-fins et très-tranchants, saisis à l'une de ces extrémités avec une pince et portés dans une soucoupe ou dans un petit baquet rempli de la même solution d'argent. L'immersion peut être plus ou moins longue; les résultats ne varient pas en qualité, suivant sa durée, mais en quantité; c'est-à-dire que les parties atteintes par l'argent seront plus ou moins noires et plus ou moins étendues, suivant que l'immersion aura été plus ou moins prolongée. Enfin, les nerfs sont lavés dans l'eau distillée et disposés régulièrement sur une lame de verre.

Un autre procédé pour se procurer des nerfs longs et fins consiste à les extraire de la queue des rats et des souris. Lorsque la peau de la queue a été enlevée, on peut, en pinçant une des vertèbres caudales avec les doigts et en la tirant de manière à la détacher du reste, arracher avec elle un faisceau de tendons très-longs, presque aussi longs que la queue elle-même, lorsque l'on opère sur les dernières vertèbres. Au milieu de ces tendons se trouvent des nerfs très-grêles, et qui conviennent également pour l'étude dont nous nous occupons. Lorsque ce pinceau de tendons est arraché, il est immergé dans la solution de nitrate d'argent pendant quelques minutes et lavé ensuite à l'eau distillée; puis, en écartant délicatement les tendons, on cherche les nerfs qui peuvent se trouver parmi eux et on les étale sur la lame de verre.

En examinant attentivement, soit les nerfs de la queue, soit les nerfs thoraciques traités par le nitrate d'argent, vous apercevez d'abord à leur surface le revêtement endothélial que j'ai décrit, qu'Axel Key et Retzius ont décrit après moi, mais que nous n'avons découvert ni les uns ni les autres, puisqu'il était déjà connu auparavant. Mais, outre ce revêtement qu'il révèle, le nitrate d'argent détermine, dans l'intérieur même de la masse nerveuse, l'apparition d'une série de petites croix latines colorées en noir.

Ces petites croix, que j'ai observées et décrites le premier, se distinguent déjà avec un grossissement de 150 diamètres. Au moment où la préparation vient d'être faite, elles ne sont pas très-bien marquées; mais, si l'on expose les nerfs au soleil ou simplement à la lumière du jour, elles deviennent parfaitement nettes. En les examinant à un grossissement plus fort, on reconnaît facilement que la barre transversale de la croix correspond à un étranglement annulaire, tandis que la barre longitudinale représente le cylindre-axe. En effet, en l'observant attentivement, on y reconnaît les stries transversales alternativement brunes et noires que produit le nitrate d'argent sur cet élément, suivant l'observation bien connue de Frommann [1].

D'après ce que nous venons de faire remarquer, il y a quelques instants, sur la pénétration des substances cristalloïdes au niveau des étranglements annulaires, vous comprendrez facilement ce qui s'est passé ici. La solution de nitrate d'argent qui, pendant la durée de l'immersion, a été en contact avec la surface entière du tube nerveux, n'a pénétré dans son intérieur qu'au niveau de l'étranglement annulaire; elle a atteint le cylindre-axe qui, en ce point, n'est pas protégé par la myéline, et de là a diffusé progressivement dans son intérieur d'une manière symétrique au-dessus et au-dessous de l'étranglement. Vous comprendrez

---

[1] Frommann, *Zur Silberfärbung der Axencylinder*, Virchow's Arch., 1864, t. XXXI, p. 151.

dès lors pourquoi la longueur de la branche longitudinale de la croix dépend, jusqu'à un certain point, de la durée de l'immersion dans le réactif.

Ce sont les parties les plus voisines de l'étranglement, celles qui sont d'abord atteintes, qui naturellement ont fixé la plus grande quantité du sel métallique. Au delà et en deçà, cette quantité diminue d'une manière progressive

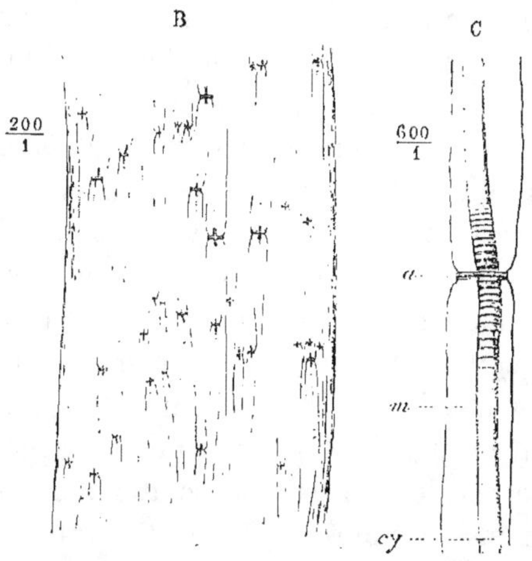

Fig. 5. — B. Nerf thoracique de la souris imprégné d'argent.
C. Tube nerveux du nerf sciatique du lapin adulte, après l'action du nitrate d'argent. — *a*, étranglement annulaire; *m*, gaîne de myéline rendue transparente par l'action de la glycérine; *cy*, cylindre-axe qui, au niveau de l'étranglement seulement, présente les stries de Frommann. Ces stries diminuent d'intensité à mesure que l'on s'éloigne de l'étranglement.

jusqu'aux limites de son action. Aussi les stries noires, qui sont le mieux marquées au voisinage de l'étranglement, vont-elles en décroissant de netteté à mesure que l'on s'en éloigne.

Ces préparations peuvent être conservées dans la glycérine. Mais, pour éviter le retrait des éléments produit par ce réactif, il faut prendre soin qu'il pénètre lentement, et employer à cet effet les précautions que j'indiquerai bientôt en vous parlant de la conservation des tubes nerveux traités par l'acide osmique.

Lorsque l'on maintient longtemps les nerfs argentés à l'abri de la lumière, les croix pâlissent. Il arrive même parfois qu'en recherchant, pour l'observer, une préparation ancienne conservée dans un endroit obscur, on est étonné de voir qu'elles ont presque complétement disparu, et que pour les retrouver il faut employer de forts grossissements. Mais il suffit d'une nouvelle exposition à la lumière pour que la coloration reparaisse.

Arrivons au second procédé : la dissociation directe dans la solution de nitrate d'argent. Les préparations obtenues par ce moyen sont très-instructives, parce qu'elles nous donnent des notions nouvelles sur la constitution des étranglements annulaires. Elles diffèrent en effet notablement de celles que l'on obtient par la première méthode, et dans lesquelles toutes les parties sont dans leurs rapports normaux au moment de l'action du nitrate d'argent.

En dissociant le nerf dans la solution, nous violentons plus ou moins ses fibres, et, quand le nitrate d'argent les atteindra, la plupart d'entre elles auront subi des modifications considérables ; ou bien encore, après que l'action du nitrate d'argent se sera produite sur quelques-unes d'entre elles, l'application des aiguilles changera les rapports des parties. Nous pourrons trouver, il est vrai, quelques fibres qui auront échappé d'une manière complète au traumatisme et présenteront la figure régulière des croix, la barre transversale, et les lignes alternatives de Frommann sur la barre longitudinale ; mais sur la plupart de fibres, nous observerons d'autres dispositions. Au niveau de l'étranglement se montre un anneau dont on peut, en abaissant ou en élevant l'objectif, suivre le contour, surtout s'il n'est pas tout à fait perpendiculaire à l'axe du nerf. Dans cet anneau bien net, on voit passer le cylindre-axe, qui n'en occupe pas toute la lumière; tantôt il est situé au milieu, tantôt plus près de l'un des bords. Si nous le suivons au delà de l'anneau, dans la continuité du tube nerveux, nous le verrons présenter un renflement particulier, de forme

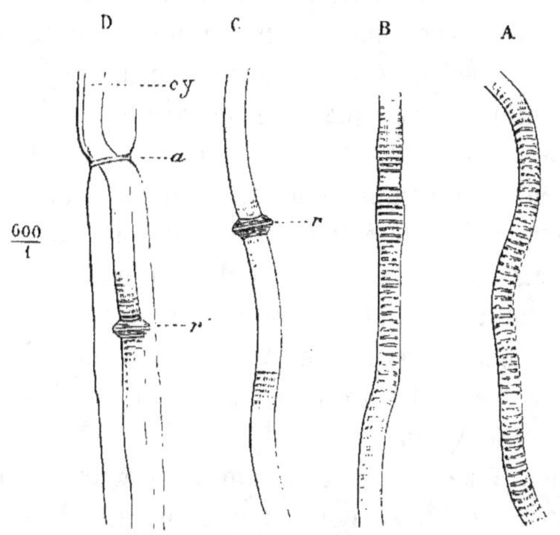

Fig. 6. — Nerf sciatique du lapin, dissocié dans une solution de nitrate d'argent
à 1 pour 500 et conservé dans la glycérine.

A et B, deux cylindres-axes isolés qui montrent les stries de Frommann.

C, cylindre-axe qui présente en *r* un renflement biconique.

D, un tube nerveux dont le cylindre-axe et l'anneau sont *imprégnés d'argent;*
cy, cylindre-axe qui, au niveau de l'étranglement *a,* a subi une déviation sous
l'influence de la dissociation; *r,* renflement biconique, de chaque côté duquel
se montrent les stries de Frommann.

presque géométrique. Ce renflement paraît constitué par deux cônes réunis par leur base et dans l'axe desquels passerait le cylindre-axe. Leur surface de jonction, au lieu de présenter à son pourtour un angle dièdre aigu, est un méplat, analogue à la troncature d'un cristal. J'ai donné à ce renflement le nom de *renflement biconique;* il est coloré en noir et limité des deux côtés par une ligne plus

claire, au delà de laquelle se montrent les stries alternatives de Frommann.

Dans les préparations obtenues par immersion sans dissociation, les stries de Frommann ont, ainsi que nous
l'avons vu, l'étranglement annulaire pour centre, et vont en
diminuant des deux côtés à partir de ce point. Comme
ici nous les voyons partir en décroissant des deux côtés
du renflement biconique, nous devons en conclure que
ce renflement existe à l'état normal au niveau de l'étranglement annulaire, et que dans notre préparation il s'est
déplacé, parce que le cylindre-axe a glissé dans l'intérieur
du tube nerveux comme une tige dans sa gaîne.

Ce déplacement du cylindre-axe nous donne une connaissance exacte du renflement biconique; il nous apprend qu'il
n'est pas uni d'une manière solide à la gaîne de Schwann.
Il nous permet, en outre, de constater que dans l'étranglement il y a réellement un anneau situé dans l'épaisseur de
la gaîne de Schwann.

L'existence de cet anneau coloré en noir par l'argent
nous montre qu'en ce point il y a soudure de deux segments de la gaîne de Schwann. C'est du moins ce que l'a-
nalogie nous porte à admettre. Nous voyons en effet, dans
les surfaces endothéliales, les limites des cellules être indiquées, après le traitement à l'argent, par des traits noirs
d'autant plus épais et d'autant plus complets que la durée
de l'immersion a été plus considérable. Il en est de même
pour les épithéliums, dont les cellules, observées dans des
conditions semblables, sont aussi séparées par des lignes
noires; enfin, Eberth, en soumettant le muscle cardiaque
à la même réaction, a vu pareillement les cellules qui
le constituent être séparées les unes des autres par des
traits noirs. On peut donc soutenir avec quelque raison
que, toutes les fois que des éléments cellulaires sont unis

et soudés par un ciment, celui-ci peut être démontré par l'argent. L'anneau noir que présente la gaîne de Schwann nous autorise par conséquent à penser qu'en ce point il y a soudure de deux éléments cellulaires et à en conclure que cette membrane est formée de segments distincts, soudés les uns aux autres au niveau de chaque étranglement.

QUATRIÈME LEÇON

(14 DÉCEMBRE 1876)

Tubes nerveux à myéline.

Tubes nerveux à myéline étudiés avec l'acide osmique. — 1° *Macération dans le réactif.* — Manière de maintenir le nerf en extension physiologique. — Difficulté du maniement de l'acide osmique. Nécessité de conserver les solutions dans des flacons de petite dimension. Manière de les boucher. — Durée de l'immersion du nerf dans le réactif. — Manière d'isoler les fibres nerveuses et de les disposer sur la lame de verre. — Demi-dessiccation avant de placer la lamelle pour éviter le déplacement. — Nécessité de la pénétration lente de la glycérine.
Nerf revenu sur lui-même. Plis de la gaîne de Schwann. — Nerf tendu. Étranglements annulaires. — Renflements de la myéline de chaque côté de l'étranglement. — Strie transversale représentant le renflement biconique.
Étranglements incomplets; ils sont dus à des préparations imparfaites. Expérience : Nerf sciatique de grenouille comprimé avec une serre-fine. Production d'étranglements incomplets. — Étranglements trop complets. Retrait de la myéline des deux côtés de l'étranglement. Diminution du diamètre du cylindre-axe au niveau de l'étranglement. — Cassures des fibres. Elles permettent de distinguer nettement la gaîne de Schwann. — Noyaux. Encoche de la myéline dans laquelle ils sont placés. Protoplasma qui les entoure. — Chaque segment ne contient qu'un seul noyau à peu près à son milieu.

MESSIEURS,

Nous avons étudié, dans la dernière leçon, l'action du nitrate d'argent sur les fibres nerveuses. Nous allons poursuivre aujourd'hui l'analyse de ces fibres à l'aide d'une autre méthode, la macération dans une solution d'acide osmique.

L'acide osmique est un réactif d'une importance capitale pour l'étude du système nerveux, aussi bien celle des parties centrales que celle des ganglions et des nerfs. Je ne fais d'exception que pour les terminaisons périphériques, sur lesquelles il ne nous renseigne pas suffisamment, comme nous le verrons quand nous nous occuperons de ce sujet.

Ce réactif a été introduit en histologie par Max. Schultze. Il en avait reçu un échantillon de Franz Eilhard Schulze qui, après l'avoir essayé, le lui recommanda. Max. Schultze en généralisa l'emploi et en fit connaître la haute valeur, et c'est à lui qu'on en attribue généralement l'introduction dans les méthodes histologiques.

M. Schultze a étudié avec ce réactif les organes des sens, les centres nerveux, les nerfs périphériques, sans observer ni les étranglements annulaires des nerfs, ni les incisures de Schmidt et de Lanterman, ce qui prouve, comme je vous le disais dans ma dernière leçon, que l'on ne voit facilement que les faits sur lesquels l'attention est déjà attirée [1].

Les solutions d'acide osmique peuvent être employées de deux façons pour l'étude des nerfs périphériques ; on peut y faire macérer le nerf tout entier et le dissocier ensuite, ou bien y dissocier immédiatement le nerf. Les résultats que l'on obtient par chacune de ces deux méthodes diffèrent d'une manière notable, et nous serons obligés de les exposer séparément.

Parlons d'abord de la première méthode.

J'ai déjà insisté sur la délicatesse extrême des tubes nerveux ; c'est surtout en employant l'acide osmique pour les préparer que l'on se convainc de leur altérabilité excessive.

---

[1] Voir la description et les figures de Schultze, dans Stricker, *Handbuch der Lehre von den Geweben*, 1871, p. 115.

Aussi faut-il prendre les plus grandes précautions pour ne pas endommager le nerf que l'on se propose de soumettre à l'action de ce réactif, sous peine de s'exposer à des erreurs considérables, comme il est arrivé à plusieurs auteurs qui n'ont pas procédé avec assez de ménagements.

Prenons, par exemple, le sciatique de la grenouille. Nous commencerons par inciser la peau dans la direction du trajet du nerf; puis, après avoir coupé l'aponévrose, nous écarterons les muscles; quand nous apercevrons le nerf dans sa gouttière intermusculaire, nous le sectionnerons en haut et en bas avec des ciseaux fins, nous le saisirons par une extrémité avec une pince et nous le porterons dans la solution d'acide osmique.

Il n'est pas indifférent que le nerf soit tendu ou relâché au moment où on le plonge dans la solution; nous verrons tout à l'heure qu'il présente dans ces deux états des images notablement différentes. Si l'on ne cherche pas à obtenir l'extension du nerf, il suffit de le placer tel quel dans l'acide osmique; mais les détails de structure sont beaucoup plus nets lorsque le nerf a été fixé par le réactif dans son état d'extension physiologique. Pour maintenir cette extension, on porte le segment nerveux sur une petite tige de bois, une allumette par exemple, évidée sur une partie de sa longueur afin que le nerf ne touche pas au bois et ne soit pas comprimé. On en attache une extrémité par une ligature au-dessus de l'évidement; puis, saisissant l'autre extrémité avec une pince, on le tend modérément, et on fait appliquer par un aide une seconde ligature de l'autre côté de l'évidement. Ainsi isolé et maintenu tendu, le segment nerveux est plongé avec le petit bâton qui le supporte dans un flacon ou un tube contenant la solution d'acide osmique, et cela sans avoir été aucunement altéré, sinon à l'extrémité touchée par la pince et au niveau des ligatures.

Ce procédé peut être appliqué à n'importe quel nerf facilement maniable ; et, pourvu que celui-ci soit absolument frais, enlevé sur l'animal vivant ou immédiatement après sa mort, on obtiendra de bons résultats.

Il me reste à vous parler du degré de la solution d'acide osmique qu'il faut employer. Je vous dirai d'abord que l'acide osmique est un corps très-irritant et très-volatil. Il attaque les substances organiques, de sorte qu'on ne peut le garder dans des flacons fermés avec des bouchons de liége ; d'autre part, la tension de sa vapeur est si considérable qu'on ne peut le maintenir dans des flacons fermés à l'émeri. Le meilleur procédé consiste à l'enfermer dans des tubes fermés à la lampe ; c'est dans cet état que le livrent les marchands de produits chimiques. Il faut en faire une solution à 1 pour 100, que l'on conservera dans un flacon bouché à l'émeri, si elle doit être tout entière employée en peu de jours, ou mieux encore dans des tubes de verre d'une petite capacité que l'on scellera à la lampe ou avec de la cire à cacheter, mais sans interposer de bouchon de liége. Au moyen de la solution à 1 pour 100, on pourra préparer à son gré des solutions plus étendues ; mais en général celles dont on fait usage dans l'étude des nerfs ne varient que de 1 pour 100 à 1 pour 200. Ce sont ces dernières dont nous allons faire usage.

Deux ou trois centimètres cubes d'une solution à 1 pour 200 sont versés dans un petit flacon, comme celui qui est représenté page 61. Le segment nerveux fixé sur sa tige de bois y est placé, et l'on bouche hermétiquement. Les nerfs doivent être maintenus d'autant plus longtemps dans la solution qu'ils sont plus volumineux. Il suffit de quelques heures pour fixer un nerf de grenouille dans toute son épaisseur, mais dans un nerf sciatique de lapin le même résultat n'est atteint qu'au bout de 15 à 20 heures ; s'il s'agit du nerf sciatique du chien, il faut plus longtemps encore. Il est nécessaire que la quantité de la solution soit en rapport avec le volume et la longueur du nerf. Avec un peu d'exercice, on arrive facilement à trouver les proportions et la durée d'action convenables.

Lorsque le nerf est suffisamment modifié, il est enlevé avec une pince et plongé dans une soucoupe remplie d'eau, sur le fond blanc de laquelle il est nettement visible. Les aiguilles que l'on emploie pour le dissocier doivent être très-fines, très-bien polies et frottées, avant de s'en servir, avec un morceau de linge imbibé d'huile. Ces précautions ont pour but d'empêcher les fibres ou faisceaux nerveux d'adhérer aux aiguilles, ce qui ne manque pas d'arriver dès qu'elles présentent la moindre aspérité.

Supposons que nous ayons affaire au sciatique de la grenouille, enlevé avec ses deux branches de bifurcation inférieures. Nous saisirons ces deux branches avec deux pinces, et, en les écartant dans l'eau, nous mettrons à nu les tubes nerveux dans la partie supérieure du nerf. Puis nous agirons avec les aiguilles sur un des faisceaux pour le diviser en faisceaux plus petits. Dans cette opération, il se fait souvent qu'un ou deux tubes nerveux se dégagent des autres sans avoir été touchés, et flottent dans l'eau retenus à un faisceau par une de leurs extrémités. Ce sont les meilleurs pour l'observation. Avec des ciseaux très-fins, on les sépare de leur point d'attache, de manière à les isoler complétement. En continuant la dissociation, on finit par obtenir un certain nombre de tubes ou de petits groupes de tubes légèrement dissociés.

Quand on en est arrivé à ce point, il s'agit de mettre, soit les tubes nerveux tout à fait isolés, soit les petits groupes sur la lame de verre.

Il ne faut pas songer à se servir à cet effet du pinceau,

comme on le fait pour les coupes ; les fils nerveux s'atta-
cheraient aux poils du pinceau, et il ne serait pas facile ensuite de les en dégager. Le procédé à employer consiste à
glisser la lame de verre obliquement dans le liquide ; avec
l'aiguille on fait flotter les groupes de fibres ou les fibres
isolées, et on les amène sur la lame de verre où on les dispose de façon qu'une des extrémités, touchant un point sec
de la lame, y adhère. On relève alors lentement la lame de
verre, et les filaments nerveux, retenus par leur point
d'adhérence, se disposent régulièrement.

La préparation n'est pas terminée, car il faut encore re-
couvrir avec la lamelle. Si elle est placée sans précaution, il
arrive le plus souvent que les faisceaux nerveux se plissent
ou même sont chassés au delà de ses limites. Pour éviter
cet inconvénient, voici la méthode qu'il faut suivre : lorsque les faisceaux ont une bonne situation sur la lame de
verre, l'excès de liquide est enlevé avec du papier à filtrer,
et l'on attend jusqu'à ce qu'il se produise un commencement de dessiccation ; on peut le hâter en tenant la préparation sur la main. A ce moment, les fibres adhèrent légèrement à la lame ; on dispose alors autour d'elles un
cadre ou un fer à cheval de papier à cigarettes qui servira
de cale pour soutenir la lamelle et empêcher la compression
qu'elle exercerait. Pendant ce temps, pour éviter que la
préparation ne sèche trop, ce qui altérerait les fibres, on les
maintient dans un état suffisant d'humidité en y projetant
son haleine. Puis on ajoute rapidement une goutte d'eau
et l'on dépose la lamelle, sans que les faisceaux nerveux
changent de position. C'est ce que j'appelle le tour de main
de la demi-dessiccation.

Pour conserver ces préparations, l'eau doit être remplacée par la glycérine ; mais, si ce liquide pénètre rapidement,
comme il est hygrométrique à un haut degré, les tubes

nerveux lui abandonnent de l'eau et se ratatinent. Afin d'éviter cet accident, il est nécessaire que la glycérine se substitue à l'eau avec une extrême lenteur. Dans ce but, la lamelle est fixée aux quatre coins avec de la paraffine, et, tandis que l'on ajoute sur un de ses bords une goutte de glycérine, on dispose sur le bord opposé une goutte d'eau. De cette façon, la glycérine ne pénètre qu'au fur et à mesure que l'eau s'évapore. Pour que la diffusion se produise plus lentement encore, il est utile que la préparation soit mise dans une chambre humide, et, vingt-quatre heures après, on constatera que la glycérine a pénétré sans qu'il soit survenu aucune altération des tubes nerveux.

Après avoir indiqué tous les détails de la méthode à suivre, nous allons étudier les résultats qu'elle donne pour le nerf revenu sur lui-même et le nerf à l'état d'extension physiologique.

Une préparation de nerf revenu sur lui-même, exécutée avec tout le soin que nous venons d'indiquer, nous donnera l'explication de l'aspect moiré que présentent à l'œil nu ou à un faible grossissement les nerfs non tendus. Vous vous rappelez que Fontana avait attribué cet aspect à des ondulations du nerf. Nous vous avons dit (p. 25) que cette manière de voir était exacte et que nous reviendrions sur ce point.

Prenons un segment du nerf sciatique du lapin, après qu'il aura séjourné vingt-quatre heures dans l'acide osmique; isolons d'abord le plus gros des faisceaux nerveux qui le constituent et déchirons-en la gaîne avec les aiguilles; nous verrons les fibres dégagées flotter dans l'eau comme un chevelu noirâtre; séparons-en un petit groupe sans nous inquiéter d'en faire une dissociation complète, portons-le sur la lame de verre, ajoutons une goutte d'eau, mettons une cale de papier pour éviter la compression, déposons la lamelle et examinons. Nous verrons que les tubes nerveux sont disposés en zigzag. Si nous cherchons dans la préparation un tube isolé (et il s'en trouve toujours quelques-uns séparés sur une partie de leur trajet, bien que l'on n'ait pas fait une dissociation complète) et que nous l'étudiions avec un fort grossissement, nous pourrons constater qu'au niveau des courbures la membrane de Schwann s'est plissée. Ce fait nous indique que cette membrane a une élasticité très-limitée. Nous l'avons déjà reconnu antérieurement (p. 35) en observant, sur les tubes nerveux dissociés dans l'eau, les plis qu'elle forme près de l'extrémité de section et nous nous sommes même appuyés sur cette observation, vous vous en souvenez, pour soutenir que ce n'est pas à la compression exercée par cette membrane qu'est due la sortie de la myéline sous forme de champignon.

Nous verrons également dans ces préparations les étranglements annulaires, mais ils sont plus étroits et moins distincts que sur les nerfs tendus, à l'examen desquels nous allons passer maintenant.

Les préparations de nerfs tendus sont celles qui donnent les meilleurs résultats. Je ne reviendrai pas sur la manière de les faire.

Le nerf ayant été fixé dans l'état d'extension physiologique et plongé dans la solution d'acide osmique pendant quinze à vingt heures, et la dissociation étant exécutée avec soin, on pourra juger, sur cette préparation mieux que sur toute autre, de la longueur des segments, du rapport de cette longueur avec le diamètre de la fibre et de la position du noyau relativement aux étranglements (fig. 4, Pl. I).

Un premier fait important que l'on peut reconnaître sur

des préparations de ce genre bien réussies, c'est qu'au niveau de l'étranglement il n'y a pas de myéline. En effet, à
la place de la barre transversale et longitudinale des croix
que nous avons remarquées sur les nerfs traités par le nitrate d'argent, nous observons ici un espace tout à fait
clair, d'autant plus grand que l'extension a été plus complète, si du moins elle n'a pas dépassé un certain degré.

Chez le lapin, chez la grenouille et chez la plupart des
vertébrés, le tube nerveux se termine au niveau de l'étranglement annulaire par un léger renflement. On observe en
outre à sa surface en ce point une série de côtes saillantes
ou de mamelons arrondis qui en augmentent la capacité et
qui semblent autant de poches formées par la gaîne de
Schwann pour contenir une quantité plus considérable de
myéline. Cette disposition, qui existe chez tous les mammifères, est surtout nettement marquée chez la grenouille.

Les deux renflements convexes de myéline qui se font
face limitent un ménisque biconcave qui paraît clair au
premier abord. Examiné plus attentivement, on y distingue
le cylindre-axe, traversé perpendiculairement au milieu du
ménisque par une strie. Cette strie paraît brillante quand
on éloigne l'objectif, obscure quand on le rapproche. Enfin
sur les bords du tube on reconnaît le profil concave du pli
que forme la gaîne de Schwann à ce niveau.

Pour faire comprendre la signification de cette strie transversale claire, je dois revenir en deux mots sur un principe
d'optique microscopique que vous connaissez tous : tout
corps convexe, plus réfringent que le milieu où il se
trouve, devient brillant quand on éloigne l'objectif au delà
du point de la vision distincte. Tout corps concave, au contraire, et plus réfringent que son milieu, devient obscur lorsque l'on éloigne l'objectif. La ligne transversale, brillante
quand on éloigne l'objectif, correspond donc au renflement

biconique, corps réfringent et convexe, sur lequel j'ai déjà attiré votre attention à propos des préparations faites avec le nitrate d'argent.

Tous ces détails peuvent être reconnus plus facilement encore si l'espace clair qui existe au niveau de l'étranglement est agrandi, comme cela se produit dans certaines conditions dont nous parlerons bientôt.

J'arrive maintenant aux étranglements incomplets, c'est-à-dire aux étranglements dans lesquels la myéline ne serait pas interrompue et passerait d'un segment à l'autre. Axel Key et Retzius [1], Rouget [2], Kuhnt [3] ont décrit des étranglements de ce genre. J'en ai observé quelquefois, mais je les ai toujours attribués à des préparations imparfaites, car je ne les ai jamais rencontrés sur des préparations de nerfs tendus, fixés par l'acide osmique et dissociés avec soin. Aujourd'hui, même après les descriptions des observateurs que je viens de citer, j'ai conservé mon opinion, mais j'ai dû la légitimer, et j'ai institué à cet effet une expérience.

Sur une petite tige de bois, évidée comme dans l'expérience dont je vous ai parlé plus haut, j'ai placé un nerf sciatique de grenouille. Après l'avoir lié à une de ses extrémités, je l'ai tendu en le saisissant à l'autre extrémité avec une pince; mais au lieu de l'attacher en ce point avec un fil, je l'ai maintenu au moyen d'une petite serre-fine faite avec une épingle à insectes. Le nerf ainsi disposé a été plongé dans une solution d'acide osmique pendant quinze à vingt heures (fig. 7). Après ce temps, la tige de bois étant retirée de l'acide osmique, la serre-fine est enlevée délica-

---

[1] Axel Key et Retzius, *Studien in der Anatomie des Nervensystemes*, Arch. f. micr. Anat., 1873, p. 351.

[2] Rouget, *Développement des nerfs chez les larves de batraciens*. Archives de physiologie, 1875, p. 482.

[3] Kuhnt. *Die peripherische markhaltige Nervenfaser*, Arch. f. micr. Anat., t. III, 1870, p. 440.

tement, la ligature est coupée, et la dissociation du nerf est pratiquée d'après les indications que je vous ai données, c'est-à-dire en ne touchant jamais avec les aiguilles que l'une des extrémités du nerf.

Cette expérience m'a montré comment se produisent les étranglements incomplets et m'a amené en outre à faire une autre observation intéressante. Remarquons d'abord que, la compression ayant été produite par une arête sur un

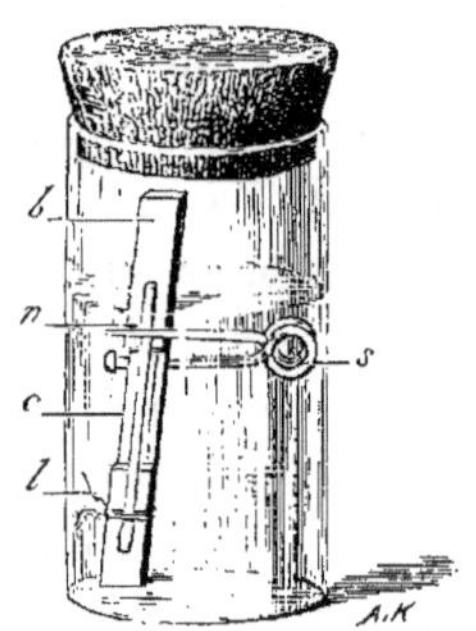

Fig. 7. — Appareil pour étudier sur le nerf sciatique de la grenouille l'action de la compression sur un point limité, la tension et le relâchement. — *b*, tige de bois présentant une échancrure *e*, au niveau de laquelle le nerf *n* est fixé par une ligature *l* et par une serre-fine *s*.

plan, le nerf, qui est de forme cylindrique, a été aplati; on devrait donc s'attendre à ce que chacun des tubes qui le composent fût aplati également. Il n'en est rien. En effet, à l'examen microscopique nous constatons que la partie amincie des tubes nerveux est parfaitement cylindrique. Cela tient à ce que la substance de ces tubes et le milieu dans lequel ils sont plongés sont liquides ou très-voisins de l'état liquide. Or vous savez que dans les liquides les pressions s'équilibrent dans tous les sens; chaque tube nerveux a donc éprouvé une pression égale dans tous les points de sa circonférence, et c'est pour cela que, tout en s'amincissant, il est demeuré cylindrique.

Après cette première observation, je passe à la description détaillée des tubes nerveux contenus dans la préparation. Je vous ferai remarquer d'abord que nous obtenons ici, par une seule expérience, le nerf dans trois états tout à fait différents : une de ses portions est tendue, une autre est comprimée par la serre-fine, enfin les portions situées au delà des points d'attache sont tout à fait libres.

Suivons maintenant dans toute sa longueur un tube nerveux complétement isolé ; dans sa portion non tendue, il présente les zigzags que nous connaissons ; nous y voyons un étranglement annulaire serré, analogue à ceux qui se montrent sur les nerfs fixés dans leur forme alors qu'ils sont revenus sur eux-mêmes. Puis vient la portion amincie par la compression de la serre-fine ; la myéline est légèrement granuleuse, mais ne présente pas les fibres et les boules que nous connaissons. Au delà, le tube nerveux, reprenant son diamètre normal et étant désormais tendu, présente un nouvel étranglement. Mais, au lieu de montrer le ménisque biconcave clair que nous avons décrit, cet étranglement ne s'accuse que par un léger rétrécissement du tube, tandis que la myéline se continue sans interruption dans son intérieur. Nous avons devant les yeux un étranglement incomplet (fig. 5, Pl. I). Si nous comparons les deux renflements qui limitent cet étranglement, nous remarquons qu'ils ne sont pas égaux ; celui qui est du côté comprimé est constamment plus volumineux que l'autre.

Cette observation nous montre que la myéline très-ductile a été déplacée par la compression ; elle a coulé dans le tube nerveux, et, franchissant l'étranglement, elle est venue se répandre dans les segments voisins. L'étranglement a dû opposer une certaine résistance, puisqu'avant de le franchir la myéline a distendu le renflement terminal du segment dans lequel elle coulait. C'est ce que démontre le gonflement toujours plus considérable de cette extrémité par rapport à celle qui lui fait face.

Les étranglements suivants ne sont pas forcés et présentent leur aspect normal et complet; quelquefois même, des deux étranglements qui se trouvent l'un au-dessus, l'autre au-dessous du point comprimé, un seul est forcé, comme dans le tube que nous venons d'étudier.

Si nous examinons le segment de nerf tendu au delà du premier étranglement incomplet, nous y verrons une disposition intéressante, qui n'existe pas dans les autres segments ou qui du moins n'y est pas marquée d'une façon nette. Il présente, à distance inégale les unes des autres, des barres transversales qui, observées avec soin, se montrent formées par une ligne centrale noirâtre, limitée par deux bandes très-foncées (*b*. fig. 5, Pl. I). Cette ligne correspond à une incisure de Schmidt. Si nous supposons que ces incisures aient fait résistance au refoulement de la myéline, nous comprendrons comment les membres qu'elles limitent, pressés les uns contre les autres, ne sont plus séparés que par les lignes en question. La compression aura dû, en outre, faire augmenter leur dimension transversale et leur donner sur la coupe optique un léger relief. C'est en effet ce que nous observons; la portion de myéline limitée par deux de ces lignes est légèrement renflée en forme de tonnelet.

La même expérience peut être faite sur des nerfs du rat, du lapin, du cochon d'Inde, du chien, etc., et elle donne les mêmes résultats. Je l'ai faite d'une manière un peu différente : chez le lapin, après avoir dénudé le nerf sciatique par une excision pratiquée à la partie postérieure de la cuisse et en écartant les muscles, j'ai placé le membre abdominal de façon à tendre convenablement ce nerf. Puis, à sa partie moyenne, j'ai placé transversalement une serre-fine semblable à celle qui nous a servi dans l'expérience précédente. J'ai versé alors, dans la gouttière laissée entre les muscles, au fond de laquelle le nerf sciatique était en liberté, quelques centimètres cubes d'une solution d'acide osmique à 1 pour 100. J'ai renouvelé deux ou trois fois cette solution pour être bien sûr d'une action complète du réactif. Puis, le nerf a été détaché et dissocié avec le plus grand soin. Sur les tubes nerveux, au niveau des points comprimés, nous observons un amincissement semblable à celui que nous avons constaté chez la grenouille. Les étranglements annulaires les plus voisins de ces points sont forcés, quelquefois dans les deux directions, d'autres fois d'un seul côté. Dans ce dernier cas, et même en choisissant des tubes où la compression a porté à égale distance de deux étranglements, la rupture se montre tantôt dans l'étranglement inférieur, tantôt dans le supérieur, de sorte qu'il est impossible de déterminer si l'étranglement aurait plus de force de résistance dans un sens que dans l'autre.

Après les étranglements incomplets, je dois vous parler des étranglements trop complets.

Ces étranglements se produisent lorsque l'on a employé pour faire macérer les nerfs des solutions très-faibles d'acide osmique, ou bien lorsque des nerfs relativement volumineux ont été placés dans une petite quantité de la solution d'acide osmique à 1 pour 100 ou à 1 pour 200. Voici en quoi ils consistent. Au lieu d'arriver jusqu'aux contours du sac que forme la gaîne de Schwann, la myéline s'arrête auparavant avec une limite assez irrégulière, de sorte qu'il apparaît, au delà de son bord noir, un espace clair en forme de croissant ou de demi-lune et qui paraît légèrement granuleux ou homogène (fig. 7, Pl. I). A première vue, l'étranglement en paraît agrandi d'autant; mais, en considérant la forme de la membrane de Schwann, on reconnaît qu'il a ses dimensions normales. Cet effet est dû à ce que le réactif, qui a diffusé au niveau de l'étranglement, a refoulé la myéline avant de la coaguler.

Cette disposition se rencontre encore plus fréquemment sur les nerfs dissociés directement dans la solution d'acide osmique, méthode sur laquelle je vous donnerai des détails dans ma prochaine leçon.

Il est un fait que l'on observe constamment sur les tubes nerveux traités par l'acide osmique, mais que l'on remarque surtout nettement lorsque la myéline a été refoulée comme nous venons de dire, c'est la diminution du diamètre du cylindre-axe, sur une certaine longueur à partir de l'étranglement. Il est possible que la diffusion du liquide agisse sur lui pour le réduire et le fixe seulement ensuite. Toujours est-il que ce retrait ne se montre pas sur les tubes nerveux observés directement dans le picrocarminate ou traités par le nitrate d'argent.

Je dois vous parler encore de ce qui s'observe sur les nerfs complétement fixés et durcis par l'acide osmique, et dissociés sans ménagements ou avec trop de violence. On y remarque des interruptions de la myéline, perpendiculaires à l'axe de la fibre et qui n'ont aucune analogie avec les incisures. Cette modification provient de ce que la myéline, devenue cassante, a été brisée en ces points par les mouvements imprimés aux tubes nerveux pendant la dissociation, tandis que la membrane de Schwann et le cylindre-axe, qui ont gardé leur souplesse, ont résisté. Au niveau des fractures, il est facile de voir le cylindre-axe dénudé au milieu de la fibre et de distinguer sur les bords le double contour de la membrane de Schwann. La démonstration de cette membrane est si simple sur ces préparations, qu'il me paraît tout à fait inutile de vous indiquer les procédés employés par les auteurs dans ce but, tels que l'immersion dans la potasse caustique, l'acide acétique bouillant, etc.

Il me reste à vous dire quelques mots des noyaux qui sont situés sous la membrane de Schwann. Les noyaux constituent une partie importante du segment interannulaire. Ils sont placés dans une encoche de la myéline, qu'ils ne remplissent pas exactement. Le reste de la cavité est occupé par une masse protoplasmique granuleuse.

La myéline se limite vis-à-vis de cette encoche par un bord irrégulier et le plus souvent par des festons convexes. Quelquefois même, mais non d'une façon constante, on voit, comme Key et Retzius[1] l'ont indiqué, des gouttelettes de myéline libres contenues dans le protoplasma qui entoure le noyau.

Les noyaux et les détails relatifs à leur situation se distinguent facilement, quand on les connaît déjà, sur des préparations au picrocarminate, dans lesquelles on a fait pénétrer très-lentement la glycérine. Mais, si l'on veut les observer nettement, il est préférable de les colorer par le réactif, après que les tubes nerveux ont été fixés par l'acide osmique. Pour que la coloration réussisse, il importe que l'acide osmique n'ait agi que pendant un temps très-court, et que les nerfs séjournent au moins pendant 24 heures dans une solution de picrocarminate à 1 pour 100.

On peut également colorer au moyen du rouge d'aniline les noyaux des tubes nerveux fixés par l'acide osmique. Cette

---

[1] Axel Key et Retzius, *Studien in der Anatomie des Nervensystemes*, Arch. f. micr. Anat., 1873, t. IX, p. 350.

méthode, que Neumann [1] a recommandée, pour la première fois, dans ses recherches sur la dégénération des nerfs, a l'inconvénient de ne pas donner une coloration persistante.

La masse protoplasmique que l'on distingue autour du noyau est beaucoup plus étendue chez les jeunes animaux que chez les adultes, comme je l'ai indiqué, et chez eux on la voit manifestement doubler la membrane de Schwann dans une certaine étendue (fig. 9, Pl. I). C'est là un fait dont l'observation est très-facile, et je suis surpris qu'un histologiste français l'ait contesté et surtout qu'il l'ait trouvé étonnant.

J'ajouterai, en terminant, que les préparations de nerfs tendus et fixés par l'acide osmique sont les meilleures pour apprécier le rapport entre le diamètre et la longueur du segment interannulaire, rapport constant quand les fibres proviennent d'un animal adulte et à l'état physiologique.

Enfin, cette méthode est la meilleure pour démontrer que, chez les mammifères, je pourrais même dire chez les vertébrés en général, à l'exception peut-être des poissons, le segment interannulaire ne possède qu'un seul noyau, situé à distance à peu près égale des deux étranglements.

[1] Neumann, *Degeneration und Regeneration nach Nervendurchschneidungen*, Arch. der Heilkunde, 1868, p. 198.

CINQUIÈME LEÇON

(19 DÉCEMBRE 1876)

Tubes nerveux à myéline.

Tubes nerveux à myéline étudiés avec l'acide osmique. — 2° *Dissociation du nerf frais dans le réactif.* — Dangers de ce procédé : Précautions à prendre. — Avantages : Chaque tube nerveux est saisi immédiatement dans sa forme. — Résultats : Incisures de Schmidt très-nettes. — Segments cylindroconiques qu'elles séparent. — Inégalité de ces segments. — Incisures incomplètes. — Rapports variables du noyau avec les incisures. — Cylindres-axes nus. Ils possèdent une membrane d'enveloppe.

COUPES TRANSVERSALES ET LONGITUDINALES DES NERFS. — Nécessité que le nerf soit maintenu en extension pendant son séjour dans le réactif. — Procédés d'extension.

1° *Durcissement dans l'acide chromique.* — Degré de la solution. — Durée de l'immersion. — Procédés d'inclusion : Moelle de sureau. Mélange de cire et d'huile. Microtome. Procédé mixte. — Manière de faire les coupes. — Coloration par le carmin ammoniacal, par le picrocarminate. — Inclusion dans le baume du Canada ou dans la résine de Dammar.

Résultats : Forme étoilée du cylindre-axe. — Erreur de Roudanowski à ce sujet. Critique de son procédé. — La forme étoilée tient à la compression du cylindre-axe par les boules de myéline qui se sont formées entre lui et la gaîne de Schwann. — Confirmation de cette opinion par l'examen de coupes longitudinales. — Cylindres-axes qui ont conservé la forme ronde. — Explication de ce fait.

MESSIEURS,

Après avoir étudié les résultats que donne pour la connaissance de la fibre nerveuse la dissociation après macération dans l'acide osmique, j'arrive au second mode d'application de ce réactif. Il consiste, comme je vous l'ai déjà dit, à dissocier directement les nerfs frais, extraits d'un animal que l'on vient de sacrifier, dans une solution d'acide osmique à 1 pour 200.

Il semblerait au premier abord qu'il ne doit pas y avoir une grande différence entre ce procédé et le précédent; mais les procédés et les méthodes doivent être jugés par leurs résultats, et vous allez voir qu'ici les résultats sont tout autres que ceux obtenus par macération.

La dissociation directe dans l'acide osmique n'est pas difficile, mais elle présente pour l'opérateur un certain danger que l'on peut éviter à l'aide de quelques précautions. Je vous l'ai déjà dit, les vapeurs d'acide osmique sont très-irritantes; et comme pour dissocier il faut y bien voir et par conséquent regarder de près, on peut être certain qu'en dissociant des nerfs dans une soucoupe contenant de l'acide osmique, on aura de la conjonctivite. Pour se mettre à l'abri de cet accident autant que possible, on ne doit verser dans la soucoupe qu'une petite quantité de la solution, et l'on interpose, entre la table sur laquelle elle est placée et les yeux, une vitre tenue horizontalement par un support; on arrive ainsi à se préserver à peu près de l'action irritante de ces vapeurs. Du reste, la conjonctivite qu'elles produisent ne dure pas; elle passe au bout de 24 heures.

Les avantages de cette méthode sont faciles à saisir. Lorsqu'un nerf volumineux est plongé, suivant le procédé que je vous ai d'abord indiqué, dans une solution d'acide osmique à 1 pour 100 ou 1 pour 200, les parties périphériques sont saisies d'abord, puis le réactif pénètre plus profondément, et les parties centrales ne sont atteintes que d'une façon tardive. Si les faisceaux nerveux sont petits, il n'y a pas d'inconvénient à cela, car il ne s'écoule qu'un temps relativement court jusqu'à ce que l'acide osmique ait pénétré au centre. Mais si la solution n'est pas très-abondante et si le volume du nerf est plus considérable, s'il s'agit par exemple du sciatique du chien, du chat ou même du lapin, vous pourrez reconnaître sur des coupes transversales qu'au bout de vingt-quatre heures les petits faisceaux des nerfs sont noirs en totalité, mais que le gros faisceau ne présente qu'une couronne de tubes colorés en noir par l'osmium, tandis qu'une partie centrale plus ou moins étendue est encore blanche. Il est vrai que, si l'on avait laissé agir plus longtemps la solution, les parties centrales auraient été gagnées également; mais auparavant il s'y serait produit des modifications cadavériques, que le réactif aurait fixées, au lieu de la forme normale.

Vous voyez par là quelle importance il y a à ce que l'action de l'acide osmique soit rapide et quel avantage nous tirons de la dissociation directe du nerf frais dans le réactif. Par ce moyen, en effet, chaque tube nerveux est immédiatement entouré, dans toute son étendue, de la solution et saisi par elle avant d'avoir éprouvé aucune altération. Grâce à son action chimique énergique, l'acide osmique fixe immédiatement les éléments dans leur forme.

Il est clair que la dissociation elle-même n'a pas pu se faire sans une action traumatique qui a modifié ou altéré certaines parties, et que, même dans ce procédé, ce ne sont plus des tubes nerveux intacts et normaux que pénètre la solution. Mais ces tractions, ces déchirures, ces cassures seront précisément d'un grand intérêt; nous nous en servirons pour reconnaître certains détails de la structure du tube nerveux et de la myéline en particulier.

J'ai dissocié de cette façon des nerfs de chat, de lapin et de grenouille. Prenons par exemple un nerf sciatique de grenouille, sur lequel il est plus commode d'opérer à cause de la disposition spéciale sur laquelle nous avons insisté antérieurement (p. 32); dissocions-le rapidement avec les précautions indiquées et portons-le ensuite dans l'eau où l'excès d'acide diffusera. Parmi les éléments dissociés, choisissons soit des tubes isolés, soit des groupes de tubes un peu séparés les uns des autres; amenons-les sur la lame de verre, ajoutons une goutte d'eau, mettons la lamelle sans comprimer et examinons.

Les tubes nerveux peuvent se présenter dans différents états. Nous en distinguerons deux principaux : celui où le tube nerveux est encore recouvert de la membrane de Schwann, et celui où, dépouillé de cette membrane dans une de ses portions, il n'y est plus constitué que par la myéline et le cylindre-axe.

Parmi les tubes nerveux encore recouverts de la membrane de Schwann, nous en verrons qui montrent les incisures de Schmidt de la façon la plus remarquable. Les membres cylindro-coniques qu'elles séparent se recouvrent comme les tuiles d'un toit et se terminent par des angles très-aigus à la face interne de la gaîne de Schwann d'une part, de l'autre à la surface du cylindre-axe, où ils lui forment, sur une certaine longueur, une gaîne très-mince (fig. 5 et 6, Pl. I). Au moment où l'on vient de faire la préparation, on peut voir les incisures devenues très-profondes et un peu élargies; entre les deux segments de myéline colorés en noir qu'elles séparent, l'espace est assez grand pour qu'on y puisse distinguer des filaments incolores transparents, qui passent de l'un des segments à l'autre. Ces filaments semblent sortir de la myéline et sont assez comparables à ceux que nous avons vus s'échapper de l'extrémité des nerfs sectionnés; ils éprouvent bientôt des modifications, ils se gonflent, deviennent de plus en plus transparents, et bientôt les deux segments ne se trouvent plus séparés que par un espace clair, incolore, qui paraît résulter de leur fusion.

Cette observation semble prouver qu'après l'immersion peu prolongée dans l'acide osmique la myéline n'est pas absolument fixée, puisqu'elle peut encore donner des filaments analogues à ceux qui se produisent dans l'eau. C'est là un fait important, que nous reconnaîtrons encore mieux sur les tubes nerveux qui sont dans le second état que nous avons distingué, et auxquels nous arrivons maintenant. Les portions de tubes nerveux dépouillées de la gaîne de Schwann se rencontrent surtout à l'extrémité des nerfs sectionnés. Vous verrez sous un de ces microscopes une préparation qui vous en montrera le détail (fig. 8, pl. I). Le cylindre-axe, légèrement contourné, porte une série de corps de forme variable, colorés en noir. Ces corps ne sont autre chose que des fragments de myéline, et rappellent les segments séparés par les incisures. Quelques-uns de ces segments présentent des échancrures arrondies (*a*, fig. 8, Pl. I) sur lesquelles je dois attirer votre attention; en effet, cette observation prouve qu'il existe des incisures incomplètes n'allant pas jusqu'au cylindre-axe.

Un autre fait qui vous frappera, c'est que ces fragments de myéline ont un diamètre beaucoup plus considérable que celui du tube nerveux d'où ils proviennent. La myéline s'est donc gonflée après le traitement par l'acide osmique, mais sans éprouver de changements dans sa forme générale.

Considérons maintenant d'un peu plus près les segments limités par les incisures. Leur longueur est très-variable, même quand on les compare dans un seul tube nerveux. Quelquefois on en compte quatre ou cinq à peu près égaux disposés à la suite l'un de l'autre, puis cette série est interrompue par un segment très-long ou par un segment très-court. Leurs extrémités sont toujours en forme de cône allongé, et s'emboîtent les unes dans les autres. Le plus généralement, le cylindre qu'ils forment est creusé d'une cavité conique à l'une de ses extrémités, pour emboîter le cône précédent, tandis qu'à l'autre extrémité, il est effilé en pointe pour s'emboîter dans le suivant. Mais on rencontre aussi des segments coniques à leurs deux extrémités et d'autres qui présentent au contraire deux cavités à leurs deux bouts, de sorte que les incisures sont obliques en sens inverse. J'appellerai ces segments, segments cylindro-coniques ou cylindres creux (*Hohlcylinder*, Kuhnt), pour éviter la confusion avec les segments interannulaires.

Ce qu'il y a de mieux pour se rendre compte de la longueur des segments séparés par les incisures, c'est d'examiner les préparations après refoulement de la myéline. Vous vous rappelez qu'à propos des étranglements incomplets et pour nous rendre compte de leur formation, nous avons comprimé le nerf en un point avant de le plonger dans l'acide osmique. Nous avons alors observé sur les parties les plus voisines du point comprimé des barres transversales très-nettes. Ces barres, avons-nous dit, correspondent aux incisures de Schmidt, ou plutôt à la base du cône qu'elles limitent. Comme elles sont très-nettes, et qu'il est facile de les compter et de les mesurer, on peut juger aisément de leur grande irrégularité et comme longueur et comme alternance (fig. 5, Pl. I).

Les segments cylindro-coniques n'ont donc aucune ressemblance avec les segments interannulaires, qui, comme nous l'avons montré, affectent la plus grande régularité et ont sur la même fibre la même longueur.

Une autre question à soulever ici, c'est le rapport du noyau du segment interannulaire avec les incisures et les membres qu'elles séparent. Je vous ai montré qu'il n'y a entre deux étranglements qu'un seul noyau, situé à peu près à égale distance de l'un et de l'autre. Il est intéressant de savoir comment ce noyau se comporte relativement aux segment cylindro-coniques. A l'aide de la méthode de dissociation dans l'acide osmique, il nous sera facile de nous en rendre compte. L'examen des préparations qu'elle nous fournit, surtout lorsqu'elles ont été colorées par le picrocarminate, nous prouve que ce rapport n'est pas constant, car le noyau s'y montre tantôt au niveau d'un segment cylindroconique, tantôt à cheval sur une incisure.

D'après Lanterman [1], les étranglements annulaires ne seraient qu'un cas particulier des incisures de Schmidt, et devraient dès lors être considérés simplement comme des incisures plus profondes que les autres. Il soutient même que chaque segment cylindro-conique possède un noyau distinct.

Je ne sais pas comment cet observateur s'y est pris pour découvrir un noyau au niveau de tous les segments cylindro-coniques. Je me suis servi des meilleures méthodes pour rendre les noyaux apparents, par exemple de la teinture au picrocarminate ou au rouge d'aniline après dissociation du nerf frais dans l'acide osmique, et jamais, ni chez la grenouille, ni chez le lapin, ni chez les autres mammifères, je n'ai pu découvrir plus d'un noyau dans le segment interannulaire.

Cette observation suffit pour établir, comme nous le verrons encore mieux plus tard, l'individualité histologique du segment interannulaire, et pour montrer par conséquent que les étranglements annulaires ont une signification morphologique tout à fait différente de celle des incisures.

Sur les préparations obtenues par dissociation dans l'acide osmique, colorées au picrocarminate et dans lesquelles on a

---

[1] Lanterman, *Ueber den feineren Bau der markhalt. Nervenfaser*, Arch. f. micr. Anat., t. XIII, p. 6.

fait pénétrer très-lentement sous la lamelle un mélange de picrocarminate et de glycérine, certains cylindres-axes dégagés de leur gaîne de Schwann et de leur gaîne de myéline flottent librement dans la préparation. Ils sont colorés en rose, et même en rouge très-vif lorsque le picrocarminate a séjourné longtemps et n'a été remplacé par la glycérine que très-progressivement. En les examinant attentivement, on peut se convaincre qu'ils possèdent un bord très-mince, incolore, tandis que la partie médiane, colorée en rouge, présente une striation oblique entre-croisée. Ce bord clair correspond à une gaîne enveloppante, mais il faut avoir recours à d'autres préparations pour le démontrer.

Les méthodes à l'aide desquelles on arrive aux premières notions certaines sur la gaîne cylindraxile, sont les coupes transversales, dont nous allons nous occuper maintenant.

COUPES TRANSVERSALES ET LONGITUDINALES DES NERFS.

Différents réactifs ont été mis en usage pour durcir les nerfs sur lesquels on se propose de pratiquer des sections. Ceux qui sont employés le plus souvent sont l'alcool, l'acide chromique, les bichromates de potasse et d'ammoniaque, et l'acide osmique.

L'alcool, dont on se servait beaucoup autrefois, est aujourd'hui d'un usage bien plus limité. Nous le réserverons pour compléter le durcissement partiellement obtenu au moyen d'autres réactifs, et pour l'étude de certaines particularités des nerfs, dont il sera question plus tard.

Avant de passer en revue ces réactifs et les résultats qu'ils permettent d'obtenir, je dois vous indiquer un principe général, dont il est essentiel de tenir compte, quel que soit le procédé de durcissement dont on se sert : le nerf doit être tendu avant d'être plongé dans le liquide durcissant. Je vous ai montré, en effet, il y a quelques jours, que, lorsque les nerfs ne sont pas tendus, les tubes nerveux qui les constituent présentent des plis ondulés. Il suit de là que, si l'on soumet au durcissement un segment de nerf sans le maintenir en extension, les tubes nerveux seront fixés dans cette forme plissée, ou formeront même des zigzags plus accentués encore, puisque le liquide dur-cissant ne pourra qu'augmenter leur retrait. Les coupes transversales que l'on pratiquera ensuite rencontreront donc les différents tubes nerveux plus ou moins obliquement, suivant le point du zigzag qui sera atteint, et, tandis que les uns seront coupés à peu près transversalement, d'autres pourront être sectionnés presque suivant leur longueur; il sera donc impossible de faire ainsi une coupe régulière et démonstrative qui permette de les comparer entre eux. Dans les coupes longitudinales, les ondulations des fais-ceaux donneront lieu à des irrégularités analogues.

Il est donc essentiel qu'un nerf soit tendu, lorsqu'on veut le faire durcir pour y pratiquer des coupes. On peut dans ce but le disposer le long d'une tige de bois, sur laquelle on le maintient dans l'extension par deux ligatures, comme nous avons dit précédemment; on peut aussi le suspendre à un fil par une de ses extrémités, tandis qu'à l'autre on attache un poids. Il est essentiel de faire les ligatures avec pré-caution. Il pourrait arriver, en effet, qu'une ligature trop serrée ou serrée avec trop de violence coupât les tubes ner-veux à son niveau et ne maintînt plus que la gaîne du nerf. Dans ce cas, non-seulement les tubes nerveux seraient libres de se replier, mais ils seraient en outre refoulés par la liga-ture, de telle sorte que dans le nerf durci ils présenteraient des zigzags plus accusés que si le nerf n'avait pas du tout été soumis à l'extension.

Je commence par les détails relatifs au durcissement des nerfs dans l'acide chromique.

Les solutions d'acide chromique doivent être faites à 1 ou à 3 pour 1000; elles doivent être très-abondantes. Vous trouverez du reste des renseignements à ce sujet dans tous les traités de technique. Le temps·nécessaire pour obtenir un durcissement suffisant varie d'une à trois semaines, suivant la grosseur du nerf et la quantité de la solution employée. Le plus souvent il est avantageux, pour augmenter la consistance du nerf et pour faciliter la section, de le soumettre ensuite à l'action de l'alcool, après l'avoir laissé dans l'eau un temps suffisant pour enlever l'excès d'acide chromique.

Passons maintenant à la manière de pratiquer les coupes. A moins qu'il ne s'agisse du sciatique du cheval ou du bœuf, les nerfs que l'on soumet au durcissement sont trop minces pour pouvoir être saisis commodément entre les doigts; de plus, bien qu'ils soient durcis, ils ont encore une certaine flexibilité qui leur permettrait de se dérober plus ou moins sous la pression du rasoir et amènerait à faire des coupes irrégulières. Il est donc nécessaire, pour les maintenir, de les inclure dans une masse que l'on puisse tenir à la main sans fatigue. J'entre dans tous ces détails, parce que, si vous voulez répéter les observations et les expériences dont je vous entretiens, ils sont indispensables à connaître.

Le premier procédé dont je vous parlerai consiste à inclure les nerfs dans de la·moelle de sureau. A cet effet, on perce dans l'axe d'un fragment de cette moelle un trou avec une aiguille et on l'agrandit, comme vous me le voyez faire ici, en en déprimant les parois jusqu'à ce que le segment nerveux y entre librement. On y engage ce dernier et l'on plonge le tout dans l'eau. Ce liquide, pénétrant dans les cellules de la moelle de sureau, qui ont été comprimées, les gonfle et les fait revenir à leur volume primitif. Au bout d'un instant, comme vous pouvez le constater, l'espace entre la moelle de sureau et le nerf a disparu, et l'objet est solidement maintenu par pression dans la cavité qui lui reste.

Dans un second procédé d'inclusion, on se sert d'un mélange de cire et d'huile, dont on calcule les proportions de telle façon qu'à froid il ait à peu près la même consistance que l'objet à y inclure. Ce mélange est chauffé modérément au-dessus d'un bec de gaz ou d'une lampe à alcool jusqu'à fusion. Pour le contenir, on prépare une petite cuvette rectangulaire en papier, sur le fond de laquelle on fixe le nerf dans la position favorable pour faire la coupe, au moyen d'une épingle passée à son extrémité ; il est bon d'attendre, pour verser le liquide dans cette cuvette, jusqu'au moment où il sera près de se solidifier, de manière à ne pas risquer d'altérer les éléments par la chaleur. On obtient ainsi, après refroidissement, un petit cube commode à tenir à la main, grâce auquel on pratique à volonté sur le nerf inclus des coupes longitudinales et transversales.

Le mélange de cire et d'huile peut aussi être versé dans le microtome ; à cet effet, on introduit dans la douille de cet instrument un disque en liége qui y glisse à frottement et peut être élevé plus ou moins au moyen de la vis. La boîte cylindrique à fond mobile que l'on se procure ainsi peut être utilisée comme la cuvette de papier dont nous venons de parler. Les coupes au microtome sont faciles à faire et suffisent pour certaines observations ; mais à main libre il est possible d'en pratiquer de beaucoup plus minces, et il vaut mieux s'exercer à les faire de cette façon.

Le rasoir doit être mouillé pour que les coupes n'adhèrent pas à sa surface; on se sert à cet effet d'alcool ordinaire qui se répandra plus également sur la lame que de l'eau pure, parce qu'il dissout en partie la graisse qui reste à sa surface. Les coupes se font le plus commodément d'arrière en avant.

Un troisième procédé d'inclusion, que j'appellerai procédé mixte, consiste à creuser dans un morceau de moelle de sureau une petite cavité rectangulaire, ou à peu près. Le nerf y est fixé au moyen d'une épingle, et la cavité remplie avec le mélange de cire et d'huile. Après le refroidissement, l'épingle est retirée, et le tout forme une seule masse facile à tenir à la main.

L'inclusion dans la moelle de sureau ne doit être mise en usage que lorsque le nerf a une consistance ferme; autrement il est écrasé par la pression qu'exerce sur lui cette moelle lorsqu'elle se gonfle dans le liquide. Si le nerf n'est pas complétement durci, il vaut mieux se servir du procédé mixte que je viens de vous indiquer.

Ce procédé est certainement un des meilleurs, car il réunit les avantages de tous les autres. L'objet est maintenu solidement; de plus, comme la moelle de sureau est très-compressible, on peut, pour donner plus de sûreté à la main, la refouler avec le rasoir en appuyant dessus et se servir de sa surface comme d'un plan résistant sur lequel l'instrument est guidé. La moelle de sureau ainsi employée tient lieu de microtome, avec cette différence que sa surface est souple, et qu'elle peut être atteinte par le rasoir sans que le tranchant de l'instrument ait à en souffrir.

Après durcissement dans l'acide chromique, les coupes, faites à l'aide d'un des procédés que nous venons d'indiquer, sont plongées pendant quelques minutes dans l'eau pour les laver. On peut les colorer à l'aide de différents réactifs ; celui qui est le plus fréquemment mis en usage est le carmin. Quelques gouttes d'une solution ammoniacale de carmin sont ajoutées à de l'eau distillée jusqu'à ce que celle-ci prenne une coloration rose ; le liquide ainsi teinté est filtré et reçu dans une soucoupe, au fond de laquelle on a disposé une rondelle de papier à filtrer sur laquelle devront être placées les coupes.

Voici pourquoi. Si les coupes reposaient directement sur le fond du vase, elles y adhéreraient et, la solution ne pouvant se renouveler à leur face inférieure, elles ne seraient pas suffisamment colorées sur cette face. Le papier à filtrer empêche l'adhérence au fond de la soucoupe ; sa porosité permet le renouvellement constant du liquide et assure la coloration complète.

Cette coloration se fait lentement ; elle est d'ordinaire suffisante au bout de 12 à 24 heures, et en général le temps nécessaire pour l'obtenir est d'autant plus long que les pièces ont séjourné plus longtemps dans l'acide chromique. Si ce séjour a été très-prolongé, la coloration ne se produit plus du tout. Dans ce cas, du reste, les pièces sont devenues cassantes et les coupes que l'on peut en faire ne valent plus rien.

Le picrocarminate produit une coloration beaucoup plus rapide ; il suffit d'une demi-heure à une heure, suivant la durée du séjour préalable dans l'acide chromique. J'aurai l'occasion de vous parler encore de ce réactif à propos des autres procédés de durcissement.

Quand la coloration est complète, les coupes sont lavées dans l'eau pour enlever l'excès de la matière colorante (elles peuvent y séjourner plus ou moins longtemps sans inconvénient), puis elles sont déshydratées par immersion d'abord dans l'alcool ordinaire, puis dans l'alcool absolu. Mises alors sur la lame de verre, on y laisse tomber une goutte d'essence de térébenthine ou d'essence de girofle qui se substitue à l'alcool et rend l'objet transparent. Grâce à leur haut indice de réfraction, ces substances, en imbibant toutes les parties du tissu, suppriment les différences de réfraction, et c'est ce qui détermine la transparence. Pour les préparations non colorées, on ne pourrait se servir de ce procédé, car c'est précisément au moyen de leur différence de réfraction que l'on distingue les éléments; mais ici, il est sans inconvénient.

Lorsqu'elles ont été éclaircies, les coupes sont conservées dans le baume du Canada dissous par le chloroforme, ou dans la résine de Dammar dissoute par l'essence de térébenthine.

Passons maintenant à l'étude des préparations et examinons d'abord des sections transversales. Un premier fait nous frappera : le cylindre-axe, qui jusqu'à présent nous avait paru avoir une forme cylindrique et qui, par conséquent, sur une coupe transversale devrait être représenté par un cercle, a une forme étoilée (fig. 5, Pl. II); ou, pour mieux dire, son bord est constitué par une série de lignes concaves limitant des angles saillants. Sur toutes les préparations faites après durcissement dans l'acide chromique, la plupart des cylindres-axes ont cet aspect. Nous devons nous demander quelle est la raison de cette forme singulière.

Il y a quelques années, Roudanowski[1], qui avait observé cette même figure, non pas après durcissement des nerfs par l'acide chromique, mais après un autre traitement dont

---

[1] Roudanowski, *Observation sur la structure des tissus nerveux d'après une nouvelle méthode.* — Journal de l'Anatomie et de la Physiologie, t. II, 1865, p. 225.

nous allons parler, émit l'opinion qu'elle correspondait à la véritable forme du cylindres-axe; il crut même voir des anastomoses transversales entre les cylindres-axes de tubes nerveux voisins.

Cette observation était contraire à tout ce qu'on savait jusqu'alors, car jamais, sur des nerfs dissociés par n'importe quelle méthode, on n'avait pu remarquer aucune trace de ces anastomoses.

Le procédé qu'employait Roudanowski consistait à pratiquer les coupes sur des pièces fraîches après les avoir congelées, et à les colorer par une infusion de cochenille. Puis il les plaçait sur la lame de verre où il les laissait sécher pour les déshydrater avant de les éclaircir par l'essence de térébenthine et de les inclure dans le baume. On conçoit aisément combien la dessiccation peut altérer les éléments délicats ; du reste, déjà auparavant, l'action de l'eau contenue dans l'infusion de cochenille devait produire dans la myéline les altérations dont nous avons parlé (p. 32). On comprend sans peine comment, par suite de ces diverses causes d'erreur réunies, Roudanowski a dû arriver à des idées inexactes sur la structure du cylindre-axe.

Nous devons vous dire maintenant comment se produit, d'après nous, la forme étoilée des cylindres-axes que l'on observe sur les coupes transversales des nerfs traités par l'acide chromique. Faisons remarquer d'abord que, si nous prolongeons les lignes concaves qui limitent le cylindre-axe, nous arriverons à dessiner entre lui et la gaîne de Schwann une série de cercles. Dès lors, on est conduit à penser que, sous l'influence du réactif, la myéline a donné naissance à une série de boules qui, en agissant sur le cylindre-axe encore mou, lui ont fait prendre la forme étoilée qu'il présente sur les coupes transversales.

Pour justifier notre opinion, nous devions faire des

coupes longitudinales. Sur ces dernières, nous avons pu remarquer que les cylindres-axes ne présentent pas des cannelures rectilignes dans toute leur longueur, comme on aurait pu s'y attendre, mais qu'ils sont irréguliers et comme déchiquetés (fig. 2, Pl. II). Les cavités en forme de calottes sphériques, qui limitent leur surface, sont situées dans différents plans et se montrent nettement comme les empreintes de corps arrondis.

L'hypothèse que nous avons formulée devient donc rationnelle. Sous l'influence de l'acide chromique faible, la myéline s'est altérée et a formé des boules, qui, remplissant tout le sac limité par la gaîne de Schwann, ont comprimé le cylindre-axe. Grâce au durcissement consécutif, ce dernier a conservé la forme qu'il avait reçue, comme la conserverait un bâton de cire à modeler qui aurait été comprimé par des billes disposées autour de lui. La forme que présente le cylindre-axe est par conséquent passive; elle a été produite par action extérieure, et la figure étoilée de sa coupe transversale est simplement la moulure des boules de myéline. L'erreur de Roudanowski a donc été de prendre pour une forme normale ce qui n'était qu'une déformation par pression extérieure.

Si j'ai attiré votre attention sur ce fait, c'est que j'ai voulu vous montrer qu'une forme, même très-nettement marquée et qui paraît constante, comme celle du cylindre-axe dans ce genre de préparation, peut être due entièrement à des causes extérieures.

Dans cette description, nous avons négligé jusqu'ici un certain nombre de tubes nerveux qui, sur la coupe transversale, se montrent avec un aspect bien différent des autres. Le cylindre-axe qu'ils contiennent, au lieu d'être irrégulier et anguleux, comme ceux que nous venons de décrire, apparaît dans leur intérieur sous la forme d'un cercle régulier. La substance qui l'entoure et qui s'étend jusqu'à la membrane de Schvann est claire, transparente, à peine teintée, tandis que, dans les tubes dont nous avons parlé tout d'abord, il existe à la même place une surface plus réfringente, moins transparente et colorée en brun. Il ne faudrait pas conclure de la différence de ces images à l'existence dans les nerfs de deux espèces de tubes nerveux distincts. Les premières images sont produites par des tubes nerveux sectionnés au niveau des segments interannulaires et à une certaine distance des étranglements, tandis que les secondes sont fournies par des tubes nerveux sectionnés au niveau, un peu au-dessus ou un peu au-dessous des étranglements, c'est-à-dire dans les points où la myéline a été refoulée à la suite de la pénétration du réactif.

Je signale cette disposition, qui dans son ensemble a été figurée (fig. 8, Pl. II), à l'attention des anatomo-pathologistes, parce qu'ils étudient les nerfs sur des coupes, après les avoir fait durcir au moyen de l'acide chromique.

Dans la prochaine leçon, nous poursuivrons cette recherche, et, à l'aide d'autres méthodes, vous pourrez reconnaitre que la forme étoilée du cylindre-axe est artificielle, et qu'en réalité il est régulièrement cylindrique.

SIXIÈME LEÇON

(20 DÉCEMBRE 1876)

———

Tubes nerveux à myéline.

COUPES TRANSVERSALES ET LONGITUDINALES DES NERFS (suite). — *Durcissement dans le bichromate d'ammoniaque.* — Degré de la solution. Nécessité d'une macération de longue durée. — Coupes transversales : Forme bombée de la coupe. Nécessité de faire des coupes incomplètes pour permettre aux tubes nerveux de se disposer à plat. Striation concentrique de la myéline. Gaîne autour du cylindre-axe ou gaîne de Mauthner. — Espace périaxile de Klebs. — Coupes longitudinales : Irrégularités de forme du cylindre-axe. Ces irrégularités observées après des maladies ont été considérées à tort comme pathologiques.

Durcissement dans l'acide osmique. — Durée variable de la macération suivant l'épaisseur du nerf. — Nécessité de compléter le durcissement par la gomme et l'alcool. Procédé spécial pour enlever la gomme. — Résultats : Aspects divers des tubes nerveux. — Leur explication au moyen des incisures et des étranglements annulaires. — Diamètre considérable du cylindre-axe.

EXAMEN DU NERF VIVANT SANS L'EMPLOI D'AUCUN RÉACTIF. — Difficulté de cet examen dans les conditions ordinaires. — Sa facilité dans le poumon de la grenouille au moyen de l'appareil de Holmgren. Description de cet appareil et de son fonctionnement. — Disposition des nerfs dans le poumon de la grenouille. Il y existe des tubes nerveux isolés. — Double contour des tubes nerveux vivants. — Opinion contraire des auteurs classiques, d'après lesquels le double contour est dû à une coagulation. — Origine et critique de cette idée de la coagulation.

MESSIEURS,

Nous continuerons aujourd'hui l'analyse des tubes nerveux à myéline, en étudiant les résultats que l'on obtient sur

des coupes après durcissement dans le bichromate d'ammoniaque.

La solution de bichromate d'ammoniaque dont on se sert
est à 2 pour 100. C'est la formule indiquée par Gerlach, qui
a conseillé ce réactif, et en effet ce degré de concentration
est très-convenable pour le durcissement.

La quantité du liquide doit être abondante ; pour un segment du nerf sciatique du chien ou du lapin, par exemple,
il faut en prendre 100 ou 200 grammes. Le durcissement
se produit avec une très-grande lenteur ; il faut plusieurs
mois pour qu'il soit suffisant et permette de faire de bonnes
coupes. Même au bout d'un an de macération dans ce liquide, les pièces sont encore excellentes pour l'étude.

Je commencerai par les coupes transversales. Ces coupes
doivent être faites de préférence à main levée par un des
procédés que je vous ai indiqués dans la dernière leçon.
Le durcissement de la pièce étant loin d'être aussi complet qu'après l'action de l'acide chromique, les coupes, dégagées et flottant dans l'eau, ne conservent pas leur forme.
Leur surface, au lieu de rester plane, devient légèrement
bombée dans un sens ou dans l'autre au niveau de chaque
faisceau nerveux. Cela tient à ce que, sous l'influence du
réactif, il s'est produit un retrait de la gaîne de ces faisceaux, de sorte que les tubes y sont contenus avec un
certain degré de pression. La tranche mince du tissu étant
isolée dans l'eau et libre par ses deux faces, les tubes nerveux de chaque faisceau, tendant à occuper un plus grand
volume, se déjettent de telle façon que, les extérieurs
devenant plus ou moins obliques, ceux du centre sont sou-
levés ou déprimés, et la section de chaque faisceau présente une surface convexe ou concave. Si l'on vient alors
à appliquer une lamelle sur cette coupe, il s'y produit
des plis qui gênent l'observation.

Pour obvier à cet inconvénient, il faut diriger le rasoir obliquement, de manière à ne pas comprendre la gaîne du gros faisceau, s'il s'agit du nerf sciatique du chien par exemple, dans toute sa circonférence.

Les tubes nerveux peuvent dès lors s'écarter les uns des autres et se disposer régulièrement, en entr'ouvrant l'anneau incomplet de la gaîne. Ces sections transversales incomplètes d'un faisceau nerveux sont les meilleures pour l'étude.

La coloration au carmin se produit beaucoup plus facilement après l'action du bichromate d'ammoniaque qu'après celle de l'acide chromique ; il faut même prendre garde qu'elle ne devienne pas trop intense. La solution de carmin ammoniacal doit être faiblement teintée ; et, lorsqu'elles y auront séjourné 15 à 20 heures, les préparations seront très-suffisamment colorées. Avec le picrocarminate à 1 pour 100, il suffit d'une demi-heure pour que la coloration soit complète.

Ces préparations peuvent être conservées, soit dans la glycérine, soit dans le baume, en suivant les procédés et en prenant les précautions que je vous ai indiqués dans la dernière leçon.

Parlons d'abord des préparations conservées dans la glycérine. Elles montrent d'une manière très-nette une disposition intéressante, et qui est connue depuis longtemps. Vous pourrez la reconnaître sur la préparation placée sous un de ces microscopes et que vous examinerez à un fort grossissement (fig. 1, pl. II) ; vous y verrez, au centre de chacun des tubes nerveux coupés en travers, le cylindre-axe coloré en rouge sous la forme d'un cercle à peu près régulier. Ce cylindre-axe cependant n'est pas coloré dans toute son épaisseur, il est entouré d'un anneau incolore qui le sépare de la myéline. Cela nous conduit à admettre qu'il est composé de deux substances : l'une centrale qui se colore par le carmin, l'autre périphérique qui demeure incolore. Ce fait a été signalé d'abord par Mauthner et se trouve aujourd'hui indiqué dans les traités classiques. Mauthner[1] a été aussi le premier à décrire la disposition de la myéline en zones concentriques, zones que vous pourrez très-facilement reconnaître dans la même préparation.

Poursuivons l'étude de ces deux points d'observation, en commençant par le cylindre-axe. La partie de ce cylindre qui ne se colore pas correspond à une gaîne. Cette gaîne est admise aujourd'hui par quelques auteurs, Todaro[2] et Kuhnt, par exemple. Mais je vois qu'il s'introduit à ce sujet dans la science une confusion, à laquelle je crois nécessaire de vous rendre attentifs. Sur le cylindre-axe isolé et examiné dans sa longueur, nous avons pu reconnaître, vous vous en souvenez, une portion externe plus ou moins irrégulière ou dentelée. Cette sorte de membrane, sur laquelle Kuhnt a attiré l'attention et qu'il considère comme la gaîne du cylindre-axe, est simplement formée par le prolongement aigu des segments cylindro-coniques. L'extrémité de ces cônes est, en effet, comme on peut le voir sur les préparations par dissociation dans l'acide osmique, extrêmement effilée, et elle se prolonge sur une grande longueur du cylindre-axe. L'ensemble de ces prolongements, y restant adhérent lorsqu'il s'isole, constitue la gaîne cassottée et fragmentée que montrent les figures du mémoire de Kuhnt[3].

---

[1] Mauthner, *Beitræge zur Kenntniss der morphol. Elemente des Nervensystems*, Acad. des sciences de Vienne, t. XXXIX.

[2] Todaro, *Sulla struttura dei plessi nervosi*, Roma, 1872.

[3] Kuhnt, *Die peripherische markhaltige Nervenfaser*, Arch. f. micr. Anat., t. XIII, 1876, p. 427. — Dans un article tout à fait récent (*Centralblatt*, décembre 1876), Kuhnt revient sur les segments de Schmidt et sur la gaîne

Il ne faut donc pas confondre cette gaîne fragmentée, qui appartient réellement aux segments cylindro-coniques, avec la gaîne claire proprement dite, indiquée par Mauthner.

A propos de cette dernière, que j'appellerai provisoirement gaîne de Mauthner, j'ai encore à vous fournir un renseignement. Il y a déjà longtemps que Klebs[1] a décrit autour du cylindre-axe un espace vide, qu'il appelle espace périaxile, et qui formerait d'après lui comme un manchon dans lequel les liquides pourraient circuler au dedans de la myéline.

Je crois que l'espace périaxile de Klebs n'existe pas normalement, et qu'il se produit par suite du retrait qu'éprouve le cylindre-axe dans les réactifs. Il n'en est pas de même de la gaîne de Mauthner, qui a au contraire une existence réelle. Ce qui le prouve, c'est que le cercle incolore qui la représente se montre nettement sur les tubes sectionnés au niveau d'un étranglement annulaire, et par conséquent dans un point où la myéline est absente ou est devenue granuleuse. En effet, si ce cercle correspondait à un liquide maintenu par la gaîne de myéline, il ne devrait pas se montrer sur des points où la myéline n'existe pas ou du moins est suffisamment transformée pour ne pouvoir pas lui servir de barrière.

Je devrais vous parler maintenant du second point sur lequel a porté notre observation : les zones concentriques de la myéline. Mais, comme ces zones se voient beaucoup plus nettement par un autre mode de préparation dont j'aurai

en question. Il admet que ces segments, qu'il appelle cylindres creux (*Hohlcylinder*), sont intimement unis à la gaîne du cylindre-axe et que celle-ci est interrompue comme la gaîne de myéline au niveau des incisures. Il admet même qu'il y a entre deux segments une membrane transversale qui va, de la gaîne cylindraxile à laquelle elle est intimement unie, jusqu'à la gaîne de Schwann. Nous y reviendrons plus loin.

[1] Klebs, *Die Nerven der organischen Muskelfasern*, Virchow's Arch., t. XXXII, p. 179.

à vous entretenir dans un instant, je n'y insisterai pas ici.

Avant d'arriver à ce procédé, je dois vous indiquer encore les résultats généraux que l'on obtient par l'examen des préparations faites au moyen du bichromate d'ammoniaque.

Si les préparations, au lieu d'être conservées dans la glycérine, sont montées dans le baume de Canada, la gaîne de Mauthner peut encore être observée, mais les stries concentriques de la myéline sont beaucoup moins nettes.

Je passe maintenant aux coupes longitudinales. Elles ne présentent jamais une surface bombée comme les transversales, car la gaîne étant ouverte dans toute sa longueur, les tubes nerveux peuvent se disposer régulièrement les uns à côté des autres. Après un séjour de sept à huit heures dans le picrocarminate, les cylindres-axes sont colorés; ils présentent certaines dispositions que je dois vous signaler, parce que, bien qu'elles existent à l'état normal, elles ont été décrites comme des altérations pathologiques; elles sont simplement dues à l'action des réactifs.

Si la coupe est assez mince, tous les cylindres-axes sont colorés en rouge. La plupart sont réguliers; mais quelquesuns d'entre eux présentent des renflements ou des amincissements, distribués d'une manière irrégulière. Parfois un cylindre-axe s'est rompu, puis s'est retiré dans sa gaîne de myéline, en revenant sur lui-même ou en se plissant en zigzag. Certains anatomo-pathologistes, ayant rencontré ces différentes dispositions dans des nerfs atteints d'inflammation, les ont considérés comme de nature inflammatoire; mais, je le répète, sur des nerfs parfaitement normaux, enlevés à n'importe quel animal vivant et traités par le bichromate d'ammoniaque, on trouvera des cylindres-axes modifiés dans leur forme comme ceux que je viens de décrire.

J'arrive au dernier réactif durcissant dont je me propose de vous parler, l'acide osmique en solution à 1 pour 100 ou à 1 pour 200. Le temps pendant lequel il faut y laisser séjourner le nerf varie suivant son épaisseur, et aussi suivant la quantité et le degré de concentration du liquide. On reconnaît qu'un nerf est suffisamment pénétré par l'acide osmique, quand, en faisant une coupe d'essai, on constate qu'il est entièrement noir jusqu'à son centre. Il est alors mis pendant quelques heures dans l'eau, puis, également pendant quelques heures, dans l'alcool ; ensuite il est plongé pendant un jour dans une solution légère de gomme arabique, qui remplit les interstices, et finalement dans l'alcool fort qui, en durcissant la gomme, lui donne une consistance convenable.

Les coupes transversales doivent être extrêmement minces, autrement elles sont entièrement noires ; aussi, pour les faire, ne doit-on pas se servir du microtome, qui ne permettrait pas d'atteindre à une finesse suffisante. La section sera pratiquée à main levée, et le rasoir tenu de façon à faire un angle très-léger avec la surface du nerf, de manière que la coupe aille en mourant avant d'atteindre la totalité du faisceau nerveux. On obtiendra ainsi des parties de la coupe d'une minceur extrême et sur lesquelles on pourra faire une bonne observation.

A mesure qu'elles sont enlevées, les coupes sont placées dans l'alcool, mais elles ne sont pas débarrassées ainsi de la gomme qu'elles renferment. Le procédé généralement employé pour enlever la gomme, et qui consiste à faire macérer les coupes pendant quelques heures dans l'eau distillée, ne pourrait convenir pour des sections aussi fines ; en effet, dès que la gomme est dissoute, rien ne retient plus les tu-

bes nerveux les uns aux autres, et la lame mince se dissocie. Il faut donc avoir recours à un artifice, et voici celui
dont nous nous sommes servis.

La coupe étant disposée sur la lame de verre porte-objet
dans l'alcool, l'excès de ce liquide est enlevé avec du papier à filtrer; on laisse tomber sur la préparation une
goutte d'eau et l'on dépose la lamelle; puis, sur le bord
de cette dernière, on met trois ou quatre gouttes d'eau
(phéniquée pour éviter le développement des microphytes)
et l'on place le tout dans une chambre humide. Au bout
de vingt-quatre heures, la petite quantité de gomme que
renferme la préparation est dissoute et l'on fait pénétrer
lentement la glycérine, sans que les éléments soient dé-
placés.

Les préparations ainsi obtenues vont nous permettre de
vous donner une explication des couches concentriques de
la myéline que nous avons observées après l'action du bichromate d'ammoniaque. Les tubes nerveux y présentent
plusieurs aspects différents que nous allons énumérer.

Dans les premiers (*a*, fig. 7, pl. II), la membrane de
Schwann forme un contour arrondi, à l'intérieur duquel
la gaîne de myéline dessine un large feston noir; au milieu se trouve le cylindre-axe, qui présente un aspect légèrement granuleux, et qui a un diamètre beaucoup plus considérable que sur les préparations faites par d'autres
procédés de durcissement (acide chromique, bichromate
d'ammoniaque, alcool, etc.).

D'autres tubes nerveux (*b*, fig. 7, pl. II) ont un aspect
différent des premiers en ce qu'ils ont deux couronnes de
myéline festonnées, l'une externe plus épaisse, l'autre interne beaucoup plus mince, séparées l'une de l'autre par
un espace clair très-net.

Dans une troisième forme (*c*, fig. 7, pl. II), c'est au contraire la couronne externe qui est la plus mince, tandis que l'interne est plus épaisse.

Quatrièmement, on trouve des tubes (d, fig. 7, pl. II) où les deux couronnes sont d'égale épaisseur.

Enfin, un dernier aspect que présentent ces tubes et qui

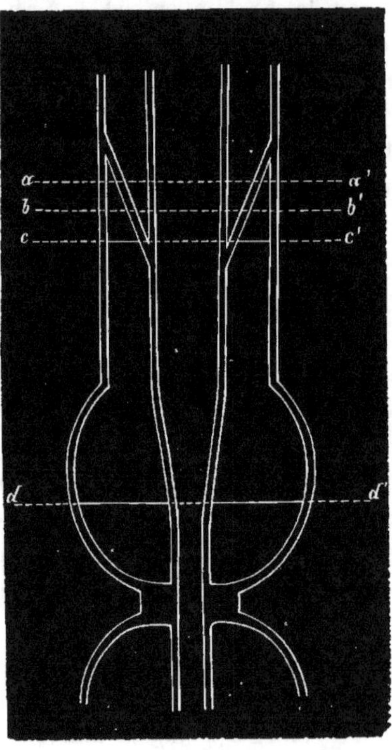

Fig. 8. — Schéma d'une coupe longitudinale d'un tube nerveux, comprenan
un étranglement et une incisure de Schmidt.
Le renflement biconique du cylindre-axe n'a pas été figuré.

n'est pas le moins singulier, est le suivant (c, fig. 7, pl. II): à l'intérieur de la membrane de Schwann se montre une gaîne de myéline unique, mais pâle, grisâtre, festonnée, beaucoup plus large que sur les autres tubes, tandis que le cylindre-axe est réduit à un espace central beaucoup plus restreint.

Il est facile de donner l'explication de ces différents aspects lorsque l'on connaît les étranglements annulaires et les incisures obliques. En effet, si nous supposons un tube nerveux coupé au niveau d'un des cylindro-cônes de Schmidt, la section de ce cylindro-cône ne donnera lieu qu'à une couronne unique de myéline. Si, au contraire, la section a atteint un tube nerveux au niveau d'une des incisures, nous retrouverons sur la coupe une couronne interne de myéline correspondant au cylindro-cône emboîté et une couronne externe correspondant au cylindro-cône emboîtant. Les épaisseurs relatives de ces couronnes devront varier suivant que la section aura atteint un point de l'incisure plus ou moins rapproché du cylindre-axe. La simple inspection de la figure 8, page 93, fait comprendre le cas où il y a une couronne unique. Si la coupe est faite en *cc'*, il y aura une couronne externe épaisse, une couronne interne mince, et inversement une couronne interne épaisse et une couronne périphérique mince si elle atteint le tube en *aa'*. Si la coupe est faite en *bb'*, les deux couronnes seront d'égale épaisseur.

Reste à donner l'explication de la dernière figure (*e*, fig. 7, pl. II). Vous vous souvenez qu'à propos des étranglements annulaires, je vous ai parlé de sortes de poches ou de sacs incomplets de la gaîne de Schwann qui déterminent à l'extrémité du segment un renflement dans lequel est accumulée la myéline. Je vous ai fait remarquer aussi qu'à ce niveau le cylindre-axe est aminci. Si un tube nerveux est coupé immédiatement au-dessus d'un étranglement en *dd'*, par exemple (fig. 8, p. 93), le cylindre-axe sera représenté par un cercle central beaucoup plus petit et la myéline occupera une étendue considérable ; sur les bords, elle présentera des saillies convexes correspondant aux poches de myéline qui existent sur le renflement terminal du segment.

J'ajouterai, pour être complet, que sur certains tubes on distingue entre la gaîne de Schwann et la couronne de myéline une figure semi-lunaire (s, fig. 7, pl. II) ; elle correspond à la coupe transversale d'un noyau au niveau duquel le tube a été sectionné.

Je pourrais vous indiquer encore d'autres méthodes de durcissement, mais il n'y aurait à cela aucune utilité.

Je terminerai cette revue des différents procédés d'étude du tube nerveux par l'exposé de la méthode la plus simple de toutes : l'observation du nerf vivant, faite sans l'emploi d'aucun réactif.

Les nerfs peuvent être observés à l'état vivant sur des muscles minces, comprimés entre la lame et la lamelle ; mais comme, dans ces conditions, ces derniers reviennent sur eux-mêmes, les nerfs qu'ils contiennent sont plus ou moins plissés, et il est difficile de faire une observation exacte des détails de leur structure.

Le meilleur organe pour les étudier est le poumon de la grenouille, où ils existent en nombre assez considérable et possèdent une structure élégante.

Autrefois, pour observer au microscope le poumon de la grenouille, on le faisait saillir à travers une incision pratiquée à la paroi abdominale. Le plus souvent, dans ces conditions, la grenouille avale de l'air et son poumon gonflé se prête à l'examen, mais elle peut également le dégonfler subitement et le soustraire ainsi à l'expérimentateur au moment le plus intéressant de l'observation. Si nous ajoutons que l'on est gêné par le corps de l'animal pour bien disposer et éclairer le poumon, et que cet organe, ayant une surface convexe, ne peut pas être mis au point dans une étendue suffisante, on comprendra que cette expérience histologique était une des plus difficiles.

Mais aujourd'hui, grâce à un appareil très-ingénieux inventé par M. Holmgren [1], tous les temps de cette expérience sont admirablement réglés.

Cet appareil repose sur une planchette assez grande pour y étendre commodément la grenouille. Cette planchette est percée d'un trou recouvert d'une lamelle de verre; en ce point et au-dessus de ce trou, se meut au moyen d'une crémaillère un disque de laiton (*a*, fig. 9) portant une autre lamelle de verre, disposée parallèlement à la première et pouvant par conséquent s'en écarter plus ou moins. La grenouille étant curarisée, une incision longitudinale est pratiquée à la paroi abdominale au-dessous de l'aisselle; le poumon faisant hernie par cette ouverture et étant gonflé comme nous allons le dire, il est facile de le disposer entre les deux lamelles de verre; on abaisse alors le disque de manière à comprimer légèrement l'organe, et l'on obtient de cette façon le double avantage d'examiner une surface plane au lieu d'une surface convexe et de pouvoir employer de très-forts grossissements, puisque l'objectif n'est séparé du poumon que par une lamelle de verre très-mince.

Pour gonfler à volonté le poumon de la grenouille et empêcher l'animal de le dégonfler, M. Holmgren se sert d'une canule (C, fig. 9) introduite dans la glotte et maintenue à demeure par un fil passé dans le maxillaire inférieur de l'animal. Afin que l'occlusion soit complète et que l'air ne puisse pas passer dans l'interstice entre la fente ovalaire de la glotte et la circonférence de la canule, cette dernière

---

[1] Holmgren, *Methode zur Beobachtung des Kreislaufes in der Froschlunge*, Beitraege zur Anatomie und Physiologie, als Festgabe Karl Ludwig von seinen Schuelern gewidmet. Leipzig, 1874.

est enveloppée à son extrémité d'un manchon membraneux (*m*) susceptible de se gonfler par l'insufflation même du poumon et d'obturer complétement la glotte. Ce manchon est fabriqué avec un segment du gros intestin d'une grenouille ; lorsque la canule y est introduite, le manchon est lié sur elle en deux points distants l'un de l'au-

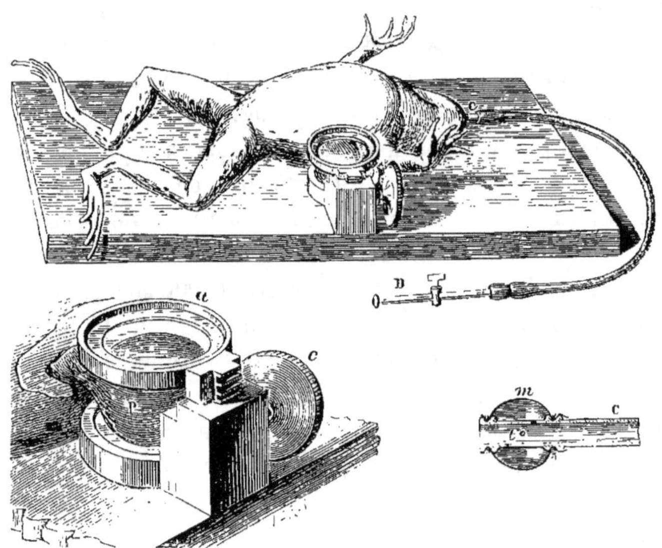

Fig. 9. — Appareil de Holmgren pour l'observation de la circulation dans le poumon de la grenouille. — C, canule introduite dans la glotte ; *m*, membrane distendue pour obtenir l'obturation au moment de l'insufflation. — D, canule à robinet ; *a*, cercle de laiton portant une lamelle de verre que l'on peut abaisser sur le poumon P, en se servant de la crémaillère *c*.

tre d'environ 5 millimètres, et où ont été pratiquées des rainures pour que le fil ne glisse pas. Afin que ce manchon se remplisse d'air par l'insufflation, des trous percés dans la paroi de la canule le mettent en communication avec le calibre *t* de cette dernière.

La canule étant introduite dans la glotte, on insuffle, au

moyen d'un tube en caoutchouc qui y est adapté, une certaine quantité d'air ; le poumon dilaté fait hernie par la plaie latérale et on le dispose, comme nous l'avons dit, entre les deux lames de verre. Un robinet D ou à son défaut une pince à pression continue, adaptée à l'autre extrémité du tube en caoutchouc, maintient le gonflement.

Holmgren a surtout utilisé son appareil pour l'examen de la circulation, mais il est excellent aussi pour l'étude des nerfs vivants.

J'arrive à vous parler maintenant de la forme des nerfs dans le poumon et de leur distribution dans cet organe. La paroi du sac pulmonaire de la grenouille est constituée de dedans en dehors par une séreuse viscérale revêtue d'un endo-thélium polygonal, puis par une couche connective et muscu-laire. De cette couche partent des cloisons de 1 à 2 milli-mètres de haut qui partagent la face interne du poumon en une série d'alvéoles en forme de godets. Les nerfs ne sont pas dans ces cloisons connectives, puisqu'ils sont destinés aux muscles lisses situés immédiatement sous la séreuse. On les voit, en effet, après avoir suivi les grandes cloisons, traverser directement les alvéoles, et, comme à ce niveau la paroi du sac est très-mince, rien d'important n'empêchera les rayons lumineux d'arriver à l'œil de l'observateur.

Aussi trouvons-nous, au niveau des alvéoles, des nerfs dont la disposition est admirable pour l'analyse microscopique. Ces nerfs peuvent être composés de vingt ou trente tubes nerveux ; mais ils en ont généralement beaucoup moins, de quatre à six, et l'on voit même se détacher de ces faisceaux des nerfs qui ne renferment qu'un seul tube nerveux à myé-line et qui parcourent de longs espaces avant d'arriver à leur terminaison ; j'ajoute que ces nerfs contiennent des cellules ganglionnaires, ce qui nous permettra d'étudier ces cellules à l'état vivant. J'y reviendrai dans le courant de nos recherches.

A l'aide de cette méthode, on peut observer sur les tubes nerveux une série de faits intéressants. Le premier que je vous signalerai, c'est que le tube nerveux à myéline possède un double contour. Ce fait ne vous paraîtra peut-être pas extraordinaire ; mais lisez tous les auteurs classiques, et vous y verrez que le tube nerveux vivant se présente comme une baguette de verre avec un simple contour, et que le double contour que l'on voit sur les nerfs isolés dans l'eau ou dans tout autre milieu est le résultat de la coagulation de la myéline. Il est évident que ces auteurs n'ont jamais observé de tubes nerveux à l'état vivant, car, comme vous allez le voir sur la grenouille disposée devant vous, le double contour est aussi bien marqué sur ces tubes que sur ceux qui ont été traités par l'acide osmique. Il n'y a aucune différence à ce sujet.

Je vous ai déjà dit, à propos de l'historique, comment est née cette idée de la coagulation de la myéline. J'y reviens en deux mots. Lorsque Remak, après avoir dissocié les nerfs dans l'eau, y eut découvert le cylindre-axe, Henle, qui faisait le compte rendu des travaux histologiques contemporains, en les analysant et en les critiquant tout à la fois, se laissa entraîner, par son esprit de critique, à contester l'existence de ce cylindre-axe qu'il n'avait pas vu. Il n'avait jamais observé de nerf vivant, mais il supposait *à priori* au tube nerveux une certaine constitution. En dissociant dans l'eau, il voyait bien le double contour de la myéline limiter un cylindre central qui correspondait au ruban primitif de Remak ; mais, comme plus tard la myéline se gonflait et prenait des formes irrégulières qui dépassaient et finissaient par masquer complétement le ruban central, il en

conclut que ce dernier n'était qu'une apparence. Le double
contour de la myéline qui le limitait devait donc être une
apparence aussi et ne pas correspondre à quelque chose
de normal. Henle l'attribua à une coagulation de la couche périphérique de la myéline et supposa que les fils et
les boules, qu'il voyait plus tard se former dans cette substance, n'étaient que la suite de ce processus de coagulation
plus avancé et se poursuivant plus loin vers le centre de la
fibre.

C'est de là qu'est née l'idée de la coagulation. Comme
vous le voyez, elle n'est pas due à une observation directe; c'est une idée de critique.

Cette idée que la myéline se coagule, une fois mise en
avant par Henle, n'a plus été discutée; elle a été admise
comme un fait démontré, et tous les auteurs l'ont adoptée
sans chercher à la vérifier.

Prenez, par exemple, l'excellent traité d'histologie de
Kölliker, et examinez à l'article *nerfs* le dessin[1] qu'il donne
des tubes nerveux à myéline. Vous y verrez trois figures
qui pourraient aussi bien représenter autant de baguettes de
verre plus ou moins larges. Chacune d'elles est dessinée
avec un contour d'ombre et des hachures accusant une
forme régulièrement cylindrique. Ces figures représentent,
d'après Kölliker, des tubes nerveux vivants, et dans son
texte cet auteur dit expressément qu'à l'état vivant les tubes
nerveux apparaissent comme des baguettes de verre, et que
le double contour, quand il se montre, est le résultat de la
coagulation.

Si j'insiste sur ces faits, ce n'est pas dans l'intention de
blâmer Kölliker, pour lequel j'ai la plus grande considération. C'est seulement pour vous bien montrer que la no-

---

[1] Kölliker, *Traité d'histologie*, 2ᵉ éd. de la traduction française, p. 314,
fig. 169, I, *a, b, c.*

tion de la coagulation a pris dans la science une solidité telle que l'auteur classique par excellence en histologie, celui dont la critique a remplacé celle de Henle, l'a adoptée telle qu'il l'a trouvée, sans la contrôler par une observation directe et sans remonter à sa source.

Après avoir constaté que les tubes nerveux à myéline présentent un double contour à l'état vivant, j'ai maintenant à vous exposer un certain nombre de faits relatifs à leur structure fine, que l'on peut observer à l'aide de la même méthode. J'en ferai l'objet de la prochaine leçon.

SEPTIÈME LEÇON

(26 DÉCEMBRE 1876)

Tubes nerveux à myéline.

EXAMEN DES TUBES NERVEUX A L'ÉTAT VIVANT (suite). — Étranglements annulaires. Ils sont d'autant plus accusés que le poumon est plus tendu. — Division des tubes nerveux au niveau des étranglements. — Situation des noyaux dans les segments. — Incisures. Nécessité d'un fort grossissement pour les percevoir, à cause du faible diamètre des tubes nerveux. — Entrecroisement des tubes nerveux.

RÉSUMÉ DES CONNAISSANCES ACQUISES SUR LE TUBE NERVEUX A MYÉLINE. — *Disposition générale.* — Longueur des tubes nerveux. — Division des tubes nerveux dans les nerfs, observée sur les tubes nerveux à myéline des nerfs de la rate. — Mode de préparation de ces nerfs. — Diamètre variable des tubes nerveux suivant les animaux, suivant l'âge, suivant les régions et suivant les nerfs.

Structure. — La myéline, la membrane de Schwann et le cylindre-axe sont-ils continus d'un bout à l'autre du tube nerveux? — Discontinuité de la myéline aux étranglements. — Anneaux de la gaîne de Schwann indiquant une soudure. — Continuité du cylindre-axe.

Le segment inter annulaire (le cylindre-axe non compris) constitue une individualité histologique. Il doit être comparé à la cellule adipeuse.

Analyse de la cellule adipeuse. — Étude de la formation de la graisse dans son intérieur. — Constitution de la cellule adipeuse adulte. — Le protoplasma recouvre toute sa périphérie. — Démonstration de ce fait au moyen de l'œdème expérimental produit chez le chien par la section du sciatique et la ligature de la veine-cave inférieure. — Mécanisme de cet œdème. Modifications qu'il détermine dans les cellules conjonctives et dans les cellules adipeuses.

Analyse morphologique du segment interannulaire, fondée sur la comparaison
avec la cellule adipeuse. — Existence, sous la membrane de Schwann,
d'une couche protoplasmique continue, réfléchie au niveau de l'étranglement et tapissant le cylindre-axe où elle forme la gaîne de Mauthner. — Les
incisures correspondent à des cloisons protoplasmiques qui séparent la
myéline en différentes masses.

MESSIEURS,

Nous avons commencé, dans la dernière leçon, l'étude
des nerfs à l'état vivant. Après vous avoir indiqué la meilleure méthode à suivre, je vous ai signalé un premier fait
important, à savoir que les tubes nerveux à myéline vivants,
normaux, examinés sur un poumon dans lequel la circulation continue son cours, présentent un double contour évident.

Parmi les autres faits qui, dans cette observation, doivent
attirer votre attention, le premier dont nous nous occuperons est relatif aux étranglements annulaires. Vous avez
pu reconnaître ces étranglements sur les tubes nerveux du
poumon de grenouille qui a été disposé devant vous. Ils
sont d'autant plus nettement visibles que le poumon est
plus distendu. Comme je vous l'ai fait remarquer, un des
avantages de l'appareil de Holmgren consiste en ce que la
distension du poumon est tout à fait à la disposition de l'observateur. Quand l'extension n'est pas complète, les nerfs
sont revenus sur eux-mêmes et, sur les tubes nerveux repliés en zigzag, on reconnaît que la membrane de Schwann
présente des plis, ce qui prouve, pour le dire en passant,
qu'à l'état vivant, comme après l'action d'un certain nombre de réactifs que nous avons employés, cette membrane
est souple, et ne possède qu'une élasticité limitée. Dans ces
conditions, les étranglements annulaires sont serrés, et l'on
n'y distingue que les extrémités convexes des deux seg-

ments qui les limitent. Mais quand le poumon est dans un état de distension complète, les nerfs sont tendus et les étranglements s'étalent, pour ainsi dire, de manière à bien montrer tous leurs détails. On reconnaît nettement dès lors les poches de myéline qui renflent les extrémités des segments, et, sur l'étranglement lui-même, la strie transversale, claire quand on éloigne l'objectif, obscure quand on le rapproche, que nous avons signalée comme l'expression optique du renflement biconique.

Un second fait, que vous pourrez observer sur ces nerfs vivants et dont je ne vous ai pas encore parlé, c'est la division d'un tube nerveux. Vous verrez assez souvent se détacher, d'un nerf constitué par quatre ou cinq tubes à myéline, un tube isolé qui prend une direction perpendiculaire ou oblique à celle du faisceau dont il émane. Examinez attentivement son origine, vous remarquerez qu'elle se fait au niveau d'un étranglement annulaire. Cet étranglement se reconnaît à première vue par l'interruption du double contour de la myéline et par la forme arrondie et renflée que présentent les extrémités des segments qui se font face. Le tube nerveux de bifurcation prend naissance à ce niveau par une extrémité renflée semblable aux deux autres.

Je me contente, pour le moment, de vous signaler ce mode de division d'un tube nerveux, parce que j'aurai l'occasion, à propos des terminaisons des nerfs, d'y revenir plus en détail.

Lorsqu'un nerf constitué par un seul tube à myéline est visible sur un long trajet à la surface du poumon, on peut, en déplaçant un peu la planchette sur laquelle est placée la grenouille, le suivre sur la longueur de plusieurs segments interannulaires dont on pourra aussi distinguer nettement les noyaux. Ces noyaux se montrent tantôt à gauche, tantôt à droite, tantôt au-dessus, tantôt au-dessous du même tube nerveux ; leur alternance sous ce rapport n'a rien de régulier. La masse de protoplasma grenue qui entoure le noyau se distingue aisément, bien qu'ici les contours de ce dernier ne soient pas aussi nettement limités que sur des préparations colorées au carmin.

Les incisures de Schmidt sont aussi parfaitement visibles ; mais, pour les étudier, un grossissement considérable est nécessaire. Je vous les montre ici avec un objectif à immersion qui donne un grossissement de 800 diamètres. Dans ces conditions, le double contour du nerf vous apparaîtra avec des dimensions suffisantes pour que vous en puissiez suivre aisément tous les détails, et en particulier les stries obliques claires qui correspondent aux incisures en question.

Enfin, et pour terminer ce qui a trait à l'observation des nerfs vivants, je dois vous rendre attentifs à un autre fait, sur lequel j'aurai l'occasion de revenir plus tard, mais que je ne dois pas laisser échapper ici à votre examen. En considérant les faisceaux composés d'un petit nombre de tubes nerveux à myéline, vous verrez que ces tubes ne sont pas toujours disposés parallèlement les uns aux autres. Ils s'entrecroisent, surtout aux points où ils vont se séparer ou bien lorsqu'ils sont en rapport avec des cellules nerveuses. Cet entrecroisement, facile à constater, est évidemment normal. S'il s'agissait de nerfs isolés, on pourrait croire qu'il s'est produit une torsion par suite de la dissociation, mais ici les tubes sont tendus dans la membrane elle-même, et un déplacement de ce genre n'y est pas possible. L'entrecroisement est donc bien réel.

Dans les gros nerfs, on ne constate pas d'entrecroisement analogue, et, s'il y existe, ce dont je doute, il ne doit pas s'y faire en forte proportion. Il se montre au contraire presque constamment dans les branches terminales des nerfs. J'aurai l'occasion d'y revenir.

Parmi les faits que nous venons d'observer sur les nerfs vivants, quelques-uns, les plus intéressants, ont été reconnus d'abord à l'aide des méthodes complexes que nous avons indiquées auparavant. L'expérience que nous venons de faire nous montre donc que, lorsqu'un détail de structure a été étudié à fond et bien vu, on peut le reconnaître même sur des objets beaucoup moins favorables. Je ne veux pas dire par là que dans tous les cas on puisse retrouver sur l'organe vivant tout ce que l'on a constaté à l'aide de procédés plus ou moins complexes, mais il en est ainsi dans le cas spécial des nerfs observés dans le poumon. En second lieu, puisque nous avons pu distinguer sur le nerf vivant tout ce que nous avaient montré les réactifs que nous avons employés, nous avons le droit d'en conclure que ces réactifs sont bons et que les résultats qu'ils nous ont donnés méritent confiance. Il n'y a pas en effet de différence fondamentale entre un nerf tendu examiné vivant au moyen de l'appareil de Holmgren et un nerf tendu fixé par l'acide osmique. J'emploie à dessein le mot fixé, car je mets de côté ici la coloration que donne l'acide osmique et je ne parle que de la fixation du nerf dans sa forme.

Avec l'examen des tubes nerveux à myéline dans le poumon de la grenouille, j'ai terminé la série des procédés d'étude de ces éléments. Jusqu'à présent je me suis borné strictement à vous indiquer les faits qui nous étaient révélés par telle ou telle méthode, sans insister sur la constitution du tube nerveux. J'ai maintenant à vous donner le résumé des connaissances que nous avons acquises. La synthèse des résultats que nous avons obtenus par cette analyse minutieuse nous amènera à nous poser des problèmes que nous n'avons pas encore abordés, et qui sont en partie déjà résolus. Quant à ceux dont la solution est encore inconnue, nous les discuterons avec vous sous leurs différentes faces. Dans cette discussion, nous serons conduits, comme vous allez le voir, à chercher dans les autres éléments de l'organisme des analogies qui puissent nous guider. En procédant ainsi nous ne sortirons pas de notre programme. Cette comparaison des éléments les uns avec les autres rentre au contraire essentiellement dans le plan de l'anatomie générale microscopique.

En outre, nous aurons besoin de recherches particulières pour certains points spéciaux dont je ne vous ai pas parlé jusqu'ici, afin de ne pas encombrer notre sujet.

Les faits que nous avons constatés sur les tubes nerveux ont trait soit à leur disposition générale, soit à leur structure.

A propos de la disposition générale des tubes nerveux, il se présente une première question : Quelle est leur longueur ?

Il est évident que cette longueur varie suivant les animaux et suivant les nerfs; mais il n'est pas prouvé que chaque tube nerveux ait toute la longueur que nous lui supposons à *priori* d'après le nerf auquel il appartient et d'après la distribution de ce nerf. Comme, dans nos préparations, nous ne voyons jamais un tube nerveux que sur une étendue très-limitée, il serait possible qu'il se terminât à peu de distance en deçà ou au delà de notre champ d'observation.

Si nous faisons un certain nombre de préparations d'un nerf, par exemple du nerf sciatique, nous voyons, dans toutes, les tubes nerveux se terminer par des extrémités sectionnées ; jamais ils ne nous montrent une terminaison naturelle, telle qu'on en rencontre par exemple dans les muscles pour les faisceaux primitifs. Comme ce fait s'est montré constamment dans tous les nerfs que nous avons examinés, nous pouvons en conclure qu'un tube nerveux s'étend depuis son centre d'origine jusqu'à sa terminaison périphérique.

Une seconde question intéressante est de savoir si, dans leur parcours, les tubes nerveux présentent des divisions. Nous n'en avons pas observé sur les différents troncs nerveux que nous avons soumis à la dissociation, comme, par exemple, le nerf sciatique, le nerf médian, etc. Mais il ne suit pas de là qu'il n'en existe pas en réalité, car avec le procédé que nous mettons en usage pour séparer les tubes nerveux, elles pourraient très-bien nous échapper. Supposons en effet un de ces tubes qui présenterait une division en forme de fourche ou d'χ. Si nous dissocions le nerf de bas en haut, nous déchirerons évidemment le point d'attache, et nous ne pourrons reconnaître la bifurcation.

D'autre part, les petits nerfs du poumon de la grenouille nous ont montré des exemples remarquables de divisions de tubes nerveux, et, comme nous aurons l'occasion de le voir plus tard, ces divisions sont communes dans les ramifications terminales des nerfs. Il s'agissait de savoir si ces divisions sont limitées aux rameaux périphériques ou si elles existent dans les troncs nerveux en général.

Parmi les nerfs sur lesquels des recherches relatives à cette question peuvent être faites, je dois vous signaler les nerfs de la rate. Chez le chien et le chat, animaux sur lesquels ont porté nos études, il est facile de découvrir et d'isoler ces nerfs dans le mésosplénique.

Constitués surtout par des tubes nerveux sans myéline,

dont nous nous occuperons bientôt, ces nerfs contiennent en outre quelques tubes à myéline. Comme nous possédons, d'une part, des réactifs qui nous permettront de rendre le nerf transparent dans toute son épaisseur, et que, d'autre part, grâce à l'acide osmique, nous distinguerons nettement les tubes à myéline épars au milieu des autres, on conçoit que les nerfs de la rate soient très-favorables pour élucider la question qui nous occupe.

Dans ce but, après avoir enlevé un segment de l'un des troncs nerveux de la rate, on le plonge dans l'acide osmique pendant quelques minutes, pour en fixer les éléments et colorer la myéline; puis il est mis pendant vingt-quatre heures dans le picrocarminate, et, après avoir été lavé, il est traité sur la lame de verre par l'acide acétique concentré. Ce réactif peut être employé sans crainte, car il est loin d'avoir après l'acide osmique l'action énergique qu'il aurait sur les tubes nerveux à l'état frais. Ensuite, on ajoute de la glycérine, on recouvre d'une lamelle et l'on pratique l'examen. Le nerf est devenu transparent. Au milieu d'une masse claire, parsemée de noyaux rosés, les tubes nerveux à myéline se détachent nettement et sont aussi faciles à étudier dans tous leurs détails que s'ils avaient été isolés. On a ainsi l'avantage de les examiner sans aucune des modifications que leur aurait fait subir l'action des aiguilles pendant la dissociation.

Parmi ces tubes, on en rencontre qui se bifurquent au niveau d'un étranglement annulaire. Cette observation nous montre que les tubes nerveux à myéline peuvent se diviser dans l'intérieur même des troncs nerveux; elle doit conduire à faire des recherches sur les autres nerfs pour savoir si, dans leur trajet, les tubes à myéline qui les constituent présentent des divisions du même genre.

Quelques mots maintenant sur le diamètre des tubes ner-

veux. Je dois vous dire d'abord que ce diamètre est excessivement variable, comme le montre une coupe transversale
faite sur un nerf mixte par une des méthodes que nous
avons indiquées (fig. 6, pl. II).

Je vous rappellerai que l'on peut aussi apprécier l'épaisseur des tubes nerveux lorsqu'ils ont été dissociés après
l'action de l'acide osmique, et que l'on s'en rend compte
également bien sur les nerfs vivants.

En considérant maintenant les espèces animales, nous
devons reconnaître qu'il n'y a pas de rapport entre la taille
des individus adultes et la largeur de leurs tubes nerveux à
myéline. C'est ainsi que chez l'homme, le lapin, le chien,
le rat et la grenouille, les plus gros tubes nerveux ont le
même diamètre, tandis que chez quelques poissons, la raie
par exemple, nous rencontrons des tubes nerveux dont l'é-
paisseur est trois fois plus considérable que celle des plus
gros tubes nerveux des espèces que nous venons de citer.

Dans une même espèce, le diamètre des tubes à myéline
varie suivant l'âge. Ils s'accroissent à mesure que l'animal
grandit, jusqu'à ce qu'il ait atteint son complet développement.

On a divisé les tubes nerveux en catégories ; on en distin-
tingue de minces, de moyens et de gros. Cette classification est tout à fait arbitraire, car ils ont toutes les dimensions intermédiaires entre deux millièmes et trente millliè-
mes de millimètre et même plus.

Nous abordons maintenant la seconde partie de ces considérations générales, celles qui sont relatives à la structure des tubes nerveux à myéline. Ici nous verrons les
problèmes se présenter en foule.

L'analyse que nous avons faite du tube nerveux vous a

montré suffisamment combien sa structure est complexe. Nous avons à revenir sur toutes ses parties — la gaîne de Schwann, la gaîne de myéline, le cylindre-axe, les noyaux et le protoplasma des segments interannulaires, les étranglements annulaires, les incisures — pour les considérer au point de vue de leur ensemble et de leur signification morphologique.

Une première question que nous devons nous poser est celle-ci: la membrane de Schwann, la myéline et le cylindre-axe sont-ils continus? S'étendent-ils sans interruption depuis l'origine du tube nerveux dans les centres jusqu'à sa terminaison périphérique?

Pour la myéline, comme nous l'avons vu, le problème est résolu. Elle est interrompue au niveau de chaque étranglement annulaire. Nous vous avons démontré par une expérience (p. 61) que les étranglements incomplets admis par quelques auteurs sont le résultat de préparations insuffisantes, dans lesquelles la myéline a été déplacée artificiellement et a coulé d'un segment à l'autre en forçant ses barrières.

En ce qui regarde la membrane de Schwann, la question peut être discutée. Dans tous les cas, s'il existe pour cette membrane des interruptions, elles ne sont pas aussi complètes que celles de la myéline. Mais cependant nous avons trouvé qu'il y a, au niveau de chaque étranglement, une soudure qui la divise en autant de portions que le tube nerveux contient de segments interannulaires.

Quant au cylindre-axe, je commencerai par vous dire que j'admets *à priori* qu'il est continu. Certains auteurs m'ont fait dire le contraire, mais en cela ils ont été inexacts; j'ai relu ce matin même mes anciens travaux et j'ai vu que nulle part je n'ai soutenu la discontinuité.

Mais, avant de discuter à fond cette question, il est néces-

saire que je vous entretienne de cette portion du tube nerveux que j'ai nommée segment intcrannulaire.

Le segment intcrannulaire constitue en effet une individualité histologique, et nous devons, avant d'aller plus loin,
essayer de nous rendre compte de sa signification morphologique.

Dans ce but, cherchons, parmi les éléments de l'organisme
mieux étudiés et plus anciennement connus, un élément
qui puisse nous servir de point de comparaison. Cet élément, nous le trouverons dans la cellule adipeuse.

La cellule adipeuse est une cellule du feuillet moyen du
blastoderme. C'est une cellule connective qui s'est différenciée et a acquis la fonction spéciale d'emmagasiner la
graisse.

A ce propos, il est nécessaire que j'ouvre une parenthèse
pour attirer votre attention sur un point que je crois d'une
certaine importance. Si je vous dis que la cellule adipeuse a
acquis la fonction spéciale d'emmagasiner la graisse, je n'entends pas cela dans le sens d'une spécificité absolue. En
d'autres termes, je ne prétends pas que la cellule adipeuse
ne possède que cette propriété ni qu'elle soit la seule à la
posséder. Je vous l'ai déjà fait pressentir dans ma première
leçon : je ne crois pas à la spécificité absolue en histologie.
En effet, la propriété stéatogénique appartient à tous les
éléments cellulaires de l'organisme. Il en est chez lesquels
cette propriété est plus développée que chez d'autres, mais
elle leur est commune à tous à un degré plus ou moins
marqué. Ainsi, comme vous le savez, la graisse se rencontre
en abondance, à l'état physiologique, dans la cellule hépati-
que, dans les cellules épithéliales des glandes sébacées, dans
les cellules glandulaires de la mamelle pendant la lacta-
tion, enfin, dans les cellules cartilagineuses. A propos de
ces dernières, je dois vous signaler un fait intéressant : pen-

dant la période d'évolution du cartilage, ses cellules produisent de la substance intercellulaire cartilagineuse, et leur fonction stéatogénique reste à l'état latent. Mais, lorsque le cartilage est arrivé à l'état adulte, cette fonction s'accuse de plus en plus, et l'on rencontre de la graisse dans presque toutes les cellules cartilagineuses. Bien que cette faculté de produire de la graisse appartienne à tous les cartilages, il en est cependant quelques-uns où elle est plus marquée, par exemple le cartilage du pavillon de l'oreille chez les rongeurs, le lapin, le rat, la souris, dont les cellules sont tellement chargées de matières grasses qu'elles ressemblent aux cellules adipeuses proprement dites.

Vous voyez par là que les cellules adipeuses n'ont rien d'absolument spécifique, puisque des cellules manifestement différentes peuvent avoir la même fonction, et que la dernière cellule que j'ai prise comme exemple, la cellule cartilagineuse, peut se remplir de graisse aussi complétement que la cellule du tissu adipeux.

Revenons maintenant à la cellule adipeuse, et examinons comment la graisse s'y produit.

Il est un premier fait facile à constater : la graisse se forme toujours dans le protoplasma de la cellule, et spécialement au voisinage du noyau.

Portons, par exemple, notre observation sur un embryon de bœuf d'une longueur de 30 à 50 centimètres ; après avoir pratiqué dans le tissu cellulo-adipeux sous-cutané de cet animal une injection interstitielle d'acide osmique, enlevons-en des lambeaux avec des ciseaux et examinons-les au microscope : nous pourrons observer dans un même lobule du panicule adipeux des cellules aux diverses périodes de leur évolution. Les unes sont constituées par une simple masse de protoplasma munie d'un noyau. Elles sont à peine colorées par l'osmium. D'autres renferment des granulations ou des gouttelettes de graisse colorées en noir par le réactif. A un stade plus avancé, ces granulations graisseuses se sont fondues pour former une grosse goutte qui occupe la plus grande partie de la cellule, tandis que le noyau est refoulé à la périphérie avec le protoplasma. Dans ce dernier se montrent souvent, en nombre plus ou moins considérable, des gouttelettes et des granulations graisseuses isolées, destinées à faire bientôt partie de la masse graisseuse centrale en se confondant avec elle. Lorsque la goutte principale de graisse a acquis un certain volume, le protoplasma qui l'enveloppe présente, au niveau du noyau, une épaisseur notable, mais ailleurs il est réduit à une couche mince. La cellule ne présente pas encore de membrane secondaire, et, tandis qu'elle s'accroît, la lame protoplasmique qui l'entoure contient, surtout au voisinage du noyau, mais quelquefois dans des points plus éloignés, des granulations graisseuses, qui sont logées dans son épaisseur.

Lorsque la cellule adipeuse est entièrement formée, elle possède une membrane distincte. Le protoplasma est aplati et refoulé avec le noyau à la face interne de cette membrane; la goutte de graisse a pris un accroissement tel qu'elle masque plus ou moins, et quelquefois complétement, les autres parties constitutives de la cellule. Cependant, à l'aide de méthodes convenables, il est possible d'en déterminer exactement la structure et d'y reconnaître la membrane, le noyau sous-jacent et la lame protoplasmique dans laquelle il est placé.

Sur des préparations faites au moyen d'injections interstitielles d'une solution de nitrate d'argent à 1 pour 1000 dans le tissu cellulo-adipeux sous-cutané du chien, la membrane et les noyaux des cellules adipeuses sont si faciles à démontrer que je crois devoir passer sous silence les méthodes recommandées pour cela par les auteurs clas-

siques. Il est plus difficile de reconnaître la lame protoplasmique. On arrive cependant à la manifester aux environs du noyau en colorant ensuite avec le picrocarminate;
mais ce procédé ne nous permet pas de nous assurer qu'il
existe une couche de protoplasma entourant la goutte de

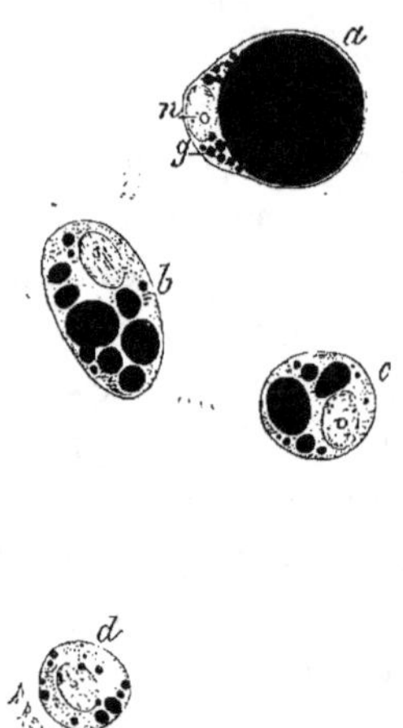

Fig. 10. Cellules adipeuses du tissu conjonctif sous-cutané d'un embryon
de bœuf de 45 centimètres, après injection interstitielle d'acide osmique.
Conservation dans la glycérine. — *a*, cellule adipeuse presque complétement développée dans laquelle on voit une boule de graisse colorée
en noir par l'osmium, un noyau *n*, et des granulations graisseuses *g*
dans la masse du protoplasma qui l'entoure. — *d*, cellule adipeuse au
début de la formation de la graisse; *b* et *c*, deux cellules présentant les
stades intermédiaires. — 550 diamètres.

graisse sur toute sa périphérie. Pour le démontrer, il faut
avoir recours à l'expérience suivante :

Cette expérience, que j'ai faite il y a déjà plusieurs années, consiste à modifier le tissu conjonctif par un œdème
que l'on détermine en faisant la ligature de la veine cave inférieure au-dessous des veines rénales et en coupant le nerf
sciatique. Ces deux opérations sont nécessaires, car l'hydropisie du tissu conjonctif n'est pas produite par la simple

ligature de la veine cave ; mais elle se manifeste lorsque le sciatique a été coupé, et seulement du côté correspondant à la section du nerf.

Cette expérience nous conduit à ouvrir une parenthèse et à nous demander quelle est la pathogénie de l'œdème. Vous savez tous que l'œdème est déterminé par une transsudation du sérum du sang à travers les parois des vaisseaux capillaires. Cette transsudation peut se produire et se produit en effet sous l'influence d'une augmentation de la tension du sang dans leur intérieur. Quand nous avons fermé la veine cave au moyen d'une ligature, la tension est bien augmentée dans les branches veineuses qui sont situées en deçà, mais elle n'est pas encore suffisante, dans les réseaux capillaires correspondants, pour amener la transsudation du sérum du sang. En revanche, si nous paralysons les artères par la section des nerfs vasomoteurs qui accompagnent le sciatique, la tension artérielle se transmet jusque dans les capillaires, le sang s'y accumule, et comme son retour par le système veineux est empêché ou tout au moins considérablement entravé, la pression augmente et devient suffisante pour déterminer la transsudation et l'hydropisie.

Douze à quinze heures après l'opération, le membre correspondant au nerf sciatique sectionné est augmenté notablement de volume, et tout son tissu cellulo-adipeux est infiltré de sérosité. Au moyen de ciseaux courbes, enlevons rapidement un fragment de ce tissu, plaçons-le sur une lame de verre, recouvrons-le d'une lamelle et examinons-le à un fort grossissement. Nous y verrons que les cellules de tissu conjonctif, qui sont plates et en forme de lames à l'état normal, sont revenues sur elles-mêmes et ont pris une forme globuleuse. Leur protoplasma qui, à l'état physiologique, était tassé et comme laminé en forme de membrane, a donc éprouvé un gonflement notable. Il présente une autre modification importante. Dans son intérieur se sont formées des granulations ou des gouttelettes brillantes, dont la réfringence est un peu inférieure à celle des granulations graisseuses. Après l'action de solutions faibles d'acide chromique ou de bichromates alcalins, ces gouttelettes acquièrent la réfringence des granulations graisseuses et diminuent légèrement de diamètre. Elles ne sont donc pas constituées uniquement par de la graisse, car on sait que les granulations formées de cette substance n'augmentent pas de réfringence et ne diminuent pas de volume sous l'influence de ces réactifs.

En examinant à leur tour les cellules adipeuses, vous reconnaîtrez qu'autour de la masse graisseuse centrale et sur toute leur périphérie, elles présentent des gouttelettes semblables à celles que nous venons de décrire. Or, si ces gouttelettes se sont produites sur toute la périphérie de la cellule adipeuse et si elles sont semblables à celles qui se développent dans le protoplasma des cellules conjonctives dans les mêmes conditions, il faut en conclure qu'elles se sont développées pareillement dans du protoplasma. Il suit de là qu'il existe, pour les produire, sur toute la périphérie de la goutte de graisse, une couche de protoplasma doublant la membrane de la cellule.

Le résultat de cette expérience nous permet donc d'affirmer que, sous la membrane de la cellule adipeuse, il existe une couche continue de protoplasma.

Cette étude analytique de la cellule adipeuse nous était nécessaire pour nous fournir les éléments de la comparaison que nous voulons établir entre elle et le segment interannulaire.

Ce n'est pas, notez-le bien, et je veux y insister tout d'abord, que je croie la myéline une substance identique à la graisse du tissu cellulo-adipeux. Mais aussi cette identité n'est pas du tout nécessaire pour la comparaison que nous voulons faire, attendu que la graisse elle-même est loin d'avoir toujours une composition identique dans l'organisme. Sans entrer dans le domaine de la chimie, il nous sera facile de l'établir par quelques exemples. Ainsi, vous le savez, le sébum et le lait sont bien différents l'un de l'autre. La graisse du lait est elle-même variable, comme le prouvent les variétés de consistance et de coloration du beurre. Voici encore à ce sujet une observation que nous allons faire ensemble. La grenouille, vous le savez, ne possède pas de tissu cellulaire sous-cutané et accumule sa réserve de graisse dans différents organes, et entre autres dans des appendices disposés au-dessous du foie et que l'on nomme appendices épiploïques. Ces appendices, très-développés chez les grenouilles bien nourries, comme vous pouvez le constater, sont des prolongements coniques translucides faciles à reconnaître. Chez les grenouilles amaigries, au contraire, soit par suite de la saison d'hiver, soit par un long séjour dans un laboratoire, comme celle que je vous présente maintenant, ils sont très-amincis et ne figurent plus que des cordons jaunâtres, d'un jaune ocreux, qu'il est même assez difficile de retrouver, lorsqu'on n'en connaît pas par avance la situation. Enlevons un de ces cordons, disposons-le sur une lame de verre et examinons-le au microscope. Les cellules adipeuses qui le constituent, au lieu d'être, comme chez l'animal en pleine santé, semblables à celles du tissu adipeux des mammifères, sont réduites ici à des vésicules, contenant des grains jaunes fortement ambrés. C'est à ces grains ambrés qu'est due la couleur ocreuse du cordon tout entier. Vous voyez que, sous l'influence de l'amaigrissement, la constitution de la graisse peut se modifier.

Ces différents exemples suffisent pour montrer que la graisse est loin d'avoir une constitution uniforme. Il en existe dans l'organisme plusieurs espèces différentes, parmi lesquelles on doit ranger la myéline.

Cette question étant éclaircie, supposons une cellule adipeuse allongée, remplie de cette graisse particulière que nous appelons la myéline, et traversée par un corps qui lui est étranger, le cylindre-axe : nous aurons le segment interannulaire.

La membrane de la cellule est représentée par la membrane de Schwann. Au niveau de l'étranglement annulaire, cette membrane est soudée avec celle du segment voisin, comme semble le démontrer l'anneau noir manifesté par le nitrate d'argent.

Au-dessous de cette membrane et aplati contre elle, se trouve le noyau cellulaire (noyau du segment), compris dans une lame de protoplasma. Ici, comme dans la cellule adipeuse, cette lame n'est pas limitée aux environs du noyau ; elle double la membrane de Schwann dans toute son étendue. Arrivée au niveau de l'extrémité du segment, elle se réfléchit sur le cylindre-axe et le tapisse dans toute sa longueur. A son point de réflexion, la lame protoplasmique de l'un des segments s'adosse à celle du segment voisin tout autour du cylindre-axe, et c'est de cet adossement que résulte le renflement biconique. Je croirais même volontiers que ces deux lames adossées sont unies par une substance cimentante analogue à celle que l'on retrouve entre certaines cellules sans membrane, par exemple, entre les cellules musculaires du cœur.

D'après cette hypothèse, il y aurait donc, dans le segment interannulaire, comme dans la cellule adipeuse, une lame de protoplasma entourant une masse de graisse. Mais, au lieu de former une simple enveloppe, la lame protoplasmique du segment se réfléchirait pour constituer dans l'intérieur de la masse graisseuse un tube dans lequel passerait le cylindre-axe.

On comprend dès lors facilement pourquoi le cylindre-axe, étudié sur des coupes transversales colorées au carmin, possède une partie périphérique incolore. Cette couronne, sur laquelle, ainsi que nous l'avons vu, Mauthner a attiré l'attention, correspond évidemment à la partie réfléchie de la lame protoplasmique, reste du protoplasma originaire de la cellule.

Il nous reste à expliquer dans notre conception les incisures de Schmidt. Si nous supposons que, lors de la formation de la myéline, il se soit conservé des prolongements de protoplasma allant de la lame protoplasmique superficielle à la lame protoplasmique qui entoure le cylindre-axe, nous concevrons que la myéline, au lieu de se réunir en une seule masse dans tout le segment, soit restée divisée en plusieurs cylindro-cônes emboîtés les uns dans les autres.

Cette manière de voir est confirmée par l'observation du mode de développement de la graisse dans les cellules adipeuses. Nous avons vu qu'elle apparaît d'abord à l'état de petites granulations qui se fondent seulement plus tard les unes avec les autres pour former des granulations plus considérables, et finalement une seule boule adipeuse. Nous pouvons concevoir que, dans le segment interannulaire, cette dernière fusion ne se fasse pas, et qu'entre les gouttes de myéline grossies il persiste des lames ou des débris protoplasmiques qui les séparent. Nous avons vu, et j'ai eu soin d'insister sur ce fait quand nous l'avons observé, que toutes les incisures ne vont pas jusqu'au cylindre-axe, et qu'il en existe aussi d'incomplètes, ne constituant que des sortes d'échancrures dans la myéline. Ces échancrures seraient dues à des lames protoplasmiques plus petites, se détachant du protoplasma périphérique, sans atteindre la partie située autour du cylindre-axe.

Je ne vous donne pas toutes ces indications comme des faits démontrés. La question n'est pas étudiée depuis assez longtemps pour que l'on ait pu se faire à ce sujet une opinion fondée. C'est une simple hypothèse que j'énonce, et je ne voudrais pas affirmer que les incisures correspondent réellement à des lames protoplasmiques. Il est probable cependant qu'il en est ainsi, et, en tous cas, c'est la supposition la plus rationnelle que je puisse vous présenter.

Vous voyez que la comparaison du segment interannulaire avec la cellule adipeuse nous a permis de comprendre mieux la signification des différentes parties qui le constituent. Nous continuerons cette étude dans notre prochaine leçon, en nous occupant plus particulièrement du noyau du segment interannulaire et du cylindre-axe,

HUITIÈME LEÇON

(28 DÉCEMBRE 1876)

Tubes nerveux à myéline.

PROBLÈMES ET QUESTIONS. — *Nombre des noyaux que possède le segment interannulaire.* — Nerfs des raies et des torpilles. Dimension considérable de leurs segments. Coloration noire de leur cylindre-axe par l'acide osmique. — Double gaîne de leur tube nerveux. — Le segment interannulaire proprement dit ne possède qu'un noyau.
Continuité du cylindre-axe. — Conclusions à tirer de ce que les tubes nerveux à leur extrémité dépourvue de myéline ne présentent pas d'étranglements, pas plus que les fibres de Remak. — La potasse à 40 pour 100 ne révèle pas de soudure du cylindre-axe au niveau de l'étranglement.
Rôle des différentes parties constituantes du tube nerveux : La gaîne de Schwann maintient la myéline. — La myéline sert à protéger et peut-être à isoler le cylindre-axe. — L'étranglement annulaire et les incisures de Schmidt empêchent le déplacement de la myéline. — L'étranglement est la voie par laquelle le plasma nutritif arrive au cylindre-axe.
Le système des tubes nerveux à myéline est un appareil de perfectionnement spécial aux vertébrés supérieurs.

MESSIEURS,

Dans la dernière leçon, nous avons établi l'analogie du segment interannulaire avec la cellule adipeuse, et nous nous sommes rendu compte ainsi de la valeur morphologique de ses différentes parties. Il nous reste, pour être complet, à insister sur plusieurs points que nous n'avons pas examinés à fond et que nous devons discuter maintenant.

Le premier a trait au nombre des noyaux que possède le segment interannulaire.

Vous avez vu que, chez les mammifères et chez les batraciens, il n'existe qu'un seul noyau, situé à peu près à égale distance des deux étranglements. Il y a quelques années, en poursuivant sur les poissons les recherches que j'avais commencées sur d'autres animaux, j'ai été amené à étudier les tubes nerveux à myéline des plaques électriques de la torpille. Leur étude chez cet animal présentait pour moi un double avantage, leur grande dimension d'abord, et ensuite l'existence d'organes spéciaux, où leur terminaison pouvait être facile à reconnaître. Mais avant de m'occuper de cette terminaison, il m'était nécessaire de bien connaître les troncs nerveux des plagiostomes, et c'est pourquoi je les ai examinés chez différentes espèces de ces poissons.

J'ai employé dans ces recherches l'acide osmique qui est, comme vous avez pu en juger, un excellent réactif, et je suis arrivé à reconnaître sur ces nerfs plusieurs faits intéressants, que je dois vous indiquer, avant de vous parler de celui qui a trait à la question qui nous occupe.

Les segments interannulaires ont chez les raies et les torpilles une longueur beaucoup plus grande que chez les mammifères. Tandis que, chez ces derniers, ils mesurent en moyenne de trois quarts de millimètre à un millimètre et demi, on rencontre des segments de tubes nerveux de la raie qui ont jusqu'à six et sept millimètres de longueur.

Si donc les segments interannulaires représentent des cellules, ce sont, comme vous le voyez, des cellules d'une dimension colossale. Je vous ferai remarquer que même des

cellules d'un millimètre, comme celles que représentent les
segments interannulaires chez les mammifères, seraient
déjà d'une grandeur extraordinaire. La longueur des segments chez la raie est, du reste, en rapport avec la dimension des tubes nerveux, car cette dimension est telle, que
l'on peut, même à l'œil nu, y reconnaître les étranglements
annulaires.

En second lieu, tandis que, chez les mammifères et les
batraciens, les segments présentent à leurs extrémités des
renflements élégants, chez les raies et les torpilles ils se
terminent simplement par des cônes arrondis à leur sommet. L'étranglement lui-même n'est pas aussi marqué,
aussi nettement incolore que nous l'avons observé chez les
mammifères ; on dirait au premier abord qu'il est incomplet, car la coloration noire s'y poursuit sans interruption
d'un segment à l'autre. Une étude attentive montre que les
étranglements sont au contraire bien complets et que cette
apparence est due à une autre cause, à la coloration du cylindre-axe.

Lorsque les nerfs ont séjourné au moins vingt-quatre
heures dans l'acide osmique, la myéline, devenue cassante,
se brise au moment où l'on pratique la dissociation, et
les tubes nerveux isolés que l'on obtient présentent dans
leur intérieur cette myéline divisée en fragments plus ou
moins longs. Au niveau des parties claires qui séparent
ces fragments, on peut apercevoir le cylindre-axe dans l'intérieur de la gaîne de Schwann. On remarque alors qu'il
est complétement noir, tandis que, chez les mammifères et
les batraciens, il demeure incolore dans les mêmes conditions. C'est donc au cylindre-axe, coloré en noir par l'acide
osmique, qu'est due la petite bande noire qui passe d'un
segment à l'autre, et qui fait paraître au premier abord
les étranglements incomplets.

Les tubes nerveux des raies et des torpilles présentent encore une autre disposition qui pourrait vous tromper, et qui a en effet induit en erreur quelques observateurs. Lorsqu'on les examine au niveau de leurs étranglements annulaires, on voit que la gaîne qui les entoure ne se moule pas exactement sur l'étranglement, mais qu'elle se continue par-dessus en présentant seulement à ce niveau une légère dépression. Au premier abord, on est tenté de prendre cette gaîne pour la gaîne de Schwann, et d'en conclure qu'au lieu de se réfléchir sur l'étranglement, comme chez les mammifères, elle en est indépendante. Il n'en est pas ainsi. Cette apparence provient de ce que, chez les plagiostomes, les tubes nerveux possèdent une double enveloppe dans toute leur longueur, même lorsqu'ils font partie des faisceaux nerveux. Un tube nerveux isolé par dissociation d'un faisceau montre donc, outre la gaîne de Schwann, qui suit partout la myéline et dont le contour se confond avec celui de cette dernière, cette seconde enveloppe, nettement distincte sur toute sa longueur et qui n'est pas comprise dans l'étranglement. Chez les mammifères, cette seconde enveloppe n'existe, comme nous le verrons, sur les tubes nerveux, que lorsqu'ils ont quitté les faisceaux dont ils faisaient partie et qu'ils cheminent isolés.

Enfin un dernier fait spécial à ces nerfs, celui qui nous intéresse particulièrement pour la question que nous traitons en ce moment, c'est que le segment interannulaire, au lieu d'avoir un seul noyau à son milieu, en possède un nombre variable.

Ce fait m'a paru extraordinaire, et j'ai cherché à le faire rentrer dans la règle générale.

Je vous ferai remarquer d'abord que les deux membranes qui enveloppent chaque tube nerveux sont extrêmement minces, et que partout, excepté au niveau des étranglements, elles sont appliquées exactement l'une sur l'autre, de sorte qu'il est impossible de les distinguer. Il devient dès lors difficile de déterminer si les noyaux multiples que l'on observe dans le segment appartiennent à la gaîne de Schwann ou à la tunique externe. Mais, dans les organes électriques de la torpille, cette distinction est facile. En effet, la gaîne externe, au lieu de s'appliquer sur le tube nerveux, en reste au contraire distante, soit parce qu'elle est retenue par adhérence au tissu voisin, soit parce qu'il y a un liquide interposé entre elle et la gaîne de Schwann. Il est donc aisé de distinguer ce qui appartient à chacune des deux gaînes, et l'on arrive à se convaincre que, dans un segment interannulaire, la gaîne de Schwann ne possède qu'un seul noyau, tandis que les autres appartiennent à la gaîne externe. J'ai conclu par analogie qu'il devait en être de même pour les tubes des troncs nerveux. Les nerfs des plagiostomes ne font donc exception à la règle générale qu'en apparence, et un examen attentif montre que, chez les poissons comme chez les autres vertébrés, le segment interannulaire proprement dit ne contient qu'un seul noyau.

Dernièrement, Toel[1], un élève de Frey, dans un travail intéressant qu'il a publié sur les étranglements annulaires, a signalé l'existence de plusieurs noyaux dans les segments interannulaires des poissons. Les recherches de cet observateur ont porté sur le brochet seulement. Comme très-probablement il n'a pas eu connaissance des faits que j'avais communiqués à l'Académie des sciences au sujet des raies et des torpilles, il ne s'est pas demandé si les tubes nerveux des poissons possèdent une double gaîne, et de son observation il a conclu que, chez ces animaux, les noyaux que l'on observe

---

[1] Toel, Die Ranvier'schen Schnürringe markhaltiger Nervenfasern und ihr Verhältniss zu den Neurilemmkernen. — *Inaug. Dissertat.*, Zürich, 1875.

sur le tube nerveux dans la longueur d'un segment sont tous placés au-dessous de la membrane de Schwann. Dès lors, d'après lui, ce segment doit être assimilé à une cellule à noyaux multiples, comme il en existe du reste bien d'autres exemples dans l'organisme.

Me fondant sur mes recherches antérieures, j'étais conduit à penser qu'un seul de ces noyaux appartient au segment interannulaire proprement dit. Mais je devais examiner directement les nerfs du brochet, et c'est ce que j'ai fait récemment.

Chez ces animaux, comme chez les plagiostomes, j'ai reconnu sur les tubes nerveux l'existence de deux membranes d'enveloppe. Je dois dire cependant que, leurs étranglements annulaires n'étant pas étendus en longueur comme chez les raies et chez les torpilles, mais au contraire resserrés de manière à n'occuper qu'un espace fort étroit entre les extrémités des segments de myéline, il est difficile de reconnaître l'existence de la membrane externe. En outre, je n'ai pas pu déterminer exactement à laquelle des deux gaînes appartiennent les noyaux, et, pour établir que dans un segment ils appartiennent, à l'exception d'un seul, à la gaîne secondaire, je ne puis me fonder que sur l'analogie. Bien qu'il me soit impossible d'obtenir une certitude sur ce point, je n'en conserve pas moins la conviction que chaque segment est une cellule uninuclée. Du reste, quand bien même il existerait plusieurs noyaux dans le segment, il n'en serait pas moins comparable à une cellule adipeuse, et l'hypothèse que j'ai émise sur sa signification morphologique n'en serait pas modifiée.

Je passe à une autre question soulevée seulement dans ces temps derniers et au sujet de laquelle je vous ai déjà in-

diqué mon opinion. Le cylindre-axe est-il continu ou dis-
continu ? En d'autres termes, s'étend-il dans toute la longueur du tube nerveux sans interruption, ou est-il constitué
par plusieurs tronçons soudés bout à bout ? Vous comprenez
quelle importance a cette question, aussi bien au point de
vue de l'anatomie qu'à celui de la physiologie.

Il y a quelques mois, Engelmann[1], dans un travail sur
la dégénération du bout périphérique des nerfs sectionnés,
a soutenu l'opinion que le cylindre-axe est constitué par
autant de pièces qu'il y a de segments interannulaires, et
qu'elles sont soudées au niveau de chaque étranglement.
Il m'attribue une opinion semblable. Je n'ai jamais dit rien
d'analogue, et je crois que, *à priori*, on doit soutenir le
contraire. Plus tard, en étudiant le développement des tubes
nerveux, j'aurai l'occasion de vous montrer un certain nombre de faits absolument incompatibles avec la manière de
voir d'Engelmann.

Du reste, comme nous le verrons bientôt, il existe des
fibres nerveuses sans myéline qui possèdent évidemment
des cylindres-axes, et dans lesquelles les différents réactifs
que nous avons employés pour l'étude des tubes nerveux à
myéline ne démontrent rien qui soit comparable aux étranglements annulaires ; on ne saurait par conséquent y reconnaître des segments distincts.

Il convient même d'ajouter qu'à leur terminaison les tubes nerveux à moelle se dépouillent de leur gaîne médullaire,
et que, lorsqu'ils sont réduits à leur gaîne de Schwann
et à leur cylindre-axe, toute trace de segmentation a disparu.

On peut donc considérer comme démontré qu'il n'y a discontinuité du cylindre-axe dans aucune espèce de fibres nerveuses

---

[1] Engelmann, *Ueber Degeneration von Nervenfasern. Ein Beitrag zur Cel-
lularphysiologie*, Archiv. für die gesammte Physiologie, t. XIII, 1876, p. 414.

sans moelle, ni dans les fibres de Remak, ni dans les terminaisons périphériques des nerfs à myéline, ni enfin dans les tubes nerveux des nerfs en voie de développement, qui ne sont pas encore revêtus de leur gaîne médullaire. Mais il nous manque encore une preuve directe pour établir que, dans les tubes nerveux à myéline adultes et pourvus d'étranglements annulaires, le cylindre-axe n'est pas formé par des segments juxtaposés. Voici comment j'ai cherché à l'obtenir :

Parmi les réactifs employés dans les recherches histologiques, il en est un qui jouit de la propriété remarquable de dissocier les éléments, alors même qu'ils sont très-solidement soudés les uns avec les autres. Ce réactif consiste en une solution de potasse à 40 pour 100 (c'est-à-dire 40 parties de potasse caustique dissoutes dans 60 parties d'eau). Il y a déjà longtemps que Weismann s'en est servi pour isoler les cellules musculaires du cœur des batraciens, et plus tard celles du cœur des mammifères. Déjà auparavant, Moleschott l'avait employé pour séparer les cellules épithéliales.

Or, si les tubes nerveux sont constitués par des cylindres-axes soudés bout à bout, nous devons, en les traitant avec précaution par la solution concentrée de potasse, arriver à rompre cette soudure. Nous avons fait l'expérience à plusieurs reprises, soit en soumettant à l'action de la solution de potasse des nerfs dissociés, soit en dissociant un nerf après l'avoir laissé dans la solution pendant 20 à 30 minutes. Sous l'influence de ce réactif, les fibres nerveuses se brisent facilement, mais elles ne sont pas plus souvent rompues au niveau des étranglements que dans la continuité du segment, et l'on rencontre en grand nombre dans la préparation des étranglements annulaires dont la forme générale est conservée.

La seule modification importante que produise ce traitement est le ramollissement de la gaîne de Schwann. Vous vous souvenez qu'en vous parlant de l'action de l'eau sur les tubes nerveux, et en vous décrivant les fils et les boules de myéline qui s'échappent par leur extrémité sectionnée (p. 33), j'ai insisté sur ce fait qu'il ne se produit jamais de ces fils ni de ces boules sur la paroi latérale du tube, à moins que la gaîne de Schwann n'ait été déchirée par les aiguilles. Eh bien! après que la potasse a agi pendant un quart d'heure à une heure sur les tubes nerveux, la myéline s'échappe sous forme de fils et de boules par un grand nombre de points de la surface du tube, ce qui prouve qu'en ces points la membrane ramollie s'est rompue sous l'effort de la myéline gonflée qu'elle renferme.

J'ai terminé ce que j'avais à vous dire à propos de la signification morphologique du segment interannulaire, mais je dois vous soumettre encore quelques considérations relatives au rôle des différentes parties constituantes du tube nerveux.

La gaîne de Schwann a évidemment un rôle protecteur; elle sert à maintenir en place la myéline, qui, sans l'appui que cette membrane lui prête dans les nerfs du tronc et des membres, s'écoulerait lors des tiraillements, des allongements, des flexions que subissent les tubes nerveux par suite des mouvements. Si la myéline était simplement disposée autour du cylindre-axe, sans être contenue dans une enveloppe résistante, le nerf serait bientôt fort altéré.

Mais quel est le rôle de la gaîne de myéline elle-même? Elle a évidemment aussi un rôle protecteur; elle préserve le cylindre-axe des compressions. Comme elle est liquide ou presque liquide, les pressions qu'elle reçoit se transmettent dans tous les sens (*V*. p. 64) et se répartissent ainsi sur beaucoup de points, de sorte que l'action nocive qu'elles exercent sur le cylindre-axe en est beaucoup diminuée.

La myéline a peut-être encore un autre rôle; elle est probablement une enveloppe isolatrice. Vous savez que les fils électriques qui sont plongés dans un milieu conducteur doivent être isolés de ce milieu par une enveloppe non conductrice; c'est sur ce principe que repose la construction des câbles sous-marins. Il serait possible — certains faits autorisent à le croire — que la transmission des impressions sensitives ou motrices eût quelque analogie avec la transmission de l'électricité, et peut-être convient-il alors que chaque tube nerveux soit isolé pour que cette transmission soit plus efficace. Je ne dis pas, notez-le bien, que cette enveloppe isolante de myéline soit nécessaire à la transmission des impressions, puisque nous verrons au contraire, dans la prochaine leçon, que cette transmission se fait également par des fibres nerveuses sans myéline; néanmoins, je pense que cette isolation peut servir à la rendre plus parfaite.

Quant à la fonction physiologique de l'étranglement annulaire, il y aurait de nombreuses expériences à faire pour la déterminer, mais le temps nous a manqué. Je vous ai déjà dit, dans une de mes dernières leçons, que, si ces cloisons transversales n'existaient pas, rien n'empêcherait, dans un tube nerveux situé verticalement, la myéline de couler jusqu'à son extrémité inférieure, laissant le cylindre-axe plus ou moins nu dans les parties supérieures, tandis que, dans les parties déclives, elle exercerait sur lui une pression considérable. C'est donc là un premier rôle de l'étranglement: celui d'assurer une répartition plus égale de la myéline et d'empêcher les altérations qui résulteraient de son déplacement.

Il a encore un autre rôle, au moins aussi important. Lorsque nous avons traité les nerfs par le picrocarminate, vous avez vu que le cylindre-axe se colore au niveau des étranglements et dans les points où, accidentellement, il n'est plus entouré par la myéline et se trouve en contact direct avec la membrane de Schwann. La gaîne de myéline empêche donc la pénétration des matières colorantes jusqu'au cylindre-axe, puisque cette pénétration ne se fait que sur les points où elle ne l'enveloppe pas, soit par une disposition normale, soit par suite d'un hasard de préparation. De même, comme nous l'avons vu, le nitrate d'argent n'atteint et ne colore le cylindre-axe qu'au niveau des étranglements et dans les parties où, par suite d'un hasard de préparation, il n'est pas entouré par la myéline.

Ces observations nous permettent de conclure que la pénétration des matières cristalloïdes ou, si vous aimez mieux, des matières diffusibles nécessaires à la nutrition du cylindre-axe qui, comme on le sait et comme je vous le démontrerai, est la partie la plus importante du tube nerveux, ne pourrait se faire aisément s'il était entouré de myéline dans toute son étendue. Je ne voudrais pas soutenir cependant que la myéline soit absolument impénétrable; il est possible qu'après un temps plus long elle se laisse traverser, soit par les liquides que nous avons employés, soit par d'autres analogues, mais en tout cas la pénétration se fait beaucoup plus vite et beaucoup plus facilement au niveau des étranglements, et nous pouvons supposer, sans aller trop loin, que c'est par leur intermédiaire que se fait la nutrition du cylindre-axe.

Il nous reste à dire un mot des incisures de Schmidt. Elles ont probablement un rôle analogue en partie à celui de l'étranglement annulaire, c'est-à-dire qu'elles empêchent la myéline de se déplacer; mais à coup sûr il ne se fait pas à leur niveau une diffusion des liquides au dedans de la gaîne de myéline, du moins dans les conditions expérimentales où nous nous sommes placés. Nous n'avons jamais vu, en effet, le cylindre-axe coloré ni par le picrocarminate, ni par le nitrate d'argent, sur les points où les incisures aboutissaient à sa surface, excepté dans les cas où la myéline avait été rompue par suite des tiraillements auxquels elle avait été exposée pendant la dissociation.

J'ai encore à vous présenter une dernière considération, relative à la signification biologique et zoologique du tube nerveux à myéline.

Les tubes nerveux à myéline n'existent pas chez les invertébrés. Ils ne sont donc pas indispensables aux manifestations du système nerveux, puisqu'il y a beaucoup d'animaux qui possèdent toutes les fonctions nerveuses : sensibilité, motricité, nutritivité, et qui présentent des différenciations sensorielles importantes, sans avoir de tubes nerveux à myéline. Seulement ces animaux sont, comme nous disons, des animaux inférieurs, c'est-à-dire des invertébrés ou les derniers parmi les vertébrés.

Les tubes nerveux à myéline paraissent donc constituer un appareil de transmission perfectionné, spécial au système nerveux des vertébrés. Ceux-ci, en effet, possèdent, outre les tubes nerveux à myéline, les mêmes fibres nerveuses primordiales que l'on rencontre chez les autres animaux, les fibres nerveuses sans myéline. A mon avis, au lieu de diviser, à l'exemple de Bichat, le système nerveux en système de la vie animale et système de la vie organique, il serait plus conforme à l'anatomie générale et comparée de le diviser en système des tubes nerveux à myéline et système des tubes nerveux sans myéline.

Nous avons terminé ce qui concerne les premiers ; dans notre prochaine leçon, nous nous occuperons des fibres nerveuses sans myéline des vertébrés, ou fibres de Remak.

NEUVIÈME LEÇON

(9 JANVIER 1877)

Fibres de Remak.

Historique. — Valentin. — Kölliker. — M. Schultze. — Les fibres de Remak appartiennent surtout aux nerfs du système sympathique, mais elles existent dans tous les nerfs mixtes. — Il ne s'en trouve pas dans les nerfs des sens spéciaux. — *Étude histologique :* Coupes transversales du pneumogastrique. — Dissociation du nerf pneumogastrique frais ou après l'action de l'alcool au tiers. — Dissociation après l'action de l'acide osmique. — Dissociation dans l'acide osmique. — Action du nitrate d'argent. Il ne révèle ni étranglements, ni striation transversale. — Dissociation après le bichromate d'ammoniaque. Vacuoles. — Coupes transversales après l'action de l'acide chromique.

MESSIEURS,

Nous devons nous occuper aujourd'hui d'une espèce particulière de fibres que l'on rencontre dans les troncs nerveux, et que l'on appelle fibres de Remak, du nom de celui qui les a découvertes. On les nomme aussi tubes nerveux sans myéline ou fibres nerveuses sans moelle; elles diffèrent en effet des fibres que nous avons étudiées jusqu'ici par l'absence de matières grasses, au moins en quantité notable, dans leur intérieur.

Lorsque Remak[1], en 1838, annonça qu'il avait trouvé, dans le système sympathique, des fibres que l'on devait considérer comme des fibres nerveuses sans myéline, cette découverte souleva une vive opposition parmi les histologistes. Valentin[2] soutint que les éléments considérés par Remak comme des fibres nerveuses sont simplement des fibres de tissu conjonctif. D'après lui, les tubes nerveux à myéline sont entourés, dans l'intérieur des nerfs, d'une enveloppe de fibres connectives, dont les éléments ont été pris à tort par Remak pour des fibres nerveuses. La plupart des auteurs, à l'exception de Jean Müller et de Henle, se rangèrent à l'opinion de Valentin, et les faits découverts par Remak furent considérés pendant assez longtemps comme erronés.

Aujourd'hui les histologistes, à peu d'exceptions près, sont convaincus de l'existence des fibres sans myéline. Cependant Kölliker ne s'est pas encore entièrement rendu ; il adopte, pour ainsi dire, une opinion mixte. D'après lui, il y aurait dans les nerfs, outre les tubes nerveux à myéline, deux espèces de fibres que l'on pourrait être tenté de prendre pour des fibres sans myéline, les unes rectilignes, bien individualisées, parallèles à l'axe du nerf, les autres irrégulières et anastomosées entre elles par des branches transversales ou obliques, de manière à former un réseau[3].

Il admet que les premières seules sont réellement des fibres nerveuses, en se fondant sur leur analogie avec les tubes nerveux embryonnaires et avec les terminaisons dépourvues de moelle que les tubes nerveux à myéline présentent dans les organes[4].

---

[1] Remak, *Observationes anatomicae et microscopicae de systematis nervosi structura*, Berlin, 1838.

[2] Valentin, *Ueber die Scheiden der Ganglienkugeln und deren Fortsetzungen*, Müller's Arch., 1839, p. 139.

[3] Kölliker, *Traité d'Histologie*, 2ᵉ édit. française, p. 432 (2ᵉ alinéa).

[4] *Ibidem*, fig. 172.

Dès lors, il a été conduit à penser que dans les troncs nerveux eux-mêmes il existe des fibres de cette espèce, mais, je puis vous le dire d'avance, certainement il ne les a pas vues, car elles n'existent pas. Quant aux fibres de la seconde espèce, celles qui sont réticulées et anastomosées, et qui correspondent à la description de Remak, il nie énergiquement leur nature nerveuse. D'après lui, ces fibres appartiennent sans aucun doute au tissu conjonctif du nerf.

Pour émettre cette assertion, Kölliker devait nécessairement avoir une opinion faite sur le tissu conjonctif des nerfs. Cette opinion, partagée alors par presque tous les histologistes, s'était formée peu à peu par une série de déductions et sans observations directes. Voici quelques explications à ce sujet :

A l'époque où l'on croyait que les cellules du tissu conjonctif sont creuses, étoilées et anastomosées, Kölliker trouva dans les ganglions lymphatiques un tissu tout à fait spécial, un réseau de fibres extrêmement fines, formant des mailles, aux points de jonction desquelles il existe des noyaux. Il le nomma tissu cytogène, c'est-à-dire formé entièrement par des cellules. Ces résultats furent confirmés et étendus par les recherches de His et d'un certain nombre d'autres histologistes.

Or, comme, dans les nerfs étudiés sur des coupes transversales, les tubes nerveux limitent des figures anastomosées, on se laissa aller à considérer ces figures comme représentant du tissu conjonctif, et l'on admit dans ces organes un tissu conjonctif réticulé ou cytogène, analogue à celui des ganglions lymphatiques. Séduits par cette analogie, les histologistes, sans avoir isolé les éléments constitutifs du tissu conjonctif des nerfs, considérèrent comme démontré que ce tissu est composé uniquement par des cellules ramifiées et anastomosées. D'après Kölliker, les fibres anastomosées de Remak ne seraient autre chose que les prolongements des cellules connectives.

Il n'est pas difficile aujourd'hui de démontrer que Remak était dans le vrai et que Kölliker s'est trompé. Il suffit pour cela de connaître la constitution du tissu conjonctif des nerfs. Ce tissu, en effet, loin d'être un tissu réticulé comme on l'admettait, est simplement, ainsi que nous le verrons, du tissu conjonctif ordinaire, constitué par des cellules plates et des fibres connectives qui en sont indépendantes. Dès lors, il sera facile de vous faire reconnaître quelle différence il y a entre ces éléments et les fibres de Remak.

Avant d'aborder l'étude et la description de ces fibres, nous devons compléter en quelques mots l'exposé de leur histoire.

Max Schultze, dans l'article sur le système nerveux qu'il a publié dans le Manuel de Stricker[1], embrassant les éléments de ce système d'un point de vue élevé, fait rentrer dans le cadre qu'il en trace les fibres de Remak. Ce n'est pas le moment de vous parler de la place qu'il leur assigne dans ce cadre et du rôle qu'il leur suppose. Il me faudrait pour cela vous développer tout le système de Schultze, et je ne pourrai le faire complétement que lorsque nous aurons terminé l'étude du système nerveux périphérique. Je me bornerai, pour le moment, à vous signaler la forme qu'il leur attribue. Il n'en donne pas une description; mais dans les figures[2] qui accompagnent son mémoire, il les représente comme des cylindres réguliers continus munis de noyaux ovalaires. Les autres auteurs classiques, Henle, Frey, Leydig, les ont figurées d'une manière analogue·

---

[1] M. Schultze. *Ueber die Structurelemente des Nervensystems*, Handbuch der Lehre von den Geweben des Menschen und der Thiere, herausgegeben von S. Stricker. Leipzig, 1871, p. 134.

[2] *Ibidem,* fig. 22, p. 115.

Voici par exemple le dessin qu'en donne Frey dans la seconde édition française de son *Traité d'histologie* (fig. 303),
et qui est absolument semblable à la figure que Henle a
publiée il y a plus de 30 ans (Henle, *Anat. générale*, pl. IV,
fig. 6). Comme vous le voyez, pour tous ces auteurs, la
fibre de Remak est un cylindre continu, transparent, vaguement strié, dans l'intérieur duquel se montrent de nombreux noyaux. Cette description et ces dessins correspondent du reste à quelque chose de réel; mais avant d'en
faire la critique, il est nécessaire que nous procédions à
l'étude de la fibre de Remak.

Les fibres de Remak se trouvent surtout en grande abondance dans les nerfs du système de la vie organique, mais il
ne faudrait pas croire néanmoins qu'elles appartiennent exclusivement ou spécialement à ce système. On les rencontre
dans tous les nerfs mixtes, en nombre variable, suivant les
espèces animales et suivant les nerfs que l'on considère.

Elles n'existent pas dans les nerfs spéciaux, par exemple
dans le nerf optique. Les nerfs électriques de la torpille
n'en contiennent pas. Le nerf olfactif, dans toute la série
animale, est constitué, il est vrai, par des fibres nerveuses
sans myéline, mais ce sont des fibres toutes particulières,
pour lesquelles nous devrons donner une description spéciale qui sera mieux placée quand nous parlerons des terminaisons des nerfs dans les organes des sens.

Actuellement il nous suffit de savoir où l'on rencontre les
fibres de Remak, et notre description sera faite d'après celles
qui se trouvent dans les nerfs mixtes.

Les nerfs qui contiennent beaucoup de ces fibres sont d'un
aspect gris ou gélatineux. Ils présentent, d'une façon moins
marquée que les autres nerfs, une apparence nacrée dans

l'état de relâchement. Henle attribue cet aspect aux plis de la gaîne, mais il est dû ici, comme dans les nerfs que nous avons examinés auparavant, aux zigzags que forment les fibres dans son intérieur.

Les auteurs qui ont étudié les fibres de Remak ont choisi de préférence, pour sujet de leurs observations, les nerfs gris du sympathique ou de la rate. Nous avons déjà vu que les nerfs de la rate contiennent seulement quelques fibres nerveuses à myéline et nous avons fait ressortir l'avantage que l'on en peut tirer pour l'examen de ces dernières.

A propos de l'étude de ces nerfs, je dois vous donner une première indication pratique. Leur dissociation est beaucoup plus difficile que celle des autres nerfs ; lorsqu'on cherche à les séparer en faisceaux, on les déchire ou on les brise. Henle, qui a déjà signalé ce fait, l'attribue à la résistance de la gaîne qui les enveloppe, mais c'est là une erreur, et la difficulté tient à une autre cause. Remarquons d'abord que, comme ces nerfs se ramifient du côté de l'organe, il est aisé d'en séparer un segment qui se bifurque en forme d'Y. Saisissons avec des pinces les extrémités des deux faisceaux figurant les branches de l'Y et écartons-les de manière à déchirer la gaîne du tronc commun. Au lieu de se séparer, comme le sciatique de la grenouille, traité de la même façon, en deux filaments à peu près égaux, ce nerf se fend d'une manière irrégulière : l'un des faisceaux obtenus va en s'amincissant, comme il arrive lorsque l'on fend en deux un morceau de sapin qui n'est pas de droit fil.

Ce fait seul nous montre déjà que ce nerf n'est pas constitué par des fibres rectilignes situées parallèlement les unes à côté des autres, sans anastomoses.

L'examen au microscope justifie cette opinion; en effet, si ces fibres nerveuses sont observées après avoir été dissociées dans l'eau, on constate qu'elles ne sont pas réguliè-

rement disposées comme les fibres nerveuses à myéline, à
la manière des javelots dans un faisceau ; elles sont ramifiées et anastomosées, et forment un réseau dont les branches sont rapprochées, dont les travées sont inégales et qui
offrira plus de résistance à la déchirure dans un sens que
dans l'autre.

Lorsque les fibres de Remak sont en minorité dans un
nerf, comme par exemple dans les nerfs du tronc et des
membres, il est relativement facile de les isoler par la dissociation ; mais, lorsqu'elles en constituent la grande majorité,
cette opération devient beaucoup plus malaisée et ne se fait
bien que quand on connaît la constitution du nerf et que
l'on part de cette connaissance pour diriger les aiguilles et
pour exercer une traction convenable. Le pneumogastrique
est le nerf qu'il est le plus avantageux de choisir pour les
premières recherches, parce que la proportion des fibres
à moelle et des fibres de Remak y est telle que l'isolation
de ces dernières ne rencontre pas trop de difficultés.

Avant de procéder à la dissociation, il est utile d'avoir
des notions sur le rapport des deux espèces de fibres : pour
cela nous conseillons d'avoir recours à des coupes transversales. A cet effet, il suffit de soumettre le nerf à une macération 15 à 18 heures dans une solution d'acide osmique
à 1 pour 100, de le faire dégorger pendant quelques heures dans l'eau et de le plonger ensuite dans l'alcool ordinaire pendant 24 heures. Nous avons vu que, lorsque les
nerfs sont constitués surtout par des tubes nerveux à myéline, ce traitement ne suffit pas, et qu'il est nécessaire de
compléter le durcissement par la gomme et l'alcool pour
pouvoir pratiquer convenablement des coupes. Mais, pour
les faire sur le nerf pneumogastrique, cette dernière partie
de l'opération n'est pas nécessaire ; grâce au grand nombre
de fibres de Remak comprises entre les tubes à myéline,

la disposition relative des éléments est conservée, et il est possible de faire de bonnes coupes, sans avoir recours à la gomme.

Sur une coupe transversale bien réussie, le nerf pneumogastrique du chien présente un faisceau unique, divisé par des cloisons en plusieurs départements secondaires, dont chacun contient un certain nombre de tubes nerveux à myéline de différents diamètres et une grande quantité de fibres de Remak.

Cette première notion obtenue, revenons à l'isolation des fibres sans myéline. Nous pouvons à cet effet ou bien dissocier le nerf frais que nous colorerons ensuite par le picrocarminate, ou bien plonger d'abord le segment nerveux pendant quelques heures dans l'alcool au tiers, ou dans une solution d'acide picrique à 1 pour 200, puis le dissocier, le colorer au picrocarminate et l'examiner dans la glycérine.

Nous savons déjà que les fibres de Remak sont disposées en réseau ; par conséquent, si nous pratiquons la dissociation comme nous l'avons fait pour les tubes nerveux à myéline, nous romprons les branches anastomotiques, et nous n'observerons plus que des fragments de fibres isolés. Pour les obtenir dans leur ensemble, il est donc indispensable d'agir avec ménagement, et dans ce but le meilleur moyen consiste à appliquer les aiguilles en un point du nerf et à les écarter doucement, de manière à former en ce point une espèce de fenêtre; celle-ci sera traversée par les fibres de Remak, entre-croisées en différents sens et formant une sorte de treillis.

En faisant alors une observation attentive, nous reconnaîtrons très-nettement que ces fibres sont anastomosées les unes avec les autres. Les mailles du réseau qu'elles constituent ainsi, bien qu'assez irrégulières, ont toujours leur grand diamètre parallèle à l'axe du nerf. Ces mailles, très-étroites et très-allongées à l'état normal, ont été élargies dans le sens transversal par le procédé de dissociation que nous avons employé, de manière à nous permettre de bien les distinguer.

Les travées que forment les fibres de Remak sont d'une épaisseur très-inégale ; tantôt elles sont extrêmement minces, tantôt elles ont le diamètre d'un tube nerveux à myéline de volume moyen ; elles présentent aussi toutes les dimensions intermédiaires.

Sur ces travées on distingue des noyaux. Ceux-ci se présentent généralement de profil et paraissent alors simplement appliqués à leur surface. Quelquefois ils se voient au milieu de la travée et de face. D'autres fois enfin, tout en se montrant de profil, ils semblent occuper l'intérieur de la travée. Cette apparence provient de ce qu'ils sont placés dans l'interstice de deux fibres accolées qui la constituent.

Leur disposition n'a rien de régulier, et la distance qui les sépare est très-variable ; tantôt on observe des fibres qui en sont dépourvues sur une assez grande longueur, tantôt au contraire ils sont très-rapprochés les uns des autres.

Dissociées après macération du nerf dans l'acide picrique et colorées par le picrocarminate, ces fibres montrent des stries longitudinales granuleuses irrégulières et peu nettes ; elles présentent une teinte jaune orangé, tandis que les fibres du tissu conjonctif, que l'on observe à côté d'elles, sont à peu près incolores.

Si, après avoir enlevé l'excès de la matière colorante, nous traitons par l'acide acétique ou si, comme on le faisait autrefois, nous ajoutons ce même réactif sur des fibres de Remak dissociées dans l'eau, nous les voyons se gonfler, devenir transparentes, et, lorsqu'elles sont juxtaposées, former par leur réunion des rubans clairs parsemés de noyaux,

semblables à ceux qui ont été figurés par Henle. Chacun de
ces rubans ne représente donc pas une fibre de Remak,
comme semblent le croire la plupart des auteurs qui, depuis Henle, ont écrit sur ce sujet, mais un certain nombre
de ces fibres, groupées en faisceaux et appliquées les unes sur
les autres lorsqu'elles ont été gonflées par l'acide acétique.

La méthode simple que nous venons d'indiquer suffit
pour démontrer que les fibres de Remak ont une disposition
à la fois réticulée et fasciculée. A l'aide des procédés dont je
vais vous entretenir, nous pourrons encore mieux reconnaître cette disposition, et en même temps acquérir des notions
nouvelles sur leur structure.

Étudions maintenant les fibres de Remak au moyen de
l'acide osmique, et d'abord dissocions les nerfs qui en contiennent, après qu'ils auront séjourné un temps convenable
dans une solution de ce réactif à 1 pour 200.

Le premier fait que nous constaterons, c'est que les fibres
de Remak demeurent incolores, tandis que des tubes nerveux
à myéline, même d'un diamètre plus petit, présentent la
coloration noire que nous connaissons. Nous devons en conclure que ces fibres ne possèdent pas de myéline, ou que, si
elles en contiennent, elle n'y est pas en quantité suffisante
pour donner lieu à la coloration caractéristique par l'osmium.

Un procédé encore meilleur pour l'analyse des éléments
qui nous occupent est celui que nous avons employé pour
l'étude des fibres nerveuses à myéline, la dissociation du
nerf frais dans l'acide osmique. On réalise par ce moyen un
double avantage : d'une part, les fibres nerveuses sont saisies
par le réactif dans toute leur étendue à l'état absolument
frais, avant qu'il ait pu se produire aucune altération anatomique ; d'autre part, comme il suffit que l'acide osmique
agisse pendant un temps très-court, il est possible ensuite
de colorer les éléments par le carmin.

Si nous traitons par ce procédé le pneumogastrique du chien et que nous soumettions ensuite, pendant 24 heures, les fibres dissociées à l'action du picrocarminate, elles se montreront à nous avec un aspect si net qu'il ne nous restera plus aucun doute sur les différents détails de structure dont nous avons parlé.

Nous y reconnaîtrons d'abord une striation longitudinale bien marquée, de telle sorte que ces fibres paraissent formées par une série de petits bâtonnets juxtaposés.

Les noyaux avec leurs nucléoles et la masse protoplasmique qui les entoure sont parfaitement nets, et l'on peut s'assurer ici, encore mieux qu'avec le procédé indiqué précédemment, qu'ils sont toujours appliqués à la surface des fibres. Quand ils paraissent être dans leur intérieur, c'est qu'ils sont en des points où deux fibres de Remak viennent de s'unir ou sont près de se séparer, de telle sorte que le noyau, situé au milieu d'une travée composée de deux fibres, appartient en réalité à l'une d'entre elles, à la surface de laquelle il est appliqué (fig. 6, Pl. II).

Après l'action de l'acide osmique et lorsqu'elles ont séjourné seulement 24 heures dans le picrocarminate, les fibres de Remak ont une coloration faible, qui suffit cependant à les distinguer des fibres du tissu conjonctif. Si l'on veut obtenir une coloration plus forte, il faut, après la dissociation dans l'acide osmique, traiter les fibres par le rouge d'aniline et pratiquer l'examen dans la glycérine. Cette observation suffit à dissiper tous les doutes que l'on pourrait conserver sur la différence entre les fibres de Remak et les faisceaux connectifs. Les premières sont fortement colorées en rouge, tandis que les derniers demeurent incolores. Il importe cependant de faire remarquer que, pour obtenir cette élection, la solution de rouge d'aniline ne doit pas être trop concentrée et ne doit pas agir trop longtemps. En effet, les matières colorantes et particulièrement les couleurs d'aniline colorent tous les tissus et tous les éléments de l'organisme; mais elles les colorent plus ou moins rapidement et d'une façon plus ou moins intense. Il y a donc un moment où la différence de coloration est à son maximum, et c'est ce moment qu'il faut choisir pour faire une bonne observation.

D'après ce que je vous ai dit de l'action du nitrate d'argent sur les fibres nerveuses à myéline, vous comprenez facilement combien il était important d'étudier à l'aide de ce réactif les fibres de Remak. En effet, d'une part, il pouvait nous montrer des cloisons transversales analogues aux étranglements annulaires, de l'autre il pouvait déceler sur les fibres des stries transversales alternatives, semblables à celles que Frommann a découvertes sur le cylindre-axe.

Dans ce but j'ai fait des recherches sur un grand nombre de nerfs, et tout récemment encore je les ai reprises, mais sans aucun succès. Les fibres de Remak qui ont subi l'action du nitrate d'argent sont colorées d'une manière vague en brun noirâtre, et jamais je n'ai pu y voir ni l'indice d'une soudure de deux éléments cellulaires, ni des stries transversales. Je ne considère cependant pas la question comme définitivement jugée. Peut-être y aurait-il une manière particulière d'employer le nitrate d'argent qui donnerait de meilleurs résultats, ou peut-être aussi réussirait-on, en employant d'autres sels d'argent, par exemple des sels organiques. Je dois dire toutefois que j'ai aussi essayé le lactate d'argent, et qu'il ne [m'a donné que des résultats négatifs.

Je passe à un autre réactif qui nous conduira à une observation intéressante : le bichromate d'ammoniaque en solution à 2 pour 100. Lorsque les nerfs ont séjourné pendant plusieurs mois dans cette solution, ils acquièrent, comme nous l'avons vu, une consistance notable, suffisante même pour les coupes. Cependant, cette consistance n'est pas si grande que les tubes nerveux soient soudés les uns aux autres et qu'il soit impossible de les séparer. Au contraire, quand la gaîne du faisceau nerveux est fendue, il est facile d'en dégager le contenu dans l'eau et de le dissocier. On peut ensuite colorer les fibres nerveuses soit avec le carmin, soit avec les autres matières colorantes. Celles que vous pourrez observer ici et dont je vais vous parler maintenant ont été colorées par le picrocarminate et conservées dans la glycérine.

Sur ces préparations, les fibres de Remak se montrent avec un caractère tout spécial et qui permet de les distinguer absolument des fibres connectives. Il s'y manifeste quelque chose d'analogue à ce que l'on désigne, pour les dernières terminaisons nerveuses, sous le nom de varicosités. Portons notre attention sur une grosse fibre de Remak munie de noyaux ; nous pourrons reconnaître qu'elle est composée de plusieurs fibres de petite dimension, tantôt soudées les unes aux autres, tantôt séparées sur une certaine longueur, et se confondant ensuite de nouveau. Leurs différents noyaux, grâce à la couleur rouge qu'ils ont prise par l'action du picrocarminate, sont parfaitement distincts. Dans chacune des fibres élémentaires, il se montre un très-grand nombre de vacuoles arrondies ou ovalaires, incolores, et caractérisées, comme toutes les vacuoles, par une réfringence moindre que celle du milieu dans lequel elles se sont produites. Aussi deviennent-elles obscures quand on éloigne l'objectif. Elles se sont formées dans l'intérieur même des fibres, qui ont été élargies à leur niveau, tandis qu'ailleurs elles sont restées minces et sont devenues ainsi moniliformes.

Les fibres connectives au contraire ont conservé l'aspect

qu'elles ont à l'état normal, celui de filaments soyeux légèrement ondulés. Vous voyez qu'il nous suffirait du bichromate d'ammoniaque pour établir une distinction complète
entre les fibres de Remak et les fibres du tissu conjonctif.
J'ajouterai qu'après l'action de ce réactif, il est également
facile de reconnaître le réseau que ces fibres forment en
s'anastomosant.

Je vous ai dit que le bichromate d'ammoniaque durcit suffisamment les nerfs pour permettre d'en faire des coupes;
mais ce résultat est mieux obtenu par l'action de l'acide
chromique, après laquelle la consistance de la pièce est
meilleure. Voici la méthode qu'il faut suivre : le nerf sciatique ou le nerf pneumogastrique d'un chien ou d'un lapin est
placé à l'état d'extension dans une solution d'acide chromique à 2 pour 1000 pendant huit jours. Puis, après l'avoir
fait séjourner pendant quelques heures dans l'eau pour enlever l'excès d'acide chromique, on le plonge dans l'alcool
fort. Le durcissement du nerf se complète, et l'on peut ensuite y pratiquer des sections transversales extrêmement
minces. Les préparations seront colorées par le carmin
neutre, le carmin ammoniacal ou par le picrocarminate
(voy. p. 80).

Nous avons fait suivant cette méthode des coupes transversales du nerf sciatique et du nerf pneumogastrique du
chien, que nous soumettons à votre observation. Vous pourrez reconnaître d'abord que le pneumogastrique forme un
seul faisceau nerveux, tandis que le sciatique en contient
plusieurs. Sur ces deux nerfs, au dedans de la gaîne du
faisceau et entre les tubes nerveux à myéline dont nous
avons parlé dans une de nos précédentes leçons (p. 81), se
trouvent de petits îlots rouges, granuleux, irréguliers, qui
correspondent à la coupe transversale des fibres de Remak.
Mais, tandis que dans le sciatique ces îlots sont rares et de

peu d'étendue, dans le pneumogastrique, au contraire, ils ont une beaucoup plus grande importance, et occupent la plus grande partie de la surface de la coupe. En outre, vous remarquerez dans ce dernier nerf, immédiatement au-dessous de la gaîne, un îlot allongé, parfaitement distinct du reste. Cet îlot représente la section du nerf sympathique qui, ainsi que vous le savez, est, chez le chien, uni intimement au pneumogastrique.

Sur les coupes très-fines et bien réussies du pneumogastrique et du sciatique du chien, en observant avec un fort grossissement, vous pourrez reconnaître, dans les îlots rouges qui correspondent aux fibres sans moelle, une série de cercles très-petits, serrés les uns contre les autres. Ces cercles représentent la section transversale des fibrilles constitutives des fibres de Remak.

Ainsi se trouve confirmée l'observation que nous avons faite de la structure fibrillaire de ces éléments, en les examinant suivant leur longueur après les avoir dissociés dans une solution d'acide osmique.

DIXIÈME LEÇON

(11 JANVIER 1877)

Fibres de Remak. — Tissu conjonctif des nerfs.

FIBRES DE REMAK. — *Résumé général.* — Caractères par lesquels ces fibres se distinguent des fibres connectives : Striation. Adhérence des noyaux qui font corps avec elles. Coloration par le picrocarminate. Anastomoses. Vacuolisation après le bichromate d'ammoniaque. — Leur disposition en faisceaux anastomosés. — Leur constitution par des fibrilles. — Distribution inégale des noyaux.
Problèmes qui restent à résoudre à propos de ces fibres. — Les fibrilles sont-elles des cylindres-axes nus? — Le protoplasma et le noyau sont-ils entourés d'une membrane analogue à la membrane de Schwann? — Quelle est l'extension de la couche protoplasmique? — Hypothèse : Les fibrilles sont logées dans une masse protoplasmique commune.
Les fibres de Remak ne sont pas des fibres à myéline arrêtées dans leur développement. — Elles constituent un système à part, lié chez les animaux supérieurs à la vie organique. — La distinction de Bichat entre le système nerveux de la vie animale et celui de la vie organique doit être remplacée par la distinction entre le système des fibres à myéline et celui des fibres sans myéline.
TISSU CONJONCTIF DES NERFS. — Névrilème. — Perinèvre de Robin. — Endonèvre et épinèvre d'Axel Key et Retzius. — Inutilité de ces dénominations. — Le faisceau nerveux est l'individualité organique du nerf. Il est enveloppé d'une gaine analogue aux capsules des organes. — Première observation microscopique exacte sur la gaine des nerfs. Henle. Gaine des petits nerfs. — Nerfs composés d'un seul tube nerveux et possédant une gaine. — Observation de cette gaine à l'état vivant; sur les nerfs examinés dans l'eau; après l'action de l'acide osmique. — Nerfs thoraciques du rat. — Nerfs du sac lymphatique dorsal de la grenouille.

MESSIEURS,

Dans la dernière leçon, nous avons étudié les fibres de Remak à l'aide de différents réactifs; nous devons aujourd'hui vous rappeler les résultats que nous avons obtenus et résumer les connaissances que nous avons acquises.

Nous avons appris que, dans tous les nerfs mixtes, il existe un nombre variable de fibres sans moelle. Dans les nerfs organiques, c'est-à-dire dans les nerfs qui vont se rendre aux organes viscéraux, ces fibres sont en nombre plus considérable que dans le système nerveux de la vie animale.

Nous avons vu que les fibres de Remak diffèrent essentiellement des fibres du tissu conjonctif. Les unes et les autres présentent une striation longitudinale, mais elle est tout autre dans les fibres de Remak que dans les fibres connectives. Tandis que ces dernières sont formées par des filaments fins, souples, se déplaçant les uns sur les autres et donnant l'aspect d'un écheveau de soie ou d'un paquet de cheveux ondulés, les fibres de Remak paraissent granuleuses après l'action de certains réactifs, tandis que dans d'autres elles semblent constituées par des bâtonnets reliés entre eux. Elles ont à leur surface des noyaux qui ne se détachent pas par la dissociation et qui sont enveloppés d'un protoplasma faisant partie intégrante de la fibre, tandis que les cellules qui accompagnent les faisceaux connectifs, simplement appliquées sur eux, en sont toujours distinctes.

Elles se colorent en jaune orangé par le picrocarminate, soit à l'état frais, soit après l'action d'un réactif fixateur, tandis que les fibres connectives demeurent incolores, excepté cependant après l'action de l'acide chromique et des bichromates alcalins. Par la macération dans le bichromate d'ammoniaque, elles éprouvent une vacuolisation qui ne se manifeste jamais dans les fibres connectives. Enfin, elles diffèrent de ces dernières par leurs anastomoses et le réticulum qu'elles forment. Ce caractère, qui avait porté Kölliker à croire à leur nature conjonctive, est précisément celui qui les fait différer nettement des fibres connectives des nerfs. En effet, dans les nerfs, les fibres connectives ne s'anastomosent jamais, et vont en droite ligne au milieu des éléments nerveux, sans qu'il soit possible d'observer leurs extrémités.

Les fibres de Remak sont groupées en faisceaux d'un diamètre variable, formés par des fibres anastomosées. Les faisceaux eux-mêmes s'anastomosent en échangeant entre eux des fibres obliques. Les réseaux que forment soit les fibres, soit les faisceaux, ont toujours des mailles allongées dans la direction de l'axe du nerf.

A l'aide des différents réactifs, mais surtout par l'action de l'acide osmique suivie de l'application des matières colorantes, nous avons pu reconnaître que la striation longitudinale est due à des fibrilles ; cette opinion a été confirmée par l'observation de leur section sur des coupes transversales.

Nous avons attiré spécialement votre attention sur la distribution des noyaux, sur leur situation superficielle et sur le protoplasma granuleux qui les entoure. Certains noyaux nous ont paru faire exception à la règle, et être situés dans l'intérieur d'une fibre. Mais, en les examinant attentivement, nous avons reconnu qu'ils se trouvent en réalité tantôt entre deux fibres accolées, tantôt dans une maille du réseau plus petite que les autres et qu'ils remplissent totalement.

Voilà les faits positifs que nous avons acquis relativement à la constitution des fibres de Remak. Arrivons maintenant aux problèmes que nous devons soulever et aux hypothèses que nous pourrons formuler à leur sujet.

Une première question qui se présente a trait à leur constitution fibrillaire. Il est probable et même à peu près certain que les fibrilles dont nous avons reconnu l'existence correspondent à des cylindres-axes. Mais cette notion ne nous suffit pas, et, poussant plus loin l'analyse, nous devons nous demander si ces cylindres-axes juxtaposés sont absolument nus ou s'ils sont revêtus d'une enveloppe. Je ne connais pas de méthode qui puisse nous renseigner exactement sur ce point, et les éléments dont il s'agit sont si fins et si délicats qu'il est bien difficile de se prononcer dans un sens ou dans l'autre. Je dois donc laisser cette question provisoirement sans réponse ; j'y reviendrai tout à l'heure lorsque je formulerai une hypothèse sur la constitution morphologique de la fibre de Remak.

Une seconde question a trait au rapport des fibrilles constitutives d'une fibre de Remak les unes avec les autres. Ces fibrilles sont-elles simplement placées les unes à côté des autres comme des javelots dans un faisceau, ou bien sont-elles réunies les unes aux autres par une substance cimentante ?

Cette question se confond avec celle qui a trait au noyau et au protoplasma, comme nous allons le voir. Nous avons déjà cherché à reconnaître si le noyau situé à la surface de la fibre de Remak est libre ou s'il est maintenu par une membrane enveloppante. Il nous a été impossible, vous vous le rappelez, de remarquer au-dessus de lui aucun contour qui correspondît à une membrane analogue à la gaîne de Schwann. Il se pourrait, à la vérité, qu'il existât une membrane et qu'elle fût assez fine, d'une réfringence assez rapprochée de celle de son milieu, pour échapper absolument à notre observation. Je vous dirai cependant que *a priori* je ne le crois pas. En effet, si elle existait, cette membrane serait l'enveloppe d'une cellule, et, si les fibres de Remak étaient entourées de segments cellulaires revêtus de membranes, analogues aux segments interannulaires des tubes à myéline, le nitrate d'argent devrait en déceler les soudures et les indiquer par un trait noir. Or il n'en est rien. Nous sommes donc en droit de dire que le protoplasma cellulaire est à nu ou limité seulement par une petite couche condensée, en d'autres termes que la fibre de Remak ne possède pas de membrane proprement dite.

Cette absence de toute trace de soudure nous autorise même à ajouter que les noyaux n'appartiennent pas à autant de cellules distinctes, et que nous avons affaire ici à une masse cellulaire à plusieurs noyaux, analogue aux cellules à noyaux multiples qui se rencontrent dans d'autres tissus.

Enfin, dernier problème : quelle est l'extension de ces couches protoplasmiques disposées autour des noyaux? Sont-elles étendues sur toute la fibre à la manière d'un vernis, ou au contraire pénètrent-elles dans son épaisseur?

L'observation dont il s'agit est très-délicate, et, soit parce que nous ne disposons pas de grossissements suffisants, soit parce que, le sujet n'ayant pas encore été assez travaillé, nous ne possédons pas une bonne méthode, il est impossible d'arriver à un résultat décisif sur ce point. Cependant, nous ferons remarquer que, dans les meilleures préparations, les petits cercles qui, sur les coupes transversales, correspondent aux sections des fibrilles, semblent bien réellement noyés dans une substance cimentante.

Nous réunirons notre manière de voir sur cette question et sur les autres problèmes que nous venons de soulever dans l'hypothèse que nous allons formuler au sujet des fibres de Remak. D'après cette hypothèse, les fibres de Remak seraient constituées par des masses protoplasmiques allongées, dont les noyaux auraient été refoulés à la périphérie et au sein même desquelles seraient logées les fibrilles.

Il me reste à vous indiquer quelques considérations qui ont trait à la signification morphologique et physiologique des fibres de Remak.

Jusque dans ces derniers temps on admettait, et l'on admet même encore aujourd'hui généralement, que la fibre de Remak est une fibre nerveuse à myéline arrêtée dans son développement et restée à l'état embryonnaire. D'après ce que je vous ai dit, cette opinion n'est plus soutenable. Nous savons en effet que la fibre nerveuse à myéline est un cylindre continu, sans anastomoses, se bifurquant à ses extrémités, et peut-être, mais rarement, dans l'intérieur des troncs nerveux. Elle est donc essentiellement différente de la fibre de Remak, et cette dernière ne peut pas être considérée comme en représentant la forme embryonnaire.

Les fibres de Remak constituent un système à part, destiné surtout à la vie organique. Cependant elles ne sont pas exclusivement chargées de pourvoir à l'innervation des organes viscéraux, car les nerfs qui se rendent à ces organes possèdent aussi un certain nombre de fibres à myéline. Nous en avons vu un exemple dans les nerfs de la rate.

Il est probable que ces fibres à myéline servent à rattacher les organes individualisés au système nerveux central, tandis que les fibres de Remak établissent leurs relations avec le système nerveux sympathique.

Je ne suis pas convaincu cependant que toutes les fibres à myéline soient d'origine cérébrospinale, et je crois qu'il peut y avoir des fibres nerveuses absolument organiques, c'est-à-dire allant du sympathique aux organes viscéraux et qui possèdent cependant de la myéline.

Voici comment je comprendrais qu'elles puissent se former :

On conçoit fort bien que les fibres nerveuses à myéline, venant du centre cérébrospinal et qui se trouvent dans les nerfs destinés aux organes viscéraux, agissent par influence sur les fibres de Remak au milieu desquelles elles sont plongées, de manière à faire prendre peu à peu à certaines d'entre elles le caractère de fibres nerveuses à myéline. Cette influence morphologique des fibres les unes sur les autres est incontestable; j'aurai l'occasion de vous en citer des exemples lorsque nous parlerons du tissu des cicatrices.

Une seconde considération à l'aide de laquelle nous comprendrons mieux encore la possibilité de cette transformation est la suivante : nous savons que les invertébrés ne possèdent que des fibres sans myéline, qui servent également à toutes les fonctions. Les fibres nerveuses à myéline, qui n'existent que chez les vertébrés, sont donc le résultat d'un progrès, d'un développement, d'une différenciation continuée. Si un organisme tout entier arrive, par suite du progrès de la différenciation, à être pourvu de fibres à myéline, pourquoi un système organique ne franchirait-il pas à son tour cette même limite entre les deux ordres de fibres, et n'arriverait-il pas, lui aussi, à posséder des fibres à myéline?

Vous voyez qu'il n'est plus possible, en se plaçant au point de vue spécial des connaissances histologiques actuelles, de distinguer des nerfs de la vie organique et des nerfs de la vie animale, puisque ces deux ordres de nerfs contiennent en proportions variées des fibres à myéline et des fibres de Remak. D'après les dernières considérations que nous venons d'exposer, il est même possible que des fibres à myéline soient purement organiques.

La classification de Bichat, qui distinguait un système nerveux de la vie organique et un système nerveux de la vie animale, ne peut donc plus être admise aujourd'hui par les histologistes, ni pour les nerfs, puisque la plupart d'entre eux contiennent en proportions variées des fibres des deux espèces, ni même, comme nous venons de le voir, pour les fibres nerveuses. Nous devrons désormais nous abstenir dans ce domaine de toute classification physiologique, et nous en tenir à la classification simplement morphologique que nous avons adoptée, en distinguant les fibres, suivant leur forme, en fibres nerveuses à myéline et fibres de Remak.

TISSU CONJONCTIF DES NERFS.

Je passe à un autre chapitre, celui dans lequel je dois m'occuper du tissu conjonctif et des vaisseaux des nerfs.

Je commencerai par le tissu conjonctif.

Le tissu conjonctif des nerfs a été décrit au siècle dernier et est décrit aujourd'hui encore sous le nom de névrilème, de même que le tissu connectif des muscles est décrit sous le nom de périmysium. Vous savez que le périmysium a été divisé, suivant sa situation par rapport au muscle tout entier, en périmysium externe et périmysium interne. Cette distinction n'a pas été faite d'une manière aussi nette pour les nerfs, et cependant, pour être logique, il faudrait aussi distinguer un névrilème externe, celui qui enveloppe le nerf, et un névrilemme interne, celui qui pénètre dans son intérieur.

Ces noms sont du reste inutiles, ou plutôt ils sont nuisibles, car ils jettent le débutant dans l'embarras, parce qu'ils s'appliquent à des objets mal définis et encore plus mal limités. Puisqu'il s'agit du tissu conjonctif des nerfs et du tissu conjonctif des muscles, disons tout simplement : tissu conjonctif des nerfs, tissu conjonctif des muscles.

On a même introduit d'autres noms qui ne servent qu'à augmenter la confusion. C'est ainsi que M. Robin a pris le mot périnèvre pour désigner la gaîne d'un faisceau nerveux; Ayel Key et Retzius y ont ajouté les noms d'endonèvre pour le tissu qui pénètre dans un faisceau et d'épinèvre pour celui qui se trouve entre les différents faisceaux.

Si l'on voulait donner de la même façon des noms au tissu conjonctif des autres organes, on arriverait à créer une série de termes dont on serait fort embarrassé. Ainsi, dans l'anatomie de la rate, on devrait dire périsplène pour désigner la capsule fibreuse, endosplène pour le tissu conjonctif qui est dans l'intérieur de l'organe, épisplène pour les fibres qui relient la capsule au péritoine et aux organes voisins. De même pour le foie, nous aurions le périhépate, l'endhépate, l'épihépate. Il n'y aurait aucune raison de ne pas continuer ainsi pour les autres organes du corps.

Je laisserai donc, une fois pour toutes, cette terminologie de côté, de même que, dans la description des muscles, j'ai évité d'employer le mot périmysium. Il n'est pas nécessaire de se servir de tous ces mots pour désigner le tissu connectif, qui affecte dans les nerfs une disposition tout à fait analogue à celle que nous lui connaissons dans beaucoup d'autres organes.

Nous trouvons en effet qu'il y a dans les nerfs des parties qui sont enveloppées d'une capsule ; en second lieu, il entre du tissu conjonctif à l'intérieur de ces parties capsulées; enfin, ces différentes parties capsulées sont elles-mêmes réunies entre elles par du tissu conjonctif. Par ces parties capsulées, j'entends, vous le comprenez bien, les faisceaux nerveux.

Si nous considérons par exemple un nerf composé d'un seul faisceau, comme le pneumogastrique du chien, nous reconnaissons qu'il est enveloppé d'une gaîne spéciale, sorte de capsule très-allongée ; cette gaîne, du reste, n'est pas isolée, elle est unie aux organes voisins par du tissu conjonctif lâche, et, de plus, elle envoie des cloisons à l'intérieur du nerf.

Choisissons maintenant un nerf plus complexe, le sciatique, par exemple. Ce nerf est composé de plusieurs faisceaux, qui possèdent chacun une gaîne spéciale, de la face profonde de laquelle partent des cloisons qui pénètrent dans son intérieur. Nous reconnaissons également que les différentes gaînes sont reliées entre elles par du tissu connectif.

Ce fait n'avait pas échappé, du reste, aux auteurs anciens, mais la première notion exacte que nous ayons sur la structure de la gaîne des nerfs nous a été fournie par Henle. Dans son anatomie générale, cet auteur consacre au névrilème une page de description. Autour des faisceaux volumineux, il admet un tissu cellulaire formé de fibres ou de membranes qu'il est assez embarrassé de décrire nettement :

« Le tissu cellulaire du névrilème a tous les caractères du tissu fibreux. Mais les cloisons tendues entre les faisceaux se composent de fibres ou de membranes ayant plus d'analogie avec les formes que le tissu cellulaire parcourt pendant son développement, ou représentant des transitions entre lui et les épithéliums. On rencontre encore assez fréquemment de véritables fibrilles de tissu cellulaire : mais elles ne sont pas aussi manifestement parallèles les unes aux autres et rangées en faisceaux. Elles sont plus isolées et entrelacées ensemble. Entre elles passent des fibres qui se distinguent par des renflements oblongs, obscurs, des résidus des cytoblastes aux dépens desquels ces fibres se sont produites. »

Mais quand il arrive aux petits nerfs que l'on peut examiner sans dilacération, il donne sur les gaînes qui les entourent des détails parfaitement exacts ; il les représente comme : « des tubes membraneux, dépourvus de structure, hyalins ou faiblement granulés, à la surface desquels se voient des noyaux de cellules étirés en long. J'ai vu de ces tubes, ajoute-t-il, qui ne renfermaient que deux fibres primitives[1] ».

Aujourd'hui nous pouvons aller plus loin que Henle, parce que nous possédons de meilleurs instruments et que nos méthodes ont été perfectionnées. Nous pouvons vous

[1] Henle. Anatomie générale. *Encyclop. anat.*, traduct. française, 1843, t. VII, p. 164.

montrer sous un de ces microscopes des nerfs composés d'un
seul tube nerveux qui possèdent une membrane enveloppante ; j'appellerai cette membrane, gaîne de Henle, du
nom de l'auteur qui l'a découverte.

Si nous examinons par exemple un nerf musculaire, soit
chez la grenouille, soit chez un mammifère, soit plutôt
chez le lézard qui convient le mieux pour ces observations,
nous pourrons reconnaître, en le suivant vers sa terminaison, qu'il finit par se diviser en tubes nerveux isolés. Autour de ces tubes, caractérisés par la myéline, les étranglements annulaires et les noyaux des segments interannulaires, nous distinguerons un second contour formé par
une membrane, au-dessous de laquelle se remarquent des
noyaux logés dans une masse de protoplasma qui y adhère
(fig. 3, Pl. III).

Vous voyez donc qu'un tube nerveux isolé peut posséder
une membrane de Henle. Cette observation, qu'il vous sera
facile de répéter, nous servira de point de départ dans la
description que nous ferons de la gaîne des nerfs.

Voici maintenant les procédés par lesquels on met cette
membrane en évidence. Tout d'abord on peut l'apercevoir
sur le nerf vivant. En examinant le poumon de la grenouille
à l'aide de l'appareil de Holmgren (voy. p. 97), vous trouverez sans beaucoup de peine de petits nerfs contenant un seul
tube nerveux à myéline et qui sont entourés d'une membrane possédant des noyaux. Mais, pour la distinguer facilement dans ces conditions, il faut déjà la connaître, et il
est difficile de la démontrer par ce moyen à ceux qui ne sont
pas exercés encore à l'observation microscopique. Elle peut
également être reconnue sur des parties enlevées à l'animal
vivant et examinées dans l'eau. Il est vrai que la myéline
devient granuleuse, mais cela ne nuit en rien à l'observation de la membrane qui nous occupe.

Les détails de la gaîne de Henle peuvent être appréciés beaucoup mieux à la suite de l'application aux nerfs de certains réactifs, parmi lesquels je placerai en première ligne l'acide osmique et le nitrate d'argent. Je vous parlerai d'abord de l'acide osmique.

Les nerfs que je vous recommande pour cette étude sont, comme je vous l'ai dit tout à l'heure, les nerfs musculaires, et il faut choisir de préférence ceux de la grenouille, du lézard, du rat, de la souris et même du lapin. On fait pénétrer dans le muscle la canule tranchante d'une seringue hypodermique, et l'on y pratique une injection interstitielle d'acide osmique à 1 pour 100 ou à 1 pour 200. Dès que la partie injectée a bruni, on la dégage à l'aide des ciseaux ou du scalpel, on la fait dégorger quelque peu dans l'eau, puis on la colore avec du picrocarminate, et, après l'avoir lavée de nouveau pour enlever l'excès de la matière colorante, on la dissocie méthodiquement à l'aide des aiguilles et de la pince.

C'est ainsi qu'a été pratiquée la dissociation pour obtenir le nerf musculaire que vous observerez dans l'une des préparations disposées devant vous. Ce nerf est revenu sur lui-même; vous y reconnaîtrez facilement les étranglements et les noyaux des segments interannulaires; puis, vous remarquerez, sur chacun de ses bords, un second contour, indiquant l'existence autour de lui d'une membrane secondaire d'enveloppe. Cette membrane est souple, comme le montrent les plis variés qu'elle forme, et on y reconnaît la présence de noyaux (fig. 3, Pl. III).

L'étude de ces gaînes se fait aussi avec avantage sur les nerfs thoraciques du rat. Dans ce but, il faut choisir, non pas ceux que l'on voit à l'œil nu et dont nous vous avons parlé à propos des étranglements annulaires, mais les petites branches qui s'en détachent ou qui cheminent à côté d'eux

et qui ne contiennent qu'un nombre très-restreint de tubes
nerveux. Après avoir fait agir l'acide osmique en solution à
1 pour 200 ou à 1 pour 300 pendant une minute sur les
filets nerveux tendus par l'écartement de la peau de la paroi
thoracique (comme nous l'avons dit plus haut, p. 43), on les
détache en les coupant aux deux extrémités avec des ciseaux,
et on les porte dans l'eau distillée. Les filaments nerveux
très-fins qui partent des faisceaux plus gros flottent dans
l'eau où ils se reconnaissent facilement, grâce à leur coloration. Ils sont séparés de leurs attaches et amenés sur la
lame de verre ; après les y avoir colorés par le picrocarminate, on les examine dans la glycérine acétifiée ou additionnée d'acide formique (1 pour 100).

Sur ces préparations, autour d'un faisceau, constitué seulement par trois ou quatre tubes nerveux, on reconnaît facilement à son double contour la membrane qui les enveloppe. Cette membrane est tapissée à sa face profonde par
des noyaux. Çà et là, elle en présente aussi à sa face superficielle ; ceux-ci appartiennent à des cellules conjonctives
plates de revêtement. Enfin, outre ces deux espèces de
noyaux, on en remarque encore d'autres, situés au-dessous
de la gaîne et appliqués directement sur les tubes nerveux
du faisceau.

On doit donc distinguer, relativement à la gaîne de Henle,
trois espèces de noyaux, correspondant à trois sortes d'éléments connectifs plats et possédant dès lors le caractère essentiel des cellules endothéliales : 1° tapissant la face interne de la gaîne de Henle et lui étant adhérentes, des
cellules qui, nous le verrons bientôt, sont semblables à
celles des endothéliums ; 2° des cellules plates appartenant
au tissu conjonctif qui entoure le nerf, et reposant simplement sur la gaîne de Henle ; 3° des cellules connectives
appartenant au faisceau nerveux lui-même, absolument dis-

tinctes de la gaîne de Henle et recouvrant directement les tubes nerveux (fig. 2, Pl. III).

Les nerfs qui traversent les sacs lymphatiques de la grenouille sont également assez minces pour que l'observation de la gaîne de Henle y soit possible; mais ils ne sont pas aussi commodes pour l'étude histologique que ceux dont nous venons de parler. En effet, les filaments dont ils font partie, et qui relient la peau de la grenouille aux parties sous-jacentes, contiennent en outre des vaisseaux et sont enveloppés d'une couche de tissu conjonctif. Ces éléments gênent l'observation, rendue plus difficile encore par la couche endothéliale dont le filament est revêtu. Les cordages vasculo-nerveux de la grenouille sont donc à rejeter au moins pour les premières recherches; mais, lorsque l'on connaît déjà les faits, on peut sans difficulté les y retrouver.

ONZIÈME LEÇON

(16 JANVIER 1877)

Tissu conjonctif des nerfs.

Messieurs,

En commençant avec vous l'étude du tissu conjonctif des nerfs, j'ai cherché, par l'ordre même que j'ai suivi, à vous indiquer la marche de la science dans cette importante question.

Vous avez vu que les premières notions sur ce sujet ont été données par Henle. Il a découvert, non pas sur les gros troncs nerveux, mais sur les petits faisceaux voisins de leur terminaison, une gaîne mince, possédant des noyaux, et à laquelle il convient, ainsi que je vous l'ai dit, de donner le nom de gaîne de Henle. C'est sous ce nom que je la désignerai toutes les fois que j'aurai à vous en parler.

Je vous ai indiqué plusieurs méthodes pour reconnaître cette gaîne. Après vous avoir parlé de l'observation que l'on en peut faire sur les nerfs vivants et sur les nerfs examinés dans l'eau, je suis arrivé à vous entretenir de son étude à l'aide de l'acide osmique. Je vous ai montré un nerf musculaire du lézard fixé par ce réactif et constitué par un seul tube nerveux entouré d'une gaîne de Henle. Cette observation réussit plus facilement chez le lézard que chez les autres animaux qui servent habituellement à nos recherches, à cause de la longueur que possèdent chez lui les nerfs isolés, depuis l'endroit où ils se séparent du faisceau commun jusqu'à leur terminaison dans la substance musculaire.

Nous avons appliqué le même réactif aux nerfs thoraciques du rat et à ceux des cordons vasculo-nerveux des sacs lymphatiques de la grenouille. Je vais aujourd'hui compléter ces indications en vous parlant d'un objet excellent pour l'étude de la gaîne de Henle : la membrane palatine de la grenouille. Cette membrane, qui recouvre toute la voûte du palais et qui se continue avec l'œsophage, n'est pas soudée à la lame osseuse qu'elle revêt. Elle en est séparée par un sac lymphatique, et, par conséquent, il n'est pas difficile de l'isoler. Les nerfs lui arrivent par deux troncs principaux, qui se trouvent à l'union du palais et de l'œsophage.

Voici comment il faut vous y prendre pour obtenir et pour préparer cette membrane. La grenouille étant attachée, ou immobilisée par la destruction de la moelle épinière, ou encore, ce qui vaut mieux, tuée par l'hémorrhagie résultant de l'excision de la pointe du cœur, on agrandit la fente buccale au moyen de deux coups de ciseaux, de manière à rabattre la mâchoire inférieure et à mettre à découvert la membrane palatine ainsi que l'œsophage à son origine. L'animal étant alors placé sur le dos, comme vous le voyez ici, l'œsophage est sectionné transversalement (ce qui se fait sans effusion de sang lorsque l'on a excisé préalablement la pointe du cœur); le lambeau antérieur étant soulevé avec une pince, il est facile de détacher, au moyen de quelques coups de ciseaux, ses attaches au tissu sous-jacent. On découvre alors les deux troncs nerveux qui entrent dans la membrane palatine. On les sectionne à leur base, et l'on achève d'isoler la membrane, en la séparant, comme je le fais ici, des bords de la mâchoire supérieure. Ainsi détachée, je la place sur cette plaque de liége, de manière que sa face profonde regarde en haut; elle y est étalée, étendue autant que possible, et fixée en extension au moyen d'un grand nombre d'épingles que je plante sur ses bords. J'y verse alors quelques gouttes de cette solution d'acide osmique à 1 pour 100, et je mets la plaque de liége avec la membrane sous une cloche de verre, pour n'être pas incommodé par les vapeurs de l'acide osmique. Au bout de quelques minutes, la membrane est fixée par le réactif; j'enlève alors, comme vous le voyez, les épingles, je saisis la membrane par le bord avec une pince et je la fais flotter dans l'eau. Il est bon de ne pas laisser agir trop longtemps l'acide osmique, autrement il devient difficile de colorer le tissu.

Après le lavage à l'eau, la membrane palatine est placée pendant vingt-quatre heures dans le picrocarminate où elle se colore, puis elle est lavée de nouveau à l'eau et disposée sur une lame de verre, sa face profonde regardant en haut. Les petits nerfs qui y entrent à son point d'union avec l'œsophage sont aisément reconnaissables à leur coloration noire. Ils sont saisis avec une pince et arrachés de la même façon que l'on arrache les vaisseaux de la pulpe cérébrale. Si la traction ne suffit pas, il faut s'aider des aiguilles et du scalpel pour les dégager dans la plus grande longueur possible. Ils sont alors étalés sur une lame de verre et traités par une goutte d'acide acétique fort. Comme j'ai déjà eu l'occasion de vous le dire, ce réactif énergique n'a plus d'inconvénients après que les nerfs ont été fixés dans leur forme par l'acide osmique. L'acide acétique est remplacé progressivement sous la lamelle par la glycérine.

Les dispositions que vous pourrez observer sur ces nerfs ainsi préparés leur sont communes avec tous les petits nerfs, et, si je vous les recommande spécialement pour cette étude, c'est surtout à cause de la facilité avec laquelle ils se laissent isoler. Dans la préparation que nous venons d'en faire, vous constaterez qu'ils sont couverts dans toute leur longueur de la gaîne de Henle ; aux points où ils se bifurquent, cette gaîne se bifurque également pour donner une enveloppe spéciale à chacun des deux rameaux. Les petits faisceaux se terminent par des extrémités brisées, aux points où ils se sont rompus sous l'effort de la traction. En ces points, sur un certain nombre d'entre eux, on remarque que la déchirure s'est faite plus profondément pour les tubes nerveux que pour la gaîne qui les enveloppait, de telle sorte que cette gaîne dépasse d'une certaine longueur le bout du faisceau. J'ai disposé, sous un de ces microscopes, une préparation où ce fait se reconnaît nettement. Sur la portion de la gaîne privée de son contenu, vous distinguerez des noyaux fortement colorés en rouge et des plis longitudinaux ou légèrement obliques, qui tiennent à ce que la membrane s'est affaissée sur elle-même. Ces plis sont si nets, si rigides, si brillants, qu'on se demande au premier abord si ce ne seraient pas des fibres. Mais, en faisant l'observation avec un fort grossissement, on reconnaît que l'on a réellement affaire à des plis.

A ce propos, nous devons nous poser une question, qui acquerra un intérêt plus grand lorsque nous aurons étudié les gaînes des nerfs plus volumineux. La gaîne de Henle est-elle une membrane amorphe contenant des noyaux, ou possède-t-elle une structure? Est-elle analogue à la membrane de Schwann ou au sarcolemme, ou constituée au contraire par du tissu conjonctif? Si nous en jugions simplement par les observations que nous avons faites jusqu'ici, nous devrions croire que c'est une membrane amorphe; mais l'étude des gaînes de faisceaux plus volumineux nous conduira au contraire, comme vous le verrez bientôt, à la considérer comme étant de nature connective.

Une seconde méthode pour étudier les nerfs de la membrane palatine consiste à les observer en place dans leurs rapports normaux. A cet effet, lorsque la membrane, après avoir été fixée par l'acide osmique, comme dans le premier procédé, est placée dans l'eau, on racle avec un scalpel l'épithélium buccal qui la recouvre et la rend opaque. Cet épithélium se détache assez facilement et flotte dans l'eau sous forme de débris jaunâtres. Lorsqu'il est enlevé, la membrane est encore trop épaisse et trop peu transparente pour permettre l'observation des détails qui nous intéressent. La glycérine ne suffirait pas pour l'éclaircir; et si l'on veut obtenir une bonne préparation, il faut avoir recours à l'essence de girofle après déshydratation par l'alcool, et à l'inclusion dans le baume du Canada.

C'est ainsi qu'est faite la préparation que je mets sous vos yeux, et où vous pourrez reconnaître à l'œil nu les nerfs principaux. En l'examinant au microscope, vous distinguerez aisément tous les nerfs, même les plus petits, grâce à leur coloration noire; mais les gaînes vous échapperont.

Si, dans l'espoir de les faire apparaître, on colore la membrane avec le picrocarminate avant de l'éclaircir, les éléments cellulaires devenus rouges se montrent tellement nombreux dans la préparation qu'ils masquent les détails des faisceaux nerveux.

Aussi faut-il avoir recours, pour l'observation que nous voulons faire, à la coloration par la purpurine; la membrane, après avoir été fixée, lavée et débarrassée de son épithélium, est maintenue dans la solution colorante pendant vingt-quatre ou quarante-huit heures; elle peut même y séjourner plus longtemps sans inconvénient; puis elle est lavée, déshydratée, éclaircie et montée comme nous venons de dire.

A la suite de ce traitement, les noyaux sont colorés en rose faible, suffisamment pour être nettement visibles; les cellules restent incolores, de telle sorte qu'elles ne masquent pas les nerfs, dont l'observation se fait sans difficulté. Vous pourrez reconnaître, sur la préparation ainsi obtenue que je vous soumets, plusieurs faits intéressants. Le premier, que nous avons déjà observé par la méthode précédente, c'est la manière dont se comporte la gaîne à la bifurcation des nerfs; quand un nerf se divise pour donner deux nerfs plus petits, la gaîne se divise en même temps pour fournir à chacun de ces nerfs un tube enveloppant.

En second lieu, vous remarquerez que, sur les points où les filaments nerveux s'anastomosent les uns avec les autres, la gaîne de Henle se comporte absolument comme se comporte la tunique des vaisseaux capillaires dans un réseau, c'est-à-dire qu'il y a abouchement complet. Lorsqu'un rameau nerveux se détache d'une branche principale pour aller en rejoindre une autre, la gaîne de la première branche principale donne à ce rameau un tube secondaire, et celui-ci s'abouche à plein canal dans la gaîne de la seconde branche.

En poursuivant l'observation, nous constaterons qu'il existe dans la membrane palatine non-seulement des entre-croisements ou des anastomoses, c'est-à-dire des filaments nerveux passant d'une branche dans une autre, mais encore de véritables nerfs récurrents, c'est-à-dire qu'un rameau anastomotique, partant d'une branche nerveuse et venant en rejoindre une seconde, se dirige dans cette dernière de la périphérie vers le centre. Nous verrons plus tard quelles conséquences physiologiques on peut tirer de ce fait. Pour aujourd'hui, je me contente de le signaler à votre attention.

Un autre point que je vous ferai remarquer est celui-ci : même lorsque l'on a pratiqué l'extension de la membrane palatine avec tout le soin possible, les nerfs y sont encore plissés. Les ondulations qui y existent portent non-seulement sur les tubes nerveux, mais aussi sur la gaîne de Henle qui les entoure. Sur les points où cette gaîne est doublée de noyaux et de cellules, vous verrez ces éléments se mouler sur tous les plis de la gaîne à laquelle ils appartiennent. Cette observation vous montre quelle est la souplesse, je dirai presque la malléabilité des éléments cellulaires qui accompagnent la gaîne de Henle.

Je passe maintenant à l'analyse de la gaîne des petits nerfs au moyen du nitrate d'argent.

Les meilleurs objets pour cette étude sont les nerfs thoraciques des rongeurs, et surtout du rat. Lorsque je vous ai parlé des étranglements annulaires observés après l'action du nitrate d'argent, je vous ai décrit en détail (p. 43) la méthode qu'il faut suivre, d'abord pour apercevoir ces nerfs grêles en écartant avec les doigts la peau de la paroi costale, ensuite pour les imprégner en versant avec une pipette une solution de nitrate d'argent dans la cavité ainsi formée. Dégagés avec des ciseaux et saisis par une extrémité avec une pince, ces nerfs devenus rigides sont portés dans la solution de nitrate d'argent, où l'imprégnation se poursuit. Il importe cependant de ne pas les laisser trop longtemps dans le réactif, car nous ne nous proposons ici que l'imprégnation des parties superficielles. On les lave ensuite dans l'eau, où il est nécessaire qu'ils séjournent pendant un temps assez long, une heure environ, si l'on veut obtenir une préparation persistante. En effet, lorsque l'excès du nitrate d'argent n'a pas été entièrement enlevé par le lavage, le réactif continue son action, et, au bout de quelques semaines, les nerfs sont complétement noirs. La préparation est montée dans l'eau, à laquelle la glycérine doit être substituée très-lentement. A mesure qu'elle pénètre dans le tissu, elle éclaircit le nerf, qu'il est dès lors facile d'observer par transparence.

C'est en vue de cette transparence qu'il est avantageux de choisir pour l'étude les nerfs thoraciques du rat ; ceux du lapin ne conviennent pas aussi bien, parce qu'ils sont trois ou quatre fois plus épais.

Examinons maintenant un de ces nerfs avec un grossissement moyen. Nous trouverons autour de lui une gaîne connective qui en double ou en triple le diamètre ; au-dessous de cette couche connective, et à la surface même du faisceau, nous distinguerons un dessin régulier formé par des lignes noires, qui limitent des champs polygonaux. Ces lignes correspondent, comme vous le savez, à un ciment intercellulaire, et indiquent l'existence, à la surface du faisceau, d'un revêtement endothélial. Elles sont le plus souvent recouvertes de grains noirs plus ou moins volumineux formés par de l'albuminate d'argent. Les cellules elles-mêmes, qui, dans les imprégnations d'argent, sont habituellement ménagées, montrent ici des grains ou des taches analogues, ce qui prouve l'activité avec laquelle ces éléments réduisent le nitrate d'argent.

L'endothélium dessiné sur nos préparations correspond, sans aucun doute, à la gaîne de Henle. Quant au tissu conjonctif que nous avons remarqué tout autour, il est surajouté à cette gaîne et forme au faisceau nerveux une seconde enveloppe. Vous êtes étonnés sans doute de voir que ce tissu conjonctif n'est pas coloré par le nitrate d'argent; cela tient à ce que l'argent se porte sur les éléments pour lesquels il a le plus d'affinité, c'est-à-dire d'abord sur le ciment intercellulaire, ensuite sur les cellules endothéliales elles-mêmes. Il n'y a dans le nerf que les étranglements annulaires et les cylindres-axes qui réduisent le nitrate d'argent avec autant d'activité. Le tissu de la gaîne connective, au contraire, n'est imprégné qu'exceptionnellement.

Les cellules endothéliales de la gaîne de Henle sont grandes, irrégulièrement polygonales, et séparées par une couche excessivement mince de ciment intercellulaire. Comme les nerfs qu'elles revêtent sont peu épais et qu'on les a rendus transparents au moyen de la glycérine, on peut distinguer alternativement, en faisant varier la distance de l'objectif au moyen de la vis micrométrique, l'endothélium de la face supérieure et celui de la face inférieure, et se convaincre que le revêtement entoure réellement le nerf tout entier.

Sur la face supérieure du nerf, examinée avec soin et au moyen de déplacements très-légers de l'objectif, on reconnaît qu'il y a deux réseaux de lignes noires, dont les travées paraissent s'entre-croiser, et par conséquent deux surfaces endothéliales. Ces deux couches sont si voisines que l'on peut supposer qu'elles représentent deux feuillets endothéliaux appliqués directement l'un sur l'autre.

La première fois que je vous ai parlé de l'endothélium des nerfs (p. 44 et 45), je vous ai dit que MM. Axel Key et Retzius s'en attribuaient la découverte, quand bien même

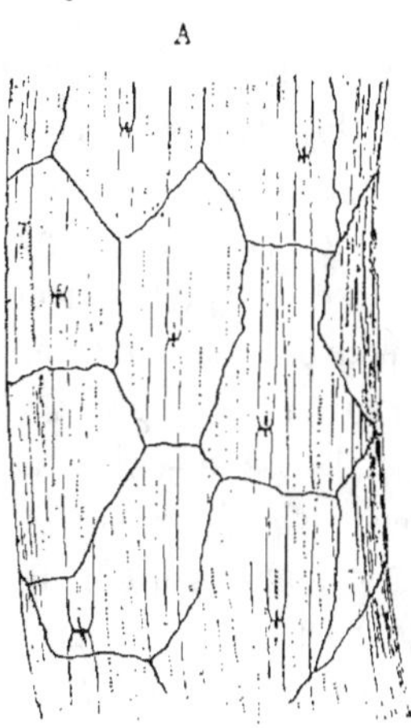

Fig. 11. — Nerf thoracique de la souris. — Imprégnation par le nitrate d'argent. Couche endothéliale dessinée par l'imprégnation. — 200 diamètres.

j'avais avant eux indiqué son existence et figuré sa disposition. Ces auteurs citent même mon travail, sans être empêchés par cette citation de revendiquer la découverte comme leur appartenant. Du reste, il est inutile de discuter ce point plus longuement ; la découverte en question n'appartient ni aux auteurs suédois ni à moi, puisqu'elle

avait été faite antérieurement. En effet, en 1865, Hoyer[1],
en traitant par le nitrate d'argent les corpuscules de Pacini,
qui, comme vous le savez, sont enveloppés de couches superposées à la manière des folioles des oignons, couches
entre lesquelles existent des noyaux, Hoyer, dis-je, a vu se
dessiner dans ces corpuscules une série de réseaux endothéliaux. Il en a conclu que les noyaux que l'on voit entre
ces couches correspondent chacun à une cellule endothéliale, ou, pour conserver son expression, à une cellule de
faux épithélium. Il a traité ensuite, par le même réactif,
les nerfs de la grenouille et y a remarqué un réseau endothélial analogue.

Son observation s'arrête là. Ces recherches furent reprises par un autre histologiste russe, Wiensky[2], sous la direction de Rudnew. Le travail de Wiensky a été publié en
russe, et nous ne le connaissons que par une analyse allemande ; mais comme cette analyse a été faite par Rudnew
lui-même, nous pouvons la considérer comme exacte.
Wiensky a reconnu sur un assez grand nombre de nerfs un
revêtement endothélial (pseudo-épithélial) composé de plusieurs couches. Nous reviendrons sur ce point à propos des
gros faisceaux ; ici, je tenais seulement à établir que c'est
Hoyer qui a découvert la gaîne endothéliale, fait que
j'ignorais à l'époque de la publication de mon premier
travail.

Je dois maintenant vous donner le résumé des connaissances que nous avons acquises sur la gaîne de Henle.

[1] Hoyer. *Ein Beitrag zur Histologie bindegewebiger Gebilde.* Arch. f. Anat.
u. Physiol., 1865, p. 204.

[2] Wiensky. Sur l'extension du pseudo-épithélium dans l'organisme des vertébrés, travail analysé par Rudnew dans *Canstatt's Jahresbericht*, 1868, t. I,
p. 25.

Nous avons vu que cette gaîne est un tube formé par une membrane dans laquelle sont disposés des noyaux. Ces noyaux sont situés, non pas à sa face externe, comme le croyait Henle; non pas dans son épaisseur, comme le soutient M. Robin, mais sur sa face profonde. Ils appartiennent aux cellules endothéliales qui tapissent la face interne de la membrane, et dont nous avons vu les contours dessinés par l'imprégnation d'argent.

Il existe donc à la face interne de la gaîne un revêtement continu de cellules endothéliales ; mais ces cellules ne sont pas les seules que l'on y rencontre. Nous avons vu, en effet, qu'à la surface des nerfs traités par l'acide osmique, sur lesquels on fait agir l'acide acétique après coloration par le picrocarminate, on distingue trois sortes de noyaux, correspondant à trois espèces de cellules : les noyaux qui appartiennent à la gaîne endothéliale ; des noyaux qui se trouvent disposés sur le faisceau nerveux lui-même, en dedans de la gaîne ; et enfin d'autres noyaux externes à la gaîne et appartenant à des cellules de tissu conjonctif plates et étendues, qui en revêtent la surface sur certains points. Cette dernière disposition est commune à tous les organes élémentaires placés dans le tissu conjonctif ; ils présentent tous un certain nombre de cellules plates appliquées à leur surface. Les faisceaux nerveux, qui cheminent entre les organes et les éléments, et sont, par conséquent, toujours plongés dans leur tissu conjonctif interstitiel, ne font pas exception à la règle.

Nous avons reconnu que cette gaîne se divise et se subdivise pour accompagner les rameaux des branches nerveuses et qu'elle existe jusque sur les tubes nerveux isolés. Lorsque les petits faisceaux s'anastomosent, leurs gaînes s'abouchent à plein canal.

La gaîne de Henle est, par rapport à la gaîne des fais-

ceaux plus volumineux, ce qu'est la membrane des capillaires par rapport aux tuniques des artères. En effet, de même
que la membrane des capillaires se double d'une tunique
musculaire quand on passe aux artérioles, puis de plusieurs
tuniques composées d'éléments variés quand on arrive aux
grosses artères, de même, lorsque l'on remonte le long de
l'arbre nerveux et que l'on passe des rameaux les plus fins
aux branches qui ont des dimensions de plus en plus considérables, on les voit enveloppées d'une gaîne de plus en
plus épaisse et de plus en plus compliquée.

Ce fait intéressant avait été entrevu par Bichat; non pas
qu'il connût les détails de structure des gaînes nerveuses,
mais il avait saisi le rapport général que nous venons d'ex-
primer.

La marche logique de notre description devrait nous
conduire à étudier, à mesure qu'elles se montrent, les
complications de la gaîne primitive, et par conséquent
à prendre maintenant pour objet de notre examen les
gaînes dont la forme se rapproche le plus de celle de la
gaîne de Henle. Nous suivrons un autre ordre qui nous
paraît avoir des avantages pratiques. Nous irons de suite
aux plus gros nerfs, et, quand nous nous serons rendu
compte de la manière dont est disposée leur gaîne, il nous
suffira de quelques mots pour indiquer la texture des
formes intermédiaires.

Les premières notions sur l'enveloppe des gros troncs
nerveux peuvent être acquises sur des coupes longitudinales,
et surtout sur des coupes transversales des nerfs, par exemple du nerf sciatique du chien ou de l'homme.

Le durcissement des segments nerveux enlevés s'obtient
de plusieurs façons. Ainsi, une macération de huit jours

dans l'acide chromique, suivie d'une immersion de vingt-quatre à quarante-huit heures dans l'alcool fort, ou bien un séjour de plusieurs mois dans le bichromate d'ammoniaque à 2 pour 100, également suivi de l'immersion dans l'alcool, donne aux nerfs une consistance suffisante pour les coupes.

Vous pourrez aussi, après avoir fait macérer les nerfs pendant vingt-quatre heures, soit dans l'acide picrique, soit dans l'alcool, les faire durcir complétement en les plongeant pendant vingt-quatre heures dans une solution de gomme arabique faible et ensuite dans l'alcool. Le détail de ces procédés est du reste indiqué dans tous les ouvrages de technique.

La méthode de durcissement la plus simple, la première dont on ait fait usage en histologie, la dessiccation, ne paraît pas, au premier abord, convenir pour les nerfs. Il semble, en effet, que la matière grasse contenue dans les tubes nerveux doive diffuser et rendre toute la préparation indistincte. Il n'en est rien, et l'on obtient par ce moyen de très-bonnes coupes, si l'on a soin de prendre les quelques précautions que je vais vous indiquer. En premier lieu, il importe que la dessiccation soit rapide. Dans ce but, le nerf tendu sur une lame de liége est placé dans un endroit chaud et aéré, en hiver près d'un poêle ou d'une cheminée; au bout de quelques heures, il a acquis une dureté suffisante. Les coupes sont alors pratiquées suivant les règles générales que nous avons indiquées pour les tissus desséchés. Il faut se servir d'un rasoir à tranchant solide, de manière qu'il ne risque pas de s'ébrécher. Le segment de nerf est placé dans une fente faite à la scie, soit dans un morceau de moelle de sureau, soit dans un bouchon de liége fin. Les coupes sont faites d'arrière en avant, et aussi minces que possible. Elles sont recueillies sur un morceau de papier, et les meilleures sont portées dans l'eau pour les faire gonfler.

Mais voici où il faut prendre pour les nerfs une précaution particulière. La myéline n'a pas perdu en séchant la propriété de se mettre en filaments et en boules, de sorte que, si on laisse séjourner la coupe dans l'eau pendant un certain temps, une heure par exemple, la gaîne médullaire des tubes nerveux se gonfle et s'altère, et la préparation devient absolument méconnaissable. Pour éviter cet inconvénient, il faut, dès que la lame de tissu a repris sa dimension normale, ou même un peu auparavant, la sortir de l'eau, la placer sur une lame de verre dans le picrocarminate pendant quelques instants, puis remplacer ce liquide par de la glycérine additionnée d'un dixième d'acide formique.

Les préparations que l'on obtient ainsi sont aussi bonnes, au point de vue du tissu conjonctif des nerfs, que les coupes faites après durcissement par la gomme et l'alcool, et meilleures que celles obtenues après l'action de l'acide chromique et des bichromates.

Chacun des faisceaux nerveux s'y montre entouré d'un cercle fortement coloré en rouge par le carmin. Ces faissceaux sont unis entre eux par un tissu conjonctif dans lequel se remarquent des artères, des veines et des capillaires qui ont une direction parallèle à celle des tubes nerveux. Enfin, à l'intérieur de chaque faisceau, on reconnaît la présence de cloisons connectives qui contiennent des vaisseaux sanguins. Dans une préparation de ce genre, vous pourrez donc distinguer :

Une gaîne qui enveloppe chaque faisceau, et que j'ai appelée gaîne lamelleuse;

Du tissu conjonctif disposé autour de cette gaîne, et qui, lorsque le nerf possède plusieurs faisceaux, les réunit entre eux; c'est ce que j'ai désigné sous le nom de tissu conjonctif périfasciculaire (je ne l'ai pas appelé interfasciculaire, parce que cette désignation ne pourrait s'appliquer aux nerfs composés d'un seul faisceau);

Enfin, des lames connectives distribuées dans l'intérieur de chaque faisceau et qui appartiennent au tissu conjonctif intrafasciculaire.

DOUZIÈME LEÇON

(18 JANVIER 1877)

Tissu conjonctif des nerfs. — Gaine lamelleuse.

Distinction de la gaîne lamelleuse, du tissu conjonctif périfasciculaire et du tissu conjonctif intrafasciculaire.

GAÎNE LAMELLEUSE. — *Historique.* — Bichat. — Bogros : Ses injections des faisceaux nerveux. Sa gaine pulpeuse n'est autre chose que l'ensemble des tubes nerveux refoulés à la périphérie par l'injection. — Cruveilhier : Il décrit la gaîne du faisceau comme une séreuse. — Henle. — Charles Robin. Critique de sa description du périnèvre. — Recherches de l'auteur. — Travail postérieur d'Axel Key et Retzius.

Étude histologique. — Première observation de la gaine lamelleuse sur une coupe transversale après dessiccation. — *Nombre des lamelles.* Divers modes de préparation pour le déterminer. — 1° Coupes transversales après injection de gélatine additionnée de nitrate d'argent : Lamelles distinguées par des lignes noires granuleuses, qui sont le profil de l'endothélium. — Nombre variable de lamelles suivant les nerfs. — 2° Coupes après durcissement par l'acide osmique et l'alcool. Nécessité de choisir dans ce cas le pneumogastrique du chien. Coloration à la purpurine : Distinction des lamelles par les noyaux interposés. — 3° Coupes après n'importe quel procédé de durcissement, colorées et traitées ensuite par l'acide acétique : Gonflement des lamelles. — Leur distinction en une portion colorée et une portion incolore. — *Structure des lamelles.* Séparation de la gaîne après macération du nerf dans le bichromate d'ammoniaque. Dissociation en lames minces. Coloration par l'hématoxyline. — Endothélium et noyaux endothéliaux.

MESSIEURS,

Nous allons étudier aujourd'hui le tissu conjonctif des gros cordons nerveux.

Je dois vous prévenir d'avance que cette étude est une des plus délicates et des plus difficiles de notre sujet. C'est en même temps l'une des plus importantes, surtout au point de vue du tissu conjonctif en général, et aussi au point de vue des altérations qui surviennent dans les nerfs sous l'influence des maladies.

Vous reconnaîtrez, d'après l'exposé que je vais faire des phases par lesquelles a passé cette question, combien les différents auteurs ont eu des manières de voir diverses et même opposées, et quel travail il a fallu jusqu'à ce que l'on ait acquis à ce sujet des notions un peu précises.

Avant d'aborder cet exposé historique, je dois vous rappeler la distinction que j'ai établie à la fin de la dernière leçon dans le tissu conjonctif des nerfs.

Je vous ai dit que, sur des coupes transversales, colorées par le picrocarminate, chaque faisceau nerveux est reconnaissable à ce qu'il est entouré d'un anneau plus ou moins fortement coloré en rouge. Les différents faisceaux sont réunis les uns aux autres par un tissu conjonctif à travées longitudinales, dans lequel circulent des vaisseaux sanguins. Enfin, à l'intérieur de chaque faisceau se montrent des cloisons conjonctives, également colorées par le carmin, et subdivisant ce faisceau en départements secondaires.

L'ensemble de ce tissu conjonctif a été compris par les anciens auteurs sous le nom de névrilème; je vous ai dit que, pour en bien distinguer les différentes parties, nous nommerions les gaînes des faisceaux, gaînes lamelleuses; le tissu conjonctif qui les entoure, tissu conjonctif périfasciculaire, et les cloisons dans l'intérieur des faisceaux, tissu intrafasciculaire.

Nous allons étudier séparément ces trois parties du névrilème, puis nous nous occuperons du rapport qu'elles ont les unes avec les autres.

Je commencerai par l'étude de la gaîne lamelleuse des faisceaux nerveux.

La gaîne lamelleuse est connue, plus ou moins bien, depuis longtemps. Déjà Bichat[1] avait remarqué que les cordons nerveux sont entourés d'une gaîne qui les enveloppe. Il décrit cette gaîne comme un tube membraneux faisant partie du névrilème, et contenant la moelle nerveuse.

Vers 1824, Bogros, prosecteur à la Faculté de médecine, s'appliquant à faire des injections des vaisseaux lymphatiques avec un appareil à mercure, — vous connaissez tous cette méthode ancienne d'injection, — piqua par hasard avec la pointe de sa canule dans un nerf et vit le mercure y pénétrer. Il poursuivit alors cette expérience et s'essaya à injecter les nerfs. Dans le travail qui a été publié après sa mort par un de ses amis, en 1827, et où les nerfs injectés de cette façon sont figurés[2], Bogros a soutenu qu'il existe un petit canal au centre de chaque faisceau nerveux. C'est ce canal que remplirait le mercure et dans lequel il faudrait faire pénétrer la pointe de la canule, pour que l'injection réussît. Autour de ce canal, ajoutait Bogros, il existe une gaîne spéciale, gaîne pulpeuse.

Quelques auteurs attribuent à Bogros la connaissance d'une gaîne connective propre à chaque faisceau nerveux ; mais en lisant attentivement son mémoire, on arrive à se convaincre que, sous le nom de gaîne pulpeuse, il a décrit simplement le manchon formé autour de la masse

---

[1] Bichat. *Anatomie générale*, 1812, t. I, p. 137. (Nous avons cité ce passage, p. 28.)

[2] Bogros. Mémoire sur la structure des nerfs. *Répertoire d'anatomie et de Physiologie*, t. IV, 1827, p. 63. — Dans ce mémoire, l'auteur ne dit pas comment il a été conduit à faire l'injection des nerfs, mais nous trouvons dans l'anatomie descriptive de Cruveilhier (3ᵉ édit., t. IV, p. 459) les renseignements les plus précis à ce sujet. Or, Cruveilhier, comme contemporain, était à même d'être très-exactement renseigné.

injectée par les fibres nerveuses refoulées à la périphérie. Nous citerons en entier le passage de Bogros, pour ne pas laisser s'accréditer cette erreur :

« Tous les filets nerveux, à l'exception des nerfs optique, acoustique et olfactif, sont creusés d'un canal perméable à l'injection ; les parois de ce canal sont formées de deux tuniques de structure différente : l'une externe, fibreuse, dense, continue à la dure-mère, compose la gaîne des racines des nerfs du côté de leur extrémité centrale, s'identifie avec le tissu fibreux des organes dans lesquels les canaux se ramifient; l'autre, interne, molle, pulpeuse, compressible, cependant tenace, provient de la substance médullaire des racines des nerfs. La première appelée névrilème se compose de diverses lames fibreuses : les plus externes forment une enveloppe commune à tous les filets d'un même cordon nerveux : d'autres fibres profondes s'entre-croisent autour des filets, de manière à les unir les uns aux autres : des lames plus profondes, plus serrées, plus étroitement unies, fournissent à chaque filet du nerf une tunique distincte intimement appliquée sur la tunique interne. Cette dernière, appelée pulpeuse, est particulière à chaque filet nerveux, et quoiqu'elle ait beaucoup de ressemblance avec la substance cérébrale, elle en diffère pourtant par une ténacité plus grande. . . . .

. . . .

La pulpe médullaire est tellement comprimée par son enveloppe névrilématique, que lorsqu'on exprime les filets d'un cordon nerveux coupé en travers, on voit sur la section de chaque filet nerveux une éminence sphérique formée par la pulpe médullaire comprimée. L'injection prouve que c'est dans la substance médullaire que sont les canaux nerveux. On peut encore se convaincre de leur existence par l'inspection directe : si l'on examine à une vive lumière un

cordon nerveux coupé en travers, on voit que la petite
sphère qui surmonte la section de chaque filet offre à son
centre un point d'une couleur plus terne; ce point est l'o-
rifice du canal nerveux dont les parois sont fortement appliquées sur elles-mêmes. Si le cordon est injecté et qu'on
le comprime, on voit évidemment l'injection sortir par les
points que je viens de faire connaître[1]. »

Cruveilhier[2] reprit les injections de Bogros, toujours avec
le même appareil à mercure, et il arriva, en poursuivant
l'injection par des piqûres successives comme on le fait
pour les vaisseaux lymphatiques, à injecter les cordons
nerveux sur toute la longueur du nerf jusqu'aux branches
terminales. Il dit même avoir réussi à injecter de cette façon
le nerf lingual jusqu'aux papilles de la langue !

Cruveilhier savait, ce qu'ignorait Bogros, que les nerfs
sont constitués par des fibres nerveuses. Il chercha le canal
central indiqué par cet observateur et ne put le trouver.
L'opinion à laquelle il arriva sur cette question est très-
exacte; il admet que chaque faisceau nerveux est constitué
par des fibres contenues dans une gaîne analogue à une
membrane séreuse et qu'il appela pour cette raison gaîne
séreuse. Voici comment il s'exprime à ce sujet :

« Chaque filet nerveux est pourvu, indépendamment de
sa gaîne névrilématique, d'une gaîne propre, contiguë au
névrilème par sa face externe, contiguë au pinceau nerveux par sa face interne, qui est lisse et humide. Pour démontrer cette gaîne, il suffit de couper en travers un cordon
nerveux, et de saisir le bout en forme de houppe d'un des
filets qui dépassent la gaîne névrilématique rétractée :
on retire alors, ordinairement sans effort, un filet nerveux
de plusieurs centimètres de longueur, à surface lisse, qui

---

[1] Bogros, *Mémoire cité*, p. 66 et 67.
[2] Cruveilhier. *Anatomie descriptive*, 3e édit., t. IV, p. 465.

est complétement débarrassé de son névrilème. Eh bien ! ce filet est formé, non-seulement par la substance nerveuse, mais encore par une *gaîne propre* bien distincte du névrilème. Ce filet, ainsi dépouillé du névrilème, peut être aussi parfaitement injecté que s'il n'avait pas été séparé des autres filets qui entrent dans la composition du nerf dont il faisait partie. . . . .

Il suit de là que, dans l'injection centrale d'un nerf, on n'injecte ni le névrilème, ni la substance nerveuse, ni des vaisseaux, mais une *gaîne propre à chaque filet nerveux*. .

. . . .

Quelle est la structure de cette gaîne propre? Je suis disposé à croire que cette gaîne, qui est d'ailleurs fort résistante, est de la nature des membranes séreuses, une membrane séreuse canaliculée, analogue à la membrane interne des vaisseaux; et je me fonde sur son défaut d'adhérence avec les fibres nerveuses, sur sa surface interne, lisse et humide, sur la nécessité de la lubréfaction des filaments nerveux ou fibres nerveuses[1]. »

En Allemagne, jusque dans ces derniers temps, on s'en tenait aux observations de Henle, dont je vous ai déjà parlé (voy. p. 158). Une gaîne avait été vue autour des petits nerfs. Sur les gros troncs nerveux, le névrilème avait été dissocié, et Henle y avait distingué des fibres de tissu conjonctif, ce qu'il appelle des fibres de noyaux, et enfin des cellules épithéliales.

Henle considéra même cette coexistence des cellules épithéliales et du tissu conjonctif comme un fait important pour établir la transition entre le tissu conjonctif et les épithéliums. Vous savez qu'aujourd'hui la parenté de ces deux tissus est parfaitement établie sur des faits bien probants, et vous pouvez apprécier l'exactitude de l'observation de

---

[1] Cruveilhier. *Anatomie descriptive*, 5ᵉ édit., t. IV, p. 461-462.

Henle. Si l'on considère maintenant l'époque à laquelle elle a été faite, elle est certainement très-digne de remarque.

En 1854, M. Charles Robin, dans un mémoire de la Société de biologie, intitulé : *Du Périnèvre, espèce nouvelle d'élément anatomique*, a signalé à son tour la gaîne des faisceaux nerveux. Une lecture attentive et répétée de ce mémoire m'a conduit à penser que M. Robin n'a jamais examiné soigneusement la gaîne lamelleuse d'un gros faisceau nerveux. A coup sûr, il n'en a jamais fait de coupes transversales, même après dessiccation, ce qui eût été facile cependant, puisque cette méthode était alors d'un usage courant en histologie.

Il connaissait d'une part l'enveloppe des gros faisceaux nerveux, décrite sommairement par Bichat et minutieusement par Cruveilhier, d'autre part la gaîne anhiste que Henle avait découverte sur les petits faisceaux nerveux. Sous l'influence de ces idées de généralisation *a priori* qui forment le caractère de cette école qui s'est appelée l'école française, mais qui n'avait pas le droit de se donner cette qualité, il supposa que la gaîne des gros faisceaux devait être absolument semblable à la gaîne de Henle. Il décrit par conséquent la gaîne des faisceaux nerveux, ce qu'il appelle le périnèvre, comme une membrane amorphe contenant des noyaux dans son épaisseur. La description qu'il en donne s'appliquerait assez exactement à la gaîne de Henle, avec cette différence que dans cette dernière, comme j'ai eu l'occasion de vous le dire, les noyaux ne sont pas logés dans son épaisseur, comme le croit M. Robin, ni à sa superficie, comme le pensait Henle, mais à sa face profonde, dans les cellules endothéliales qui la doublent.

Fier de cette découverte, M. Robin se pose en grand juge et attaque le second anatomiste de France ; car on peut bien dire qu'après Bichat, Cruveilhier, un des fondateurs de

la nouvelle anatomie pathologique, est le plus grand anatomiste français. M. Robin s'exprime ainsi :

« Pour n'avoir pu remplir ces conditions (c'est-à-dire un
examen anatomique microscopique tel que le faisait M. Robin), M. Cruveilhier s'est trouvé amené à déterminer comme
séreuse, à comparer anatomiquement et physiologiquement
aux synoviales, qui sont des parties complexes, un élément
anatomique ayant la forme de tube, dont la substance est
simplement homogène, amorphe et parsemée de noyaux,
comme l'est, par exemple, celle des plus fins capillaires[1]. »

Voilà une phrase qui ne laisse aucune équivoque. J'aurai
l'occasion d'établir que M. Cruveilhier, en regardant simplement les nerfs à l'œil nu avec ce soin, cette attention,
cet excellent esprit qui le distinguaient, a beaucoup mieux
vu, beaucoup mieux compris, beaucoup mieux interprété
les faits que M. Robin, l'œil armé d'un microscope. Je relève ce fait pour vous montrer que le microscope n'est que
l'un des moyens dont nous pouvons nous servir pour arriver
à connaître les tissus, et pour vous engager à ne pas né-
gliger les méthodes variées de l'observation à l'œil nu qui
peuvent soit guider, soit contrôler les recherches que nous
faisons à l'aide de notre instrument de travail habituel.
Vous verrez bientôt que l'idée de M. Cruveilhier est la vraie,
et qu'elle est en rapport avec les conceptions histologiques
et physiologiques que nous avons aujourd'hui.

On en était encore, en Allemagne, aux observations de
Henle, que Kölliker avait vérifiées et dont il s'était déclaré
partisan, en France, aux données de M. Robin sur le périnèvre, quand je publiai en 1872 un petit mémoire sur ce
sujet. J'avais examiné des coupes longitudinales et trans-

---

[1] Ch. Robin. *Mémoire sur le périnèvre, espèce nouvelle d'élément anatomique qui entre dans la composition du tissu des nerfs.* Comptes rendus de
la Société de Biologie, 1854, 2ᵉ série, t. I, p. 99.

versales des nerfs ; j'avais repris, dans de nouvelles conditions, les injections de Bogros pour savoir où se répand la
matière à injection ; enfin j'avais dissocié différentes parties
que j'avais reconnues sur les coupes longitudinales et transversales.

La même année, MM. Axel Key et Retzius, qui savaient
sans aucun doute que je m'occupais de cette question, puisque j'avais remis mon travail à M. Axel Key lui-même, et que
je lui avais montré toutes mes préparations lors d'un voyage
qu'il fit à Paris en octobre 1872, publièrent en langue sué-
doise un mémoire sur le même sujet. Ce mémoire est, il est
vrai, daté de leur main du 20 août (le mien a paru en mars
et en juillet), mais je ne l'ai reçu, comme tout le monde
probablement, que dans le courant du mois de décembre.
Les histologistes suédois arrivent à des résultats semblables
à ceux que j'ai indiqués ; de plus, ils ont étendu leurs recherches à d'autres points ; ils ont étudié tout spécialement
les rapports des enveloppes des nerfs avec celles de la
moelle épinière, et les rapports des enveloppes du cerveau
avec celles de la moelle et des nerfs crâniens. Je reviendrai
sur leurs recherches à ce sujet, lorsque nous nous occuperons
du cerveau et de la moelle. Mais il est nécessaire, avant
d'aller plus loin dans mon exposé, que j'ajoute encore quelques mots à propos de leur travail.

Je ne sais pourquoi, dans les publications allemandes et
même, je dois le dire, dans des publications françaises, on
attribue à MM. Axel Key et Retzius la découverte de la gaîne
lamelleuse des nerfs. Il est vrai qu'ils ont persisté à ne pas
reconnaître la priorité de mes recherches, bien que l'occasion ne leur en ait pas manqué. Ainsi, dans le travail
qu'ils ont publié en 1873 dans les archives d'anatomie
microscopique de M. Schultze, et où ils auraient certainement dû rappeler ma publication, ils continuent à dé-

crire la gaîne lamelleuse, comme s'ils avaient découvert tous les faits, et sans tenir aucun compte de ceux qui les avaient précédés immédiatement. Du reste, ils ont essayé de se garantir de toute revendication de cette nature dans la phrase suivante de leur mémoire, qui, je crois, me concerne et qu'en tout cas je crois devoir m'appliquer :

« Dans le cas où, pendant la rédaction de notre travail, il aurait été publié une découverte sur telle ou telle partie de notre sujet si étendu, nous ne soulèverons aucune de ces questions de priorité, si peu utiles et si peu profitables à la science[1] ».

En voilà assez sur une question qui, je suis de l'avis de MM. Key et Retzius, n'a pas un grand intérêt scientifique ; mais cependant je devais vous indiquer ces circonstances historiques, et cela pour deux motifs. D'une part, il est dur de se voir enlever le fruit de ses recherches, surtout quand elles ont nécessité un long travail et une grande patience, comme c'est le cas pour le sujet si complexe dont il s'agit ici. En second lieu, comme je n'ai pas pu rendre compte des recherches des auteurs suédois, mon travail ayant paru avant le leur, si je laissais s'accréditer l'opinion que mes recherches sont postérieures, on pourrait croire que je suis leur plagiaire et que je les ai copiés sans les citer. Je devais donc, pour mon honneur, et bien que ce point n'ait pas d'importance scientifique, élucider ici cette question personnelle.

Cela étant dit, je vais reprendre l'étude des faits que j'ai

---

[1] « Es kann indessen während solcher anhaltenden und umfassenden Arbeiten nicht vermieden werden, dass ein oder anderes Detail des weitläufigen Gegenstandes während der Zeit von andern Verfassern berührt wird, eine oder andere Entdeckung geschieht und veröffentlicht wird ; wir werden in solchen Fällen in wenig nützliche und der Wissenschaft nicht rühmliche Prioritätsstreitigkeiten nicht eingehen. » (Axel Key et G. Retzius, Studien in der Anatomie des Nervensystemes. *Arch. f. micr. Anat.*, 1873, p. 309.)

observés en y ajoutant le résultat de mes recherches récentes. J'indiquerai, chemin faisant, les points par lesquels les observations des auteurs suédois diffèrent des miennes.

La gaîne lamelleuse des faisceaux nerveux, à une observation même très-superficielle, sur des coupes transversales des nerfs colorés au carmin par un des procédés que je vous ai indiqués, paraît constituée par des couches concentriques emboîtées. Il est évident pour moi que, si le micrographe français que j'ai cité avait fait des coupes transversales des nerfs après n'importe quelle méthode de durcissement, même après dessiccation, il aurait reconnu, en les examinant, la constitution lamelleuse de cette gaîne, et il n'aurait jamais pu écrire qu'elle est homogène, anhiste et légèrement granuleuse.

A propos de cette gaîne, nous aurons à nous poser plusieurs questions :

Quel est le nombre des lamelles qui composent l'enveloppe des faisceaux nerveux? Quelle est la structure de ces lamelles? Quels rapports ont-elles les unes avec les autres?

Nous pourrons résoudre le premier problème, celui du nombre des lamelles constitutives, en faisant l'examen de préparations qui nous permettront aussi d'acquérir quelques notions sur leur structure.

Parmi les méthodes à employer, je vais en choisir quelques-unes des meilleures pour vous les indiquer ici. Celle qui donne les résultats les plus frappants est la suivante :

Un nerf sciatique de chien ou de lapin étant isolé à l'état frais et régulièrement tendu, on y injecte avec une seringue hypodermique munie d'une canule en or un mélange d'une partie d'une solution de nitrate d'argent à 1 pour

100 avec deux parties de gélatine. La gélatine doit être ramollie d'abord dans l'eau distillée, puis fondue au bain-marie. La solution d'argent y est versée ; le mélange est liquide à 55°, et on l'injecte à cette température. L'injection doit être pratiquée, non pas dans l'épaisseur d'un faisceau, mais dans le tissu conjonctif qui unit et sépare les différents faisceaux. En poussant le piston de la seringue, vous verrez la masse gélatineuse se répandre, envelopper les faisceaux nerveux, courir le long du nerf et enfin s'arrêter après lui avoir formé une sorte de manchon plus ou moins cylindrique. Dans notre prochaine leçon, quand je vous parlerai du tissu conjonctif périfasciculaire, je vous expliquerai pourquoi l'injection pratiquée avec la seringue hypodermique ne détermine pas ici une boule, comme dans le tissu conjonctif sous-cutané, mais un manchon allongé.

Quand la masse est solidifiée, le segment de nerf est enlevé et plongé pendant vingt-quatre heures dans l'alcool. Il est alors suffisamment durci pour que l'on puisse y pratiquer des coupes transversales que l'on place d'abord dans l'eau pour les faire gonfler et, que l'on monte ensuite en préparations persistantes dans la glycérine.

Sur ces coupes, la gaîne lamelleuse paraît constituée par une série de lames séparées les unes des autres par des lignes granuleuses noires souvent irrégulières. Je vous dirai de suite que ces lignes noires sont formées par le dépôt d'argent dans les cellules endothéliales. Nous avons vu (p. 171), en examinant les nerfs thoraciques du rat imprégnés à l'argent, que non-seulement le ciment intercellulaire réduit avec rapidité le sel d'argent, mais encore que les lames cellulaires elles-mêmes s'en emparent avec une avidité toute spéciale et le fixent sous forme de taches ou de grains noirâtres dont on voit leur surface parsemée. L'ensemble de ces grains produit les lignes noires dont nous parlons en ce moment, et grâce auxquelles nous pourrons compter le nombre des lamelles.

En faisant cette observation, nous verrons d'abord que les gaînes ne sont pas toutes constituées par un même nombre de lamelles ; ce nombre est d'autant plus grand que le nerf est plus volumineux, sans qu'il y ait cependant à cet égard une proportion constante. Le nombre des lamelles n'est pas toujours le même sur toute la circonférence d'un même faisceau ; ce fait est en rapport avec certains détails sur lesquels j'aurai l'occasion de revenir.

Voici un chiffre qui vous donnera une idée approximative de la quantité de lamelles qui peuvent exister autour d'un faisceau nerveux. Sur le gros faisceau du nerf sciatique du chien, nous en comptons généralement dix, douze et jusqu'à quatorze. Par conséquent, si nous donnions à ces lamelles, dont chacune est l'équivalent de la gaîne de Henle, le nom de périnèvre (car ces deux noms sont synonymes), nous aurions ici dix, douze, quatorze périnèvres.

Chez le lapin, les gaînes sont beaucoup moins nombreuses, plus minces et plus extensibles ; les injections y pénètrent beaucoup plus facilement en les écartant les unes des autres. Lorsque la masse a été solidifiée par l'alcool, les lamelles restent écartées, comme par exemple dans ce dessin (fig. 12) qui représente la coupe transversale du gros faisceau du nerf sciatique du lapin. Vous voyez qu'ici les lamelles sont trop minces pour qu'il soit aisé, par ce procédé, d'en distinguer la structure.

Une autre méthode qui vous donnera également de bons résultats pour l'appréciation du nombre des lamelles consiste à pratiquer des coupes transversales après durcissement dans l'acide osmique. Je vous conseille de choisir pour l'appliquer le nerf pneumogastrique du chien ; vous éviterez ainsi d'avoir recours à la gomme pour compléter le durcissement. En effet, comme nous l'avons reconnu (p. 140), grâce au grand nombre de fibres de Remak que contient ce nerf, il suffit d'une immersion de quelques heures dans l'alcool après l'action de l'acide osmique pour lui donner une consistance convenable.

Les coupes sont lavées à l'eau et colorées à la purpurine. Ce réactif a l'avantage de ne teindre que très-faiblement le tissu conjonctif ; aussi les lamelles ne sont-elles pas colorées,

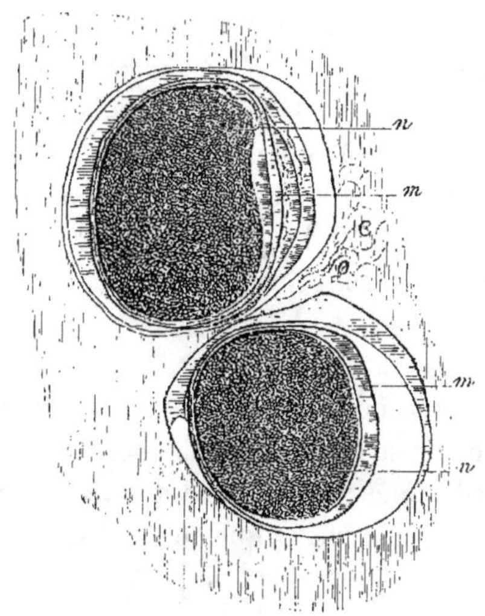

Fig. 12. — Coupe transversale du nerf sciatique du lapin. — La gaine lamelleuse des faisceaux a été dissociée par une injection de gélatine additionnée de nitrate d'argent. — *n*, nerf ; *m*, une des membranes de la gaine lamelleuse.

tandis que les noyaux se distinguent très-nettement (fig. 9, pl. II). Grâce à ces noyaux qui occupent les stries comprises entre les lames, il est facile d'en faire la numération.

On peut aussi compter les lames de la gaîne des faisceaux nerveux sur des coupes faites après le durcissement des nerfs, obtenu par la dessiccation ou par l'action

successive.de l'acide picrique ou de l'alcool, de la gomme et
de l'alcool, pourvu qu'elles soient ensuite colorées au picrocarminate, traitées par l'acide acétique et conservées dans
la glycérine additionnée d'acide formique.

En les examinant, on constate que, sous l'influence de
l'acide, une portion de la substance des lamelles de la gaîne
s'est décolorée, tandis que l'autre portion est restée d'une
couleur rouge intense (fig. 4 et 5. Pl. III). La portion décolorée correspond au corps de la lame; la portion rouge
correspond au revêtement cellulaire de sa surface et aux
noyaux qui y sont compris. Il y a encore à observer dans
ces préparations d'autres détails sur lesquels je reviendrai.
Ici, m'occupant surtout du nombre des lamelles, je vous
ferai remarquer qu'après l'action du carmin et des acides
la numération en est facile, parce que les lamelles ont subi
un gonflement et se sont écartées les unes des autres.

J'arrive à la seconde question que nous nous sommes posée : quelle est la structure de ces lamelles?

Les méthodes que nous avons indiquées jusqu'ici nous
permettent déjà d'acquérir quelques notions à ce sujet.
Ainsi, vous venez de voir que l'on peut considérer à chaque
lamelle deux parties : un stroma qui se gonfle sous l'influence de l'acide acétique et des cellules endothéliales
appliquées à la surface de ce stroma.

Ces cellules endothéliales sont-elles en couche continue?
Sur les petits nerfs imprégnés par les sels d'argent, nous
avons vu, vous vous en souvenez, une ou deux couches endothéliales continues ; en imprégnant de la même façon de
petits nerfs du chien ou de l'homme que nous éclaircirons
ensuite, nous distinguerons, au lieu de deux couches seulement, un nombre considérable de réseaux endothéliaux ;

le grand nombre de lignes noires qui s'entrecroisent donne lieu, il est vrai, à une telle intrication qu'il est impossible de compter les couches et de les distinguer les unes des autres ; mais l'analogie nous autorise à soutenir qu'elles sont toutes continues.

L'action de l'acide acétique sur des coupes faites après dessiccation ou après durcissement dans l'alcool, l'acide picrique, etc., nous permet de reconnaître certaines dispositions qui ne manquent pas d'intérêt et qui sont figurées sur ce dessin représentant l'une des préparations disposées sous ces microscopes (fig. 4. Pl. III).

Entre les lames, qui sont à peu près incolores, se montrent des lignes rouges, dans lesquelles sont compris des noyaux. Dans les portions claires vous remarquerez, en outre, des cercles ou des ellipses plus ou moins allongés, limités également par des lignes rouges. J'y reviendrai quand nous aurons examiné les résultats des autres méthodes que j'ai encore à vous indiquer.

Ces méthodes consistent à dissocier la gaîne lamelleuse en lambeaux assez minces pour pouvoir en étudier les parties constitutives. Voici, par exemple, un nerf volumineux, le sciatique du chien, qui a séjourné pendant plusieurs mois dans une solution de bichromate d'ammoniaque à 2 pour 100. Ce segment de nerf étant placé dans un baquet plein d'eau, nous isolons, à l'aide de deux pinces, le gros faisceau nerveux. Il reste autour de lui, outre la gaîne lamelleuse, une certaine quantité de tissu conjonctif périfasciculaire. Pour l'en débarrasser aussi complétement que possible, on le maintient au fond de l'eau à l'aide d'une pince, tandis qu'avec une seconde pince on saisit et on arrache, les uns après les autres, les faisceaux de tissu conjonctif.

Avec un peu d'habitude, et en sachant qu'ils ont une direction longitudinale, on arrive à les détacher tous et à arrêter l'opération au moment où l'on a mis à nu la gaîne lamelleuse. Cette gaîne est fendue suivant la longueur du faisceau nerveux avec des ciseaux fins ; ses bords sont rabattus, et les tubes nerveux en sont extraits à l'aide d'une aiguille ou d'une pince. La gaîne se présente alors sous la forme d'une petite membrane lisse, comme vernie, et assez semblable à de la baudruche gommée.

Cette membrane est beaucoup trop complexe pour qu'il soit possible, en l'examinant tout entière à plat, d'en faire l'analyse ; il est dès lors indispensable de la diviser en lambeaux plus fins correspondant à une seule ou à un petit nombre de ses lamelles constitutives. A cet égard, je ne saurais vous donner de règles précises ; il faut partir de la connaissance que l'on a de la membrane, savoir (comme nous le verrons plus tard) que les lamelles y sont unies les unes aux autres de manière à constituer une sorte de réseau membraneux, que dans ce réseau les unions transversales sont plus solides que les longitudinales, et qu'il est par conséquent plus facile de le rompre dans le sens de la longueur ; il faut en outre y mettre beaucoup de patience, beaucoup de temps et beaucoup de soin.

Lorsque l'on a isolé des lambeaux suffisamment fins, on y laisse tomber une ou deux gouttes d'une solution convenablement préparée d'hématoxyline (formule de Boehmer) ; quelques minutes après on lave à l'eau, et l'on examine dans la glycérine. L'observation doit porter en premier lieu sur les bords des lambeaux, aux endroits où la lamelle, étant pour ainsi dire effeuillée, est réduite à une seule couche. Vous y remarquerez des noyaux fortement colorés, irrégulièrement ovalaires, de dimension variable, et présentant un nucléole très-distinct. En les examinant avec soin, vous reconnaîtrez qu'ils sont compris dans une lame mince, légèrement bleuâtre, homogène et transparente.

Si vous rapprochez cette observation de celles que nous avons faites jusqu'ici, il vous sera facile de vous convaincre que cette lame n'est autre chose qu'un lambeau endothélial mince dont les cellules soudées intimement les unes aux autres sont restées unies malgré la dissociation. C'est à cause de cette difficulté d'isoler les cellules que l'on considérait autrefois ces sortes de membranes comme des épithéliums continus parsemés de noyaux (épithélium nucléaire de Robin). Depuis que l'on a décelé les limites des cellules par l'imprégnation d'argent, les épithéliums de ce genre ont entièrement disparu des descriptions classiques.

Le lambeau endothélial que nous observons ainsi, et dont nous ne saurions distinguer les limites cellulaires avec la méthode que nous venons d'appliquer, présente des plis, sur lesquels on pourrait déterminer son épaisseur. Je ne l'ai pas mesurée, mais elle me paraît à peine supérieure à 1 millième de millimètre.

Dans le point où vous pourrez l'observer, la membrane endothéliale est complétement isolée; mais dans la plus grande étendue de la préparation, elle repose sur un stroma connectif. Elle présente une fine structure en rapport avec ce stroma; je vous en parlerai dans ma prochaine leçon.

TREIZIÈME LEÇON

(23 JANVIER 1877)

Tissu conjonctif des nerfs. — Gaîne lamelleuse.

Structure des lamelles. — Endothélium et stroma. — Le stroma est constitué
par un treillis de fibres conjonctives fines. — Empreinte de ce treillis sur
la lame endothéliale. — Comparaison de cette empreinte avec celle que l'on
observe sur les cellules pigmentées de la choroïde. — Une empreinte semblable se produit partout où des cellules molles recouvrent une lame fibrillaire.
Étude des lamelles après fixation du faisceau nerveux par l'acide osmique,
dissociation de la gaîne et coloration des lambeaux par le rouge d'aniline.
— Différence de constitution des lamelles suivant leur profondeur. Les plus
superficielles sont formées par les faisceaux conjonctifs les plus épais. —
Fenêtres qui se montrent dans les lames les plus externes. Leur analogie
avec les trous du mésentère de la grenouille ou du grand épiploon du lapin.
Tissu élastique des lamelles. Son étude dans la gaîne du pneumogastrique du
chien après macération dans l'acide chromique. — Grains, fibres et plaques
élastiques.
Les lamelles ont-elles un endothélium sur chaque face? Probabilité de ce fait
indiquée par le grand nombre des noyaux. — Observation directe de ce double
endothélium dans les corpuscules de Pacini et dans la gaîne lamelleuse.
Texture de la gaîne lamelleuse. — Les lamelles sont-elles indépendantes? Leur
réunion par des cloisons, qui forment des piliers interrompus par des arcades. — Coupes longitudinales après injection interstitielle de gélatine
argentée. — Coupes longitudinales sur la gaîne lamelleuse après dessiccation,
colorées au picrocarminate et traitées par l'acide acétique. Les lamelles sont
anastomosées en un système de tentes.

MESSIEURS,

Dans la leçon précédente, après vous avoir exposé
l'historique de la gaîne lamelleuse, j'en ai commencé la

description. Je vous ai indiqué les méthodes à employer pour compter les lamelles qui composent la gaîne ; puis nous avons abordé l'étude de la structure de ces lamelles constitutives. Vous avez vu comment on doit faire la dissociation de la gaîne d'un nerf durci par le bichromate d'ammoniaque, et comment il convient d'en colorer les parties minces avec l'hématoxyline. L'étude de préparations ainsi faites nous a montré que chaque lame constitutive de la gaîne présente au moins deux parties nettement distinctes : la lame endothéliale et le stroma sous-jacent. Je vous ai décrit l'endothélium, il me reste à vous parler du stroma et de ses rapports avec la couche endothéliale.

L'hématoxyline, en solution alunée fortement colorée, comme il convient en général de l'employer, permet d'acquérir de bonnes notions sur le stroma. Elle colore les faisceaux de tissu conjonctif moins fortement que les noyaux de la lame endothéliale, mais assez pour permettre de reconnaître nettement la disposition, le volume et les rapports des fibres connectives. Vous avez constaté que ces fibres sont très-fines et qu'elles sont entrecroisées de manière à former un treillis qui limite des figures irrégulières. Ce treillis est en rapport immédiat avec les cellules.

C'est ici le cas de vous parler d'une disposition particulière des cellules endothéliales, que vous apprécierez exactement sur les préparations disposées aujourd'hui devant vous. Ces cellules ou les lames cellulaires qu'elles composent présentent des stries très-fines entrecoupées, plus claires ou plutôt moins colorées que le fond de la cellule elle-même. Cela indique ou bien que dans ces cellules certaines régions se colorent moins fortement que d'autres, ou bien, si la substance de la cellule se colore uniformément, qu'il y a au niveau de ces stries une épaisseur moins considérable de cette substance.

J'aurais de la peine à prendre un parti entre ces deux hypothèses, si nous ne possédions un objet qui nous donne des indications très-précieuses sur la manière dont les stries de ce genre se produisent ; je veux parler des cellules pigmentées de la choroïde.

Chez l'homme, ces cellules, fortement pigmentées et très-ramifiées, ne sont pas commodes à observer ; il est difficile même de reconnaître qu'elles sont plates : mais chez le chien, chez le chat et chez un certain nombre d'autres animaux, la choroïde présente des cellules connectives étendues, régulières, sans prolongements ou avec des prolongements très-peu marqués, et qui sont pigmentées plus légèrement, de manière à présenter seulement une coloration brune. Ces cellules, disposées en une seule couche, diffèrent des cellules endothéliales en ce qu'elles ne se touchent pas, mais sont à une certaine distance les unes des autres. De cette façon on peut apercevoir, entre elles, le stroma sur lequel elles reposent, et qui est composé de fines fibrilles entrecroisées, analogues à celles qui forment le stroma des lamelles de la gaîne lamelleuse.

J'ai disposé sous un de ces microscopes une lame de la choroïde du chien. La préparation, conservée depuis plusieurs années dans la glycérine, a été faite en dissociant la choroïde après que l'œil avait séjourné plusieurs mois dans le liquide de Müller. Cette lame, comme toutes celles de la choroïde, est revêtue de deux couches cellulaires ; sur l'une des faces du stroma conjonctif, les cellules sont pigmentées et nettement visibles ; sur l'autre face au contraire, les cellules étant dépourvues de pigment, il vous sera difficile de les apercevoir.

Ne nous occupons que du revêtement cellulaire pigmenté.

Comme vous pouvez vous en assurer, le pigment rend superflu l'emploi de toute matière colorante et accuse parfaitement tous les détails des cellules.

En mettant l'objectif bien au point, vous verrez se dessiner sur leur surface des stries rectilignes claires dont la direction est continuée aux deux bords de la cellule par une fibrille de tissu conjonctif; ou bien, si vous préférez faire

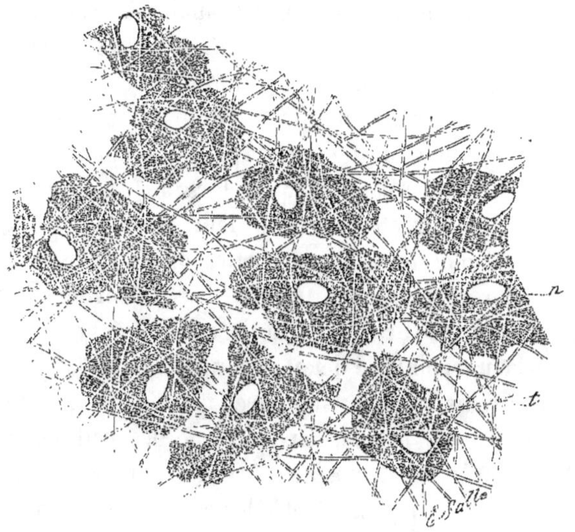

Fig. 15. — Endothélium pigmenté de la choroïde, — *n*, noyaux des cellules pigmentaires; *t*, fibres de tissu conjonctif.

l'observation en sens inverse, suivez une des fibrilles de tissu conjonctif qui passent sous une cellule, vous remarquerez que sa direction est continuée par une strie claire traversant la cellule en ligne droite jusqu'à son autre bord, où vous retrouvez la fibrille de tissu conjonctif. Les stries claires qui sillonnent ainsi la surface des cellules ne sont donc autre chose que des dépressions correspondantes aux fibres connectives, sur lesquelles leur substance, molle comme de la cire à demi fondue, s'est appliquée de manière à en prendre l'empreinte. Sur les points où les fibres se sont ainsi moulées dans la cellule, elles en ont diminué l'épaisseur. Il s'y trouve par conséquent un moins grand nombre de grains de pigment, ce qui détermine l'apparition d'une ligne plus claire.

Les stries que nous observons sur les cellules de la gaîne lamelleuse sont dues à une cause analogue. Comme vous avez pu le voir, ces cellules reposent sur un stroma fibrillaire en forme de treillis. Elles prennent donc l'empreinte des fibrilles de ce stroma, et, partout où ces fibrilles se moulent dans leur substance, elles ont une épaisseur moins considérable. Il suit de là que, lorsque ces lames cellulaires, après avoir été isolées de leur stroma, seront soumises à la coloration, leurs parties moins épaisses seront moins colorées et se montreront sous la forme de stries claires tranchant sur le fond de la cellule.

C'est là un point de détail, du moins pour la gaîne lamelleuse; mais j'y ai insisté, parce qu'il a une portée très-générale. Toutes les fois en effet que des cellules plates, molles, sont ainsi disposées sur un treillis de fibres connectives, elles en prennent et elles en gardent l'empreinte. C'est un fait qu'il faut toujours avoir présent à l'esprit, quand on discute sur les formes et les aspects que présentent les cellules plates du tissu conjonctif.

J'insisterai encore sur un autre point, à propos de cette observation. Les noyaux des cellules endothéliales sont plus épais que le corps même de la cellule, et dès lors, comme ils ne font pas une saillie considérable à sa surface, il faut que le stroma soit creusé d'une fossette à leur niveau pour les loger.

Ces fossettes existent en effet. Lorsque, par les hasards de la dissociation, un noyau a été chassé de sa position, on remarque à sa place dans le tissu conjonctif une dépression en forme de logette.

Une autre méthode, que je vous recommande pour l'examen de la gaîne lamelleuse, consiste à fixer les nerfs par le moyen de l'acide osmique. Après l'action de ce réactif, les faisceaux connectifs périfasciculaires ayant été enlevés comme je vous l'ai indiqué dans ma dernière leçon, la gaîne lamelleuse est fendue dans sa longueur, et les tubes nerveux en sont extraits à l'aide de la pince et des aiguilles. Ainsi isolée, cette gaîne présente une teinte brune, notablement moins foncée que celle du nerf, mais plus foncée cependant que celle du tissu conjonctif ordinaire traité par l'acide osmique. Elle doit être ensuite dissociée en lamelles suivant les indications que je vous ai également données dans la dernière leçon. Les lambeaux minces que l'on en obtient ainsi sont étalés sur la lame de verre et colorés par une solution de rouge d'aniline dans l'eau ou dans l'alcool au tiers. Une fois la coloration produite, la préparation est lavée à l'eau pour chasser l'excès de la matière colorante, et montée dans la glycérine.

La plupart des faits dont je vais maintenant vous entretenir peuvent être observés également sur les gaînes traitées par le bichromate d'ammoniaque et colorées par l'hématoxyline, mais, comme ils peuvent être mieux reconnus dans tous leurs détails au moyen de ce dernier procédé, j'en ai réservé la description jusqu'à maintenant.

Il est un premier point sur lequel je dois attirer votre attention : c'est la différence de constitution des lamelles de la gaîne suivant leur profondeur. En effet, les lamelles superficielles n'ont pas la même structure que les lamelles moyennes, et celles-ci diffèrent à leur tour des lamelles profondes. Elles sont toutes, il est vrai, composées des mêmes éléments, et ces éléments sont arrangés de la même façon ; mais leur volume et leur nombre diffèrent suivant les couches que l'on considère. Ainsi, les faisceaux de tissu conjonctif, qui ont dans les lamelles superficielles un volume assez notable, deviennent de moins en moins épais dans les couches plus profondes. La coloration au rouge d'aniline permet de reconnaître à la surface des différentes lames, aussi bien que dans leur épaisseur, un réseau élastique. Ce réseau, composé de fibres très-fines formant des mailles très-étroites dans les couches profondes, est au contraire constitué dans les superficielles par des fibres plus volumineuses et des mailles plus larges.

Dans les lames les plus externes de la gaîne lamelleuse, on remarque des perforations, des pertes de substance, ou, pour parler plus exactement (car à proprement dire il n'y a pas de perte de substance), des fenêtres rondes ou ovalaires. Vous reconnaîtrez cette disposition sur une des préparations que j'ai disposées devant vous et où j'ai mis sous l'objectif une des lames externes de la gaîne, isolée par dissociation. Cette lame présente en certains points des trous tantôt simples, tantôt cloisonnés. Quelquefois ces fenêtres sont isolées ; d'autres fois on en rencontre deux, trois, quatre ou plus, les unes à côté des autres.

Comme la préparation a été colorée par le rouge d'aniline, vous distinguerez les noyaux des cellules (je dois vous avertir que cette coloration s'affaiblit rapidement, et que l'observation dont je vais vous parler doit se faire sur des préparations récentes). Ces noyaux se présentent, les uns de face, les autres de profil ; parmi ces derniers, il en est qui se montrent sur le rebord d'une des fenêtres ou d'un des trous dont je viens de vous parler. Cette observation vous conduit à reconnaître qu'à leur ni-

veau, l'endothélium de l'une des faces de la lame se replie
pour aller gagner l'autre face.

Cette disposition fenêtrée, que vous pourrez être surpris
de rencontrer ici, est commune dans le système conjonctif.
Les membranes, qui en sont une dépendance, présentent très-souvent des ouvertures de ce genre qui font
communiquer leurs deux faces. C'est ainsi que dans le mésentère de la grenouille, par exemple, il y a de ces sortes de

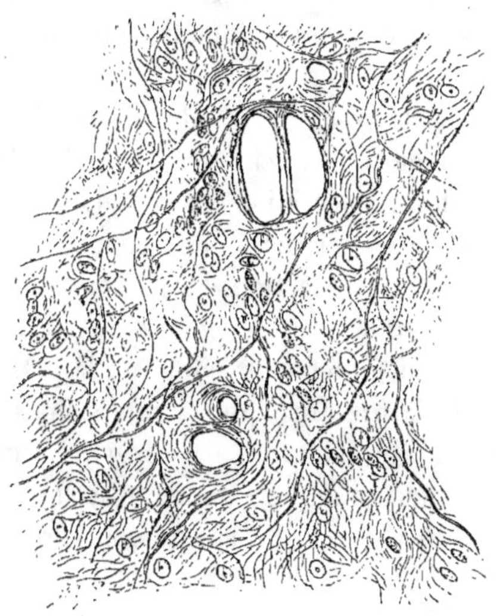

Fig. 14. — Mésentère de la grenouille, coloré au picrocàrminate et traité
au pinceau. — 120 diam.

fenêtres, tantôt simples, tantôt cloisonnées, comme celles
qui sont figurées dans les dessins que je vous montre ici.

Le grand épiploon du lapin présente des fenêtres semblables ; on en rencontre également en assez grand nombre dans son repli mésopéricardique. Dans le grand épiploon du rat, du cochon d'Inde, du chien, de l'homme, etc.,
les fenêtres occupent un espace beaucoup plus considé-

rable, et ne sont plus séparées que par des travées plus ou moins larges.

Les lames de la gaîne lamelleuse des nerfs sont donc des membranes de tissu connectif tapissées d'endothélium, et comparables en tous points aux membranes conjonctives des autres parties de l'organisme, comme le mésentère, le grand épiploon, etc., avec cette différence que dans ces dernières il existe des cellules qui appartiennent au stroma, tandis que, dans les lames de la gaîne des nerfs, le stroma connectif ne possède pas d'éléments cellulaires dans son intérieur.

Je dois vous parler maintenant des fibres élastiques qui existent dans la gaîne lamelleuse. Pour les étudier, je vous recommande la macération du nerf dans l'acide chromique, car c'est avec ce réactif que l'on obtient les meilleurs résultats. Après son action, la dissociation de la gaîne se fait assez facilement, et la coloration au picrocarminate réussit bien, si toutefois le séjour de la pièce dans l'acide chromique n'a pas duré plus d'une semaine. Si vous examinez, sur une préparation de ce genre, une des lamelles les plus internes du nerf pneumogastrique du chien, par exemple, vous verrez des corps qui, au premier abord, vous paraîtront de forme extraordinaire. Ce sont des espèces de plaques à contours irréguliers, présentant à leur centre des trous, et émettant à leur périphérie des prolongements fibrillaires. Ces prolongements sont le plus souvent moniliformes et semblent se continuer par des grains disposés en série ou en chapelet. Des grains semblables, dont le diamètre est fort variable, sont aussi quelquefois disposés irrégulièrement sur les bords des plaques ou dans leur voisinage.

Les grains, les fibres et les plaques que vous observerez sur la préparation que je mets sous vos yeux sont consti-

tués par une même substance ; ils ont les mêmes caractères
optiques, une grande réfringence, et possèdent les mêmes
réactions microchimiques. Ils sont insolubles dans les acides,
insolubles aussi dans les solutions de soude et de potasse
à 40 pour 100, et même dans les solutions moins concentrées. (Je dis *même* dans les solutions moins concentrées,
car, comme Moleschott l'a établi, les solutions étendues de
ces alcalis ont sur les éléments une action dissolvante beaucoup plus énergique que les solutions très-concentrées.)
Ils se colorent en jaune par l'acide picrique, etc.

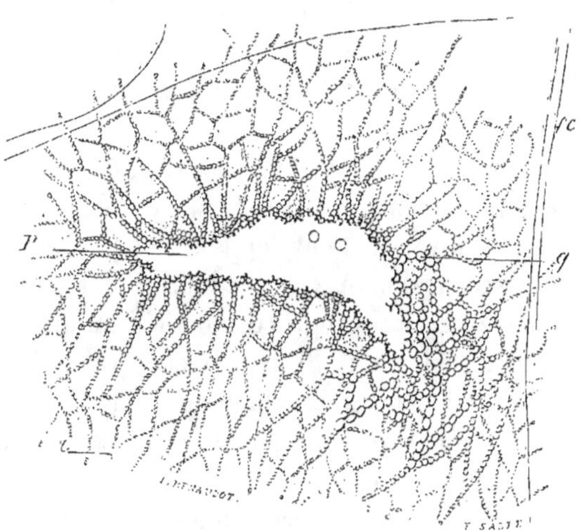

Fig. 15. — Lame la plus interne de la gaine lamelleuse du nerf pneumogastrique du chien adulte, séparée après macération prolongée dans
une solution d'acide chromique à 2 pour 1000. — P, plaque élastique ;
g, grain élastique ; v, substance intermédiaire ; r, fibre composée de
grains ; fc, faisceau conjonctif. — 400 diamètres.

Ces grains, ces fibres et ces plaques sont des grains, des
fibres et des plaques élastiques. Je ne m'étendrai pas davantage ici sur la morphologie du tissu élastique, malgré
l'intérêt qu'elle présente, parce qu'une digression plus

longue m'éloignerait trop de mon sujet, et je me contenterai de vous signaler deux points dans l'observation que nous venons de faire. Le premier, c'est que le tissu élastique peut se présenter sous ces trois formes, de plaques, de grains et de fibres. Le second, c'est que ce tissu est une formation péricellulaire ou extracellulaire, c'est-à-dire qu'il se développe en dehors des cellules.

Il se présente maintenant une question que nous avons déjà traitée partiellement, mais sur laquelle nous devons revenir pour la discuter à fond. Les lames de la gaîne des nerfs sont-elles recouvertes d'endothélium sur leurs deux faces, ou présentent-elles, au contraire, une face nue et une face revêtue?

Pour les corpuscules de Pacini, que nous étudierons plus tard, et qui présentent, comme nous avons déjà eu l'occasion de vous le dire, une enveloppe lamellaire analogue à celle des faisceaux nerveux, on admet que les lames de cette enveloppe ne sont revêtues d'endothélium que sur une de leurs faces seulement. Si le fait était vrai, l'analogie porterait naturellement à conclure qu'il en est de même dans la gaîne lamelleuse, et qu'une seule face des lamelles a un revêtement cellulaire.

Il faut donc d'abord élucider la question de savoir si les couches emboîtantes qui composent les corpuscules de Pacini sont revêtues d'endothélium sur une seule de leurs faces ou sur les deux.

Sur de bonnes préparations bien colorées, il est facile de se convaincre que chacune des lames ou des couches constitutives de ces corpuscules est revêtue d'endothélium sur ses deux faces. Je vous indiquerai les méthodes qu'il faut employer pour faire ces préparations, lorsque nous

nous occuperons des corpuscules de Pacini. Qu'il me suffise aujourd'hui de vous en montrer une sur laquelle vous
pourrez vous convaincre de ce que j'avance. En examinant
les lignes concentriques rouges qui, sur la coupe transversale du corps de Pacini disposée sous ce microscope,
séparent les différentes couches de l'enveloppe et qui représentent le revêtement endothélial, vous remarquerez que
les noyaux que l'on y distingue sont en nombre considérable. Or, les cellules endothéliales des corps de Pacini
sont très-étendues, et elles ne possèdent chacune qu'un seul
noyau. Possédant cette notion, vous pourrez reconnaître,
même à une observation superficielle, que le nombre des
noyaux serait beaucoup trop considérable si chacune des lames ne possédait qu'une seule couche de revêtement.

Vous remarquerez encore que, dans une des lignes faiblement colorées en rouge comprises entre les lames de l'organe, il existe souvent deux noyaux tout à fait voisins l'un
de l'autre. Ces noyaux appartiennent évidemment chacun
à une cellule, et dès lors on doit conclure qu'en ce point il
y a deux cellules superposées, l'une appartenant à la face
interne de l'une des lames, l'autre à la face externe de la
lame sous-jacente.

Mais, pour résoudre ce problème, il n'est pas nécessaire
d'avoir recours à l'induction, car il nous est possible d'observer directement les lames endothéliales qui appartiennent à chacune des lamelles. En effet, sur cette autre préparation, nous avons pu écarter une des lames de sa voisine
sur une certaine longueur, de telle sorte qu'elles laissent
entre elles un espace qui est rempli par le liquide additionnel.
Chacune des lames conjonctives qui bordent cet espace possède un revêtement endothélial distinct. La question est donc
résolue pour les corpuscules de Pacini. Il faut abandonner
l'opinion généralement admise, et dire aujourd'hui que deux

lames contiguës de l'enveloppe possèdent chacune un revêtement endothélial, et qu'elles sont dès lors séparées par
une sorte de cavité séreuse.

Sur les lames de la gaîne lamelleuse, nous pouvons faire
des observations absolument semblables à celles que nous
venons de vous donner en détail pour le corpuscule de Pacini. Ici aussi, sur des coupes transversales, nous voyons
les lignes qui représentent l'endothélium contenir un nombre de noyaux plus considérable que celui qui correspon-
drait à une seule couche de cellules. Nous observons de
même des noyaux très-voisins l'un de l'autre. Enfin, vous
remarquerez, sur une des préparations que je vous soumets,
deux lames écartées l'une de l'autre (ce que l'on ne peut
obtenir du reste que par un heureux hasard), et qui sont
tapissées toutes les deux d'endothélium sur leur face libre.

La démonstration est donc complète, et nous devons en
effet regarder tous les espaces interlamellaires comme des
espaces séreux.

Vous voyez combien ces observations confirment l'opinion
qu'exprimait en 1835 M. Cruveilhier. Les considérations
d'anatomie générale qui lui avaient fait assimiler la gaîne
lamelleuse aux membranes séreuses se trouvent justifiées
aujourd'hui; ce qui caractérise en effet les séreuses, c'est
le fait qu'elles sont recouvertes d'endothélium, et c'est pour
cela que nous rapprochons dans un même groupe les cavités séreuses (plèvre, péritoine, etc.), les vaisseaux lymphatiques et les vaisseaux sanguins. Nous pourrons désormais
y ajouter les corpuscules de Pacini et les gaînes lamelleuses
des nerfs.

Après avoir ainsi examiné en détail la structure des lamelles, il nous reste à étudier leurs rapports ou, en d'autres

termes, la texture de la gaîne lamelleuse. A ce sujet, plusieurs questions doivent être posées ; la première est celle-ci : les lamelles qui constituent la gaîne sont-elles indépendantes les unes des autres et simplement disposées comme des tubes emboîtés, ou sont-elles au contraire soudées entre elles dans certains points ou reliées par des cloisons?

La difficulté de la dissociation nous a déjà prouvé que les lamelles ne sont pas entièrement indépendantes. Nous acquerrons les premières notions à ce sujet en séparant les lamelles après que le nerf aura été durci dans le bichromate d'ammoniaque, et en les colorant par l'hématoxyline. En effet, si, en suivant ce procédé, on a enlevé trois ou quatre lamelles moyennes ou internes de la gaîne, et que l'on ait réussi à les bien colorer, en les examinant au microscope, on distingue en même temps les noyaux qui sont à la surface et ceux que l'on voit par transparence entre deux lames. Ces noyaux vont nous servir à nous orienter dans l'étude de la préparation. Dans cette lame de tissu vous verrez des parties plus claires se détacher sur le fond plus sombre. En les observant attentivement, vous reconnaîtrez que ce sont des lacunes de la lame superficielle, à travers lesquelles s'aperçoit directement la lame sous-jacente. Ces lacunes, assez rapprochées les unes des autres, ont généralement la forme d'arcades ogivales, et elles sont séparées par des piliers plus ou moins larges. Ces piliers, comme le reste de la lame superficielle, sont revêtus d'endothélium, et assez souvent on peut apercevoir sur leur bord des noyaux endothéliaux vus de profil, ce qui démontre que les cellules qui leur correspondent se recourbent autour du pilier, et permet d'affirmer que le revêtement endothélial, après avoir tapissé la face supérieure de la première lamelle, se replie sur les bords des arcades pour aller tapisser sa face profonde.

Cette observation, qui confirme ce que nous avons dit des espaces séreux existant entre les lamelles, ne nous indique pas suffisamment comment elles sont reliées les unes aux autres. Pour le reconnaître, il faut employer d'autres méthodes. Je vais vous en indiquer deux, que je considère comme les meilleures, et d'après lesquelles sont faites les préparations que vous examinerez à la fin de la leçon.

La première consiste à injecter, dans le tissu conjonctif du nerf, de la gélatine additionnée de nitrate d'argent, d'après le procédé que nous avons indiqué plus haut (p. 189), et, après avoir obtenu le durcissement par un séjour de vingt-quatre heures dans l'alcool, à pratiquer des coupes longitudinales. Ces coupes doivent passer par l'axe du nerf, s'il est composé d'un faisceau unique, ou, s'il y a plusieurs faisceaux, par l'axe d'un de ces faisceaux. Elles sont placées quelques minutes dans l'eau, puis dissociées sur la lame de verre, recouvertes de la lamelle et conservées dans la glycérine.

Je soumets ici à votre observation des lamelles dissociées par ce procédé et provenant de la gaîne lamelleuse du gros faisceau du nerf sciatique du chien. Vous voyez qu'elles forment des lambeaux allongés, réunis ensemble à leurs extrémités par des soudures transversales, d'une manière assez compliquée pour défier toute description, et qui ne peut guère être rendue que par un dessin ou par un schéma. Toutes ces lames sont noirâtres par suite du dépôt d'argent sur le ciment intercellulaire et sur les cellules endothéliales elles-mêmes, car l'endothélium de la gaîne a, dans les gros nerfs, la même affinité pour l'argent que celui de la gaîne de Henle.

La seconde méthode consiste à soumettre le nerf à la dessiccation et à y pratiquer des coupes longitudinales suivant son axe. Après avoir placé la coupe dans l'eau, qui l'imbibe d'abord et détermine ensuite le gonflement du tissu, on la colore au picrocarminate ; puis elle est lavée, traitée par l'acide acétique, et montée en préparation persistante dans la glycérine additionnée d'acide formique.

Sous l'influence de l'acide acétique, les parties connectives se gonflent et deviennent élastiques comme de la gélatine imbibée d'eau. Si nous appuyons avec une aiguille sur la lamelle, nous verrons les parties s'étendre, puis revenir sur elles-mêmes quand la compression aura cessé. Mais elles ne reviennent pas jusqu'à leur première position, et, si l'on répète plusieurs fois cette manœuvre, on peut arriver à dissocier ainsi par pression les lamelles de la gaîne et à obtenir des préparations qui sont au moins égales, pour la netteté, à celles que fournissent les injections interstitielles avec la gélatine argentée. La mince tranche longitudinale de la gaîne ainsi traitée montre ses différentes lamelles très-écartées les unes des autres, mais reliées par des bandes obliques, de manière que leur ensemble circonscrit des espaces losangiques ou irrégulièrement quadrilatères. Ces espaces ne sont autre chose que les fentes séreuses, démesurément agrandies dans le sens transversal par l'écartement des lamelles et dès lors facilement démontrables. Les anastomoses des lamelles dans le sens transversal sont parfaitement évidentes. D'autre part, nous avons reconnu sur les coupes transversales les anastomoses qu'elles possèdent dans le sens de la longueur. De ces deux observations réunies, nous devons conclure que ces lamelles sont anastomosées dans tous les sens et qu'elles forment ce que l'on pourrait appeler un système de tentes.

J'ajouterai, à propos des coupes longitudinales faites sur les nerfs desséchés, qu'à l'aide de ce procédé extrêmement simple, connu depuis plus de trente ans, on distingue d'une façon très-nette sur les tubes nerveux les étranglements annulaires et les noyaux des segments. On aurait donc pu découvrir, par la seule application de cette méthode, la constitution du tube nerveux par des segments. Si cette découverte n'a pas été faite plus tôt, cela tient, comme je vous l'ai dit, à ce qu'il est extrêmement difficile de remarquer dans un tissu une disposition que l'on n'y soupçonne et que l'on n'y cherche pas.

Dans la prochaine leçon, j'étudierai les rapports de la gaîne lamelleuse avec le tissu conjonctif périfasciculaire.

QUATORZIÈME LEÇON

(25 JANVIER 1877)

Tissu conjonctif des nerfs.

Manière dont se comporte la gaîne lamelleuse au point de bifurcation d'un faisceau nerveux, ou au point de pénétration d'un vaisseau sanguin.
Tissu conjonctif périfasciculaire. — Analogie de ce tissu avec le tissu conjonctif lâche ou diffus. Les faisceaux connectifs y ont une direction générale longitudinale, ainsi que les mailles du réseau élastique et les traînées de cellules adipeuses. — A mesure qu'il se rapproche de la gaîne lamelleuse, il se dispose en forme de nattes ou de lames. — Généralité de cette disposition du tissu conjonctif autour de tous les organes qui y sont plongés et y subissent des déplacements (tendons et nerfs). — Différence de la gaîne lamelleuse et du tissu périfasciculaire chez l'animal nouveau-né et chez l'adulte.
Tissu conjonctif intrafasciculaire. — Sa distinction en lames intrafasciculaires et tissu intrafasciculaire proprement dit. — Les lames intrafasciculaires sont une dépendance de la gaîne lamelleuse. Manière dont elles se divisent et s'anastomosent dans le faisceau. — Cellules et fibres du tissu intrafasciculaire proprement dit. — Considérations sur l'origine et le développement de ce tissu.
Injections interstitielles dans les cordons nerveux. Critique des opinions de Bogros et de Cruveilhier. — Impossibilité d'employer le mercure pour les injections microscopiques. — Injections au bleu de Prusse additionné de gélatine.

MESSIEURS,

Nous avons examiné dans la dernière leçon la structure et les rapports des lames constituantes de la gaîne lamelleuse des nerfs. J'ai démontré que ces lamelles, qui, au premier abord, paraissent simplement emboîtées les unes dans les autres, sont au contraire reliées entre elles par un système d'anastomoses très-compliqué. J'ai appelé ce système un système de tentes, parce qu'on le dirait formé par une série de toiles de tentes cousues les unes avec les autres, qui enclosent, lorsqu'on les considère après la dissociation, des espaces plus ou moins irréguliers. A l'état normal, ces lames sont comme des tentes repliées, c'est-à-dire qu'il n'y a plus entre elles que de minces fentes, les épithéliums de deux lames voisines s'adossant l'un à l'autre.

A propos de cette charpente, assez complexe, comme vous le voyez, nous avons encore à nous poser deux questions. La première a trait à la disposition que prennent les lamelles lorsqu'un tronc nerveux se bifurque, ou lorsqu'il émet des rameaux.

Nous savons déjà que, lorsqu'un petit nerf se bifurque, la gaîne de Henle qui l'enveloppe se bifurque également, comme le ferait un capillaire sanguin. Mais, pour les gros troncs nerveux, la question se pose autrement. Il s'agit de savoir comment se disposent les différentes lames engainantes par rapport aux rameaux nerveux émergents. Sur des coupes transversales, comme celle que je soumets à votre observation sous un de ces microscopes (fig. 5, Pl. III), vous constaterez un premier fait. Un peu au-dessus du point où doit se faire l'émission d'un rameau ou la séparation d'un faisceau nerveux en deux branches, il se produit dans l'intérieur de ce faisceau une cloison. Cette cloison, de plus en plus marquée à mesure que l'on approche du point même de la bifurcation, est formée par les lamelles les plus internes de la gaîne qui s'infléchissent et pénètrent dans le tronc nerveux pour le diviser en deux parties. Une coupe faite à ce niveau permet d'observer deux faisceaux ayant une gaîne commune formée par les lamelles les plus externes du tronc d'origine et possédant en outre chacun une gaîne propre, composée des lamelles les plus internes de cette gaîne. A mesure que l'on examine des coupes plus voisines de la bifurcation, on y remarque un plus grand nombre de lamelles infléchies autour de chacun des faisceaux, jusqu'à ce qu'enfin il n'en reste plus pour former la gaîne commune. C'est à cet endroit que la bifurcation est apparente à l'extérieur et que les deux rameaux nerveux peuvent diverger.

Je reviendrai sur ces faits quand je vous parlerai de la signification morphologique de la gaîne lamelleuse ; mais, avant de quitter ce sujet, je veux attirer votre attention sur une modification des faisceaux conjonctifs qui constituent les lamelles à l'endroit où les plus internes d'entre elles pénètrent dans le faisceau nerveux pour le séparer en deux. Sur une coupe transversale, entre les lamelles externes qui restent communes à tout le tronc nerveux et celles qui s'infléchissent de part et d'autre pour entrer dans son épaisseur, vous verrez un espace triangulaire occupé par une série de cercles (fig. 5, Pl. III). Ceux de ces cercles qui sont situés au milieu de l'espace sont arrondis et volumineux, tandis que ceux qui sont plus rapprochés des lamelles proprement dites sont plus petits et plus elliptiques. Ces cercles correspondent à la coupe transversale de faisceaux connectifs semblables à ceux qui entrent dans la constitution des lamelles et sur lesquels nous avons déjà attiré votre attention (p. 194).

J'arrive à la seconde question que nous devons nous poser. Je dois vous dire tout d'abord que la gaîne lamelleuse, que M. Robin appelle périnèvre, se laisse traverser, quoi qu'en ait dit cet anatomiste, par des vaisseaux sanguins. J'ajouterai que, dans les gros faisceaux nerveux, les vaisseaux qui pénètrent à travers la gaîne ne sont pas seulement des vaisseaux microscopiques, mais même des artères et des veines visibles à l'œil nu. Je vous démontrerai ce fait dans la prochaine leçon, lorsque je vous parlerai des injections vasculaires des nerfs. Cela posé, nous devons nous demander comment se comporte la gaîne lamelleuse quand un vaisseau venant du tissu conjonctif périfasciculaire la traverse pour aller irriguer l'intérieur du faisceau nerveux. On pourrait croire à *priori* qu'il y a dans la gaîne un canal formé pour le recevoir. Il n'en est rien. Le vaisseau, qui pénètre toujours très-obliquement dans le nerf, est entouré lui-même d'un système lamelleux qui se confond dans la gaîne avec le système général des lamelles de cette dernière, en présentant du reste des dispositions de détail très-variées. Je n'insiste pas sur ces faits, qui seront beaucoup mieux compris lorsque nous aurons étudié le tissu conjonctif périfasciculaire et le tissu intrafasciculaire.

Commençons par l'analyse du tissu conjonctif périfasciculaire.

Si nous considérons ce tissu dans la partie la plus superficielle du nerf sciatique ou du nerf pneumogastrique, nous lui trouverons une structure semblable à celle du tissu conjonctif que j'ai appelé diffus. Les auteurs allemands appellent cette sorte de tissu : tissu conjonctif sans forme (*formlos*), parce qu'il n'a d'autre forme générale que celle des espaces qu'il remplit, et par opposition au tissu conjonctif formé (*geformt*) et que nous appellerons modelé, celui par exemple des membranes, des aponévroses ou des tendons. On lui a donné aussi le nom de tissu conjonctif lâche, ou tissu conjonctif fasciculé, mais je préfère aujourd'hui le nom de tissu conjonctif diffus, parce qu'il est plus en rap-

port avec sa disposition et la place qu'il occupe dans l'organisme. Pour revenir à notre sujet, le tissu périfasciculaire
de la périphérie du nerf est donc du tissu conjonctif diffus,
c'est-à-dire qu'il a la même structure que le tissu cellulaire
des anatomistes français. On y rencontre des faisceaux
connectifs, des fibres élastiques, des cellules connectives
plates, des cellules adipeuses, et enfin des vaisseaux sanguins et des vaisseaux lymphatiques. Cependant il diffère
du tissu conjonctif diffus ordinaire par certains points qu'il
importe de noter. D'abord, au lieu d'être entre-croisés dans
tous les sens, les faisceaux connectifs y ont une direction
longitudinale. Le réseau élastique, dont les fibres sont
d'un diamètre moyen, présente aussi ses mailles allongées
dans le sens de l'axe du nerf. Enfin, les cellules adipeuses
elles-mêmes sont disposées en petits groupes allongés, dont
le grand diamètre est parallèle à la direction des cordons
nerveux. Cette disposition des cellules adipeuses se reconnaît facilement sur des préparations des nerfs thoraciques
du rat. Dans le tissu conjonctif qui entoure leur gaîne de
Henle, vous observerez presque constamment des traînées
allongées de ces cellules.

A mesure que l'on examine le tissu conjonctif dans des
points plus voisins du faisceau nerveux (s'il s'agit du pneumogastrique du chien, du chat ou du lapin) ou de l'un des
faisceaux nerveux (s'il s'agit du sciatique des mêmes animaux), ce tissu, tout en conservant ses caractères, prend
peu à peu la forme de lames. Seulement, ces lames, au lieu
d'être minces et constituées par un treillis de fibres fines
comme celles de la gaîne lamelleuse, ne sont, comparativement à ces dernières, que des nattes grossières. Elles sont
composées de faisceaux relativement épais et indépendants
les uns des autres.

Vous pourrez constater ce fait sur cette préparation que

je soumets à votre examen et qui provient du nerf sciatique du chat. Voici comment elle a été obtenue : Un segment de ce nerf a été plongé à l'état d'extension dans une solution de bichromate d'ammoniaque à 2 pour 100 où il a séjourné pendant plusieurs mois ; puis nous l'avons soumis à l'action successive de la gomme et de l'alcool pour compléter le durcissement, et nous y avons pratiqué des coupes transversales. Après avoir été débarrassées de la gomme qu'elles contenaient par une macération de quelques heures dans l'eau, ces coupes ont été colorées à l'hématoxyline et lavées dans l'eau ; enfin, déshydratées au moyen de l'alcool, éclaircies par l'essence de girofle, elles ont été montées dans le baume du Canada. Au lieu de soutenir la lamelle de verre par des cales, comme on doit le faire lorsque l'on veut conserver à une coupe sa disposition normale, nous avons au contraire appuyé avec une aiguille sur cette lamelle, et exercé ainsi une certaine pression sur le tissu. Par suite de cette compression, les faisceaux conjonctifs disposés en lames qui constituent le tissu périfasciculaire se sont renversés et mis à plat, de telle sorte qu'au lieu d'en observer la tranche, comme s'ils étaient encore debout dans leur position normale autour de la gaîne lamelleuse, vous les voyez étalés comme les feuillets d'un livre ouvert, et rangés les uns à côté des autres. Comme ils sont vivement colorés par l'hématoxyline, vous pourrez facilement vous rendre compte de leur épaisseur et de leur constitution en forme de nattes.

Vous voyez donc que tout à fait à la périphérie du nerf le tissu conjonctif est diffus, analogue au tissu cellulaire sous-cutané, avec cette seule différence que ses fibres sont longitudinales ; dans le voisinage des faisceaux nerveux, on le rencontre disposé en lames épaisses, puis enfin on arrive aux lames minces et délicates de la gaîne lamelleuse.

Avant d'envisager l'ensemble de ce tissu conjonctif, je dois encore vous parler des faits que l'on constate sur une coupe transversale d'un nerf contenant un grand nombre de faisceaux, comme par exemple le nerf sciatique de l'homme. Vous savez en effet que ce nerf, qui est composé chez certains animaux (chien, chat, lapin) d'un gros faisceau accompagné de deux ou trois faisceaux plus petits, est au contraire constitué chez l'homme par la réunion d'un grand nombre de faisceaux. Examinons donc une coupe transversale du nerf sciatique de l'homme, ou plutôt du nerf sciatique d'un enfant ou d'un embryon. Ces derniers nerfs, en effet, tout en contenant le même nombre de faisceaux, sont beaucoup plus minces, ce qui nous permettra d'embrasser d'un seul coup d'œil dans le même champ du microscope tout l'ensemble du nerf. De plus les lamelles, étant en voie de formation chez l'embryon, se distingueront avec beaucoup de netteté. Ces coupes peuvent être faites après que le nerf aura séjourné une ou deux semaines dans la solution d'acide chromique à 2 pour 1000. Si le durcissement n'est pas suffisant, on le complétera par l'action de l'alcool (voy. p. 147).

Sur une coupe ainsi faite, colorée au carmin et montée dans le baume du Canada (fig. 1, Pl. III), nous observerons une série de petits faisceaux nerveux, chacun entouré de sa gaîne lamelleuse fortement colorée en rouge, et noyés dans du tissu conjonctif ordinaire dont les faisceaux sont coupés transversalement. Nous reconnaîtrons en outre que ces faisceaux nerveux sont reliés tantôt deux à deux, tantôt trois à trois par un cercle rouge, qui représente la section d'une membrane formée par des faisceaux de tissu conjonctif. Par conséquent, non-seulement chacun des faisceaux possède sa gaîne propre; mais l'ensemble tantôt de deux, tantôt de trois faisceaux, possède une gaîne commune emboîtant les gaînes propres.

Des différents faits que je viens de vous exposer, il résulte que les lamelles de la gaîne lamelleuse ne constituent pas une forme organique à part, puisque entre elles et le tissu conjonctif périfasciculaire diffus nous trouvons tous les intermédiaires, et puisque d'autre part nous pouvons observer plusieurs systèmes de lamelles, les uns enveloppant un seul faisceau nerveux, les autres embrassant la réunion d'un certain nombre de faisceaux.

Il est donc impossible d'établir dans les nerfs une limite tranchée entre le tissu conjonctif diffus et le tissu conjonctif modelé, tel que celui qui forme la gaîne lamelleuse.

J'ajouterai même que, si nous nous plaçons à un point de vue très-général, nous devons reconnaître qu'il n'y a pas de différence fondamentale entre le tissu conjonctif diffus et le tissu conjonctif modelé.

Le tissu conjonctif lâche ou diffus, en effet, prend la forme membraneuse au contact des organes qui y sont plongés et qui y éprouvent des mouvements. C'est ainsi, par exemple, que vous trouverez le tissu conjonctif disposé en gaînes membraneuses autour des tendons, qui, plus encore que les nerfs, subissent dans son sein des déplacements continuels. La transformation du tissu diffus en tissu lamelleux est déterminée par les mouvements mêmes des organes autour desquels nous voyons ces gaînes se produire. C'est une des raisons pour lesquelles, les comparant les unes aux autres, je les ai décrites dans leur ensemble comme une variété du tissu conjonctif modelé, sous le nom de tissu lamelleux ou engaînant.

Je ne m'étendrai pas davantage sur ces considérations. Mais avant de quitter ce sujet je dois encore vous signaler un fait intéressant ; il consiste dans la différence que présente la gaîne lamelleuse chez l'embryon ou chez l'animal jeune et chez l'adulte. Si nous comparons la coupe transversale du sciatique d'un adulte à celle du sciatique d'un nouveau-né, nous constaterons dans les gaînes des faisceaux une différence très-considérable d'épaisseur. Nous pourrons noter aussi une différence remarquable de structure. Je soumets ici à votre observation deux coupes transversales, l'une du sciatique d'un chat nouveau-né, l'autre du sciatique d'un chat adulte, faites toutes deux après l'action du bichromate d'ammoniaque et colorées par le picrocarminate. Vous pourrez reconnaître aisément que, chez le nouveau-né, les gaînes lamelleuses sont formées par un nombre de lamelles beaucoup moins considérable que chez l'adulte. En revanche, les limites de chaque lame sont moins nettes chez le nouveau-né, les noyaux de l'endothélium y sont volumineux et ils se rapprochent de la forme sphérique. Chez l'adulte, au contraire, les noyaux se sont aplatis, les couches endothéliales sont devenues plus minces, et à la gaîne se sont ajoutées de nouvelles lamelles. L'observation dont nous parlons contribue encore à démontrer que la gaîne lamelleuse est le résultat d'une condensation du tissu conjonctif périorganique. Il convient même d'ajouter que cette condensation se continue pendant tout le développement de l'animal.

Occupons-nous maintenant du tissu conjonctif intrafasciculaire. Nous le distinguerons en lames intrafasciculaires et en tissu conjonctif intrafasciculaire proprement dit.

Je vous ai déjà parlé des lames intrafasciculaires à propos de la bifurcation des nerfs et de l'émission de rameaux nerveux. Vous avez vu qu'elles sont le résultat d'un dédoublement des lames les plus profondes de la gaîne lamelleuse. Mais, comme ces lames, composées de faisceaux, de fibres et de cellules, ne constituent pas des individualités organiques, les éléments dont elles sont formées pourront se disperser à l'intérieur du faisceau, entre les fibres nerveuses, et la lame perdra peu à peu de son épaisseur à mesure que sa structure se simplifiera.

Il n'en est pas ainsi quand les lames intrafasciculaires sont destinées à former la cloison qui précède la bifurcation d'un faisceau nerveux. Dans ce cas, au contraire, elles passent d'un bord à l'autre de ce faisceau sans rien perdre de leur épaisseur. Mais, lorsque ces lames se sont détachées de la gaîne lamelleuse pour accompagner un rameau vasculaire entrant dans le faisceau nerveux, ce qui est le cas le plus fréquent, on les voit diminuer progressivement d'épaisseur à mesure qu'elles pénètrent plus profondément, se diviser et s'anastomoser avec d'autres, de manière à limiter dans l'intérieur de ce faisceau des départements plus ou moins nombreux. Généralement la division de ces lames est subordonnée au trajet des vaisseaux sanguins.

Je ne vous ai pas encore indiqué les méthodes au moyen desquelles on reconnaît les faits que je viens de vous décrire. Vous pourrez employer à cet effet tous les procédés de durcissement après lesquels il sera possible de colorer les coupes par le picrocarminate et d'obtenir leur gonflement par l'acide acétique. Ainsi la dessiccation, le durcissement par l'acide picrique, la gomme et l'alcool, ou par l'alcool, la gomme et l'alcool, etc., conviendront également.

La description que je viens de faire du tissu conjonctif intrafasciculaire vous montre que ce tissu peut très-bien être une dépendance de la gaîne lamelleuse et du tissu conjonctif périfasciculaire. En effet, non-seulement la gaîne lamelleuse envoie, dans l'intérieur des faisceaux, des cloisons qui deviennent de plus en plus fines par divisions successives et finissent, pour ainsi dire, par s'effeuiller et s'effiler en leurs éléments constitutifs; mais encore il part directement de sa lame la plus interne des membranes aussi minces que celles qui résultent des subdivisions des cloisons intrafasciculaires. Il s'en sépare même des filaments isolés, analogues à ceux en lesquels les cloisons intrafasciculaires finissent par se résoudre. Cette considération porterait à croire que les cloisons intrafasciculaires et leurs dérivés forment tout l'ensemble du tissu intrafasciculaire.

Dans leur description de ce tissu intrafasciculaire, qu'ils appellent endonèvre, MM. Axel Key et Retzius ont négligé les fibrilles. Ils le décrivent comme constitué tout entier par de petites peaux (*Häutchen*) de petites membranes, généralement cellulaires et soudées entre elles par leurs prolongements[1]. Cette observation est exacte, mais elle est incomplète, car elle ne s'applique pas au tissu intrafasciculaire proprement dit, que je dois vous décrire maintenant.

Le tissu conjonctif intrafasciculaire proprement dit est constitué par des fibres et des cellules. Les fibres sont de petits faisceaux de tissu conjonctif sans mélange de fibres élastiques. Les cellules sont des cellules plates analogues à celles qui accompagnent généralement les faisceaux dans le tissu conjonctif ordinaire, sans compter les cellules lymphatiques, qui se rencontrent dans tout le tissu conjonctif diffus et sur lesquelles je reviendrai dans la prochaine leçon.

Il n'est pas besoin d'un mode de préparation spécial pour observer ce tissu conjonctif. Vous pourrez le reconnaître sur des nerfs dissociés après l'action des différents réactifs fixateurs que nous avons déjà indiqués, par exemple le bichromate d'ammoniaque, l'acide chromique, l'acide osmique, etc.

Quel que soit le procédé dont vous aurez fait usage, vous

[1] Axel Key et Retzius, *loc. cit.*, p. 348.

verrez après la dissociation, par exemple, des nerfs du chat, du chien ou de l'homme adultes, que chaque tube nerveux est entouré d'un certain nombre de fibres très-fines, très-délicates, légèrement ondulées, et dont la direction est parallèle à la sienne. Il existe donc à l'état normal tout autour de chaque tube nerveux un manchon de fibrilles connectives à direction longitudinale.

Si, après l'action des réactifs fixateurs, vous avez coloré le nerf soit par l'hématoxyline, soit par le picrocarminate,

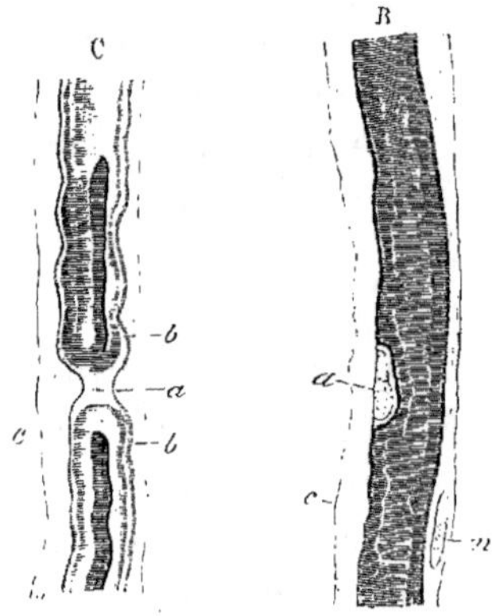

Fig. 16. — Tubes nerveux du sciatique du chien adulte, dissociés après un séjour de 24 heures dans une solution d'acide osmique à 1 pour 100.

B. *a*, noyau du segment ; *n*, noyau d'une cellule connective ; *c*, tissu conjonctif intrafasciculaire.

C. *a*, étranglement annulaire ; *bb*, renflements terminaux de deux segments voisins ; *c*, tissu conjonctif intrafasciculaire.

vous reconnaîtrez à la surface de ces fibres des cellules qui au premier abord vous paraîtront fusiformes, mais qui sont en réalité des cellules plates, comme vous vous en assurerez sur des points où, écartées par la dissociation des faisceaux connectifs sur lesquels elles sont exactement appliquées à l'état normal, elles se montreront de face. Ces

cellules sont irrégulières dans leur contour ; elles possèdent quelquefois des prolongements, mais beaucoup moins
longs et moins nombreux que ceux des cellules du tissu
cellulaire sous-cutané. Je n'ai jamais observé de ces prolongements qui établissent une anastomose entre deux cellules.
Cela pourrait tenir, il est vrai, et cela tient même probablement à ce que la dissociation après laquelle nous arrivons à les observer est toujours plus ou moins brutale, et doit
briser bien des parties délicates, comme j'ai déjà eu l'occasion de vous le faire observer à propos des fibres de Remak.

Quand les cellules connectives qui revêtent les faisceaux
sont détachées, elles ne sont pas planes, mais recourbées
comme des tuiles faîtières, gardant ainsi la forme qu'elles
avaient dans leur position normale autour des tubes nerveux. Elles présentent sur leur surface des parties plus
épaisses et d'autres plus minces, alternant généralement
sous forme de bandes. Leur noyau participe quelquefois à
ces crêtes et à ces dépressions, qui ne sont autre chose que
l'empreinte des colonnes conjonctives et des tubes nerveux
sur lesquels elles étaient appliquées.

Pour faire une bonne observation de ces cellules, il faut
choisir des animaux jeunes, même des nouveau-nés. Le
tissu intrafasciculaire, en effet, ne fait pas exception à la loi
qui régit le tissu conjonctif en général : sous l'influence du
développement, les cellules prennent de moins en moins
d'importance ; leur protoplasma s'aplatit, se dessèche, et
chez l'adulte il finit par devenir extrêmement mince, de
sorte qu'il n'est plus possible d'y remarquer les détails dont
je viens de vous entretenir.

Les cellules conjonctives que j'ai disposées sous un de ces
microscopes proviennent du nerf sciatique d'un chat nouveau-né. Le segment nerveux, enlevé à l'animal vivant, après
avoir subi pendant un temps très-court l'action de l'acide

osmique, a été dissocié, puis coloré par le picrocarminate. Vous pourrez reconnaître facilement la forme des cellules, leur bord frangé, leurs crêtes et leurs dépressions.

Je ne veux pas abandonner ce tissu sans poser le problème que soulève son origine. D'où viennent ces fibres et ces cellules plates que nous avons désignées sous le nom de tissu conjonctif intrafasciculaire proprement dit? Dépendent-elles soit de la lamelle la plus interne de la gaîne lamelleuse, soit des cloisons intrafasciculaires, ou, au contraire, n'en dépendent-elles pas? Ce qui revient à se demander, en posant la question d'une façon plus générale : tout le tissu conjonctif que nous trouvons dans les nerfs provient-il du tissu conjonctif ambiant, ou y a-t-il au contraire, en outre, un tissu conjonctif appartenant en propre au nerf lui-même?

Cette question, qui au premier abord peut paraître facile à résoudre, est au contraire d'une difficulté extrême. Il est impossible de reconnaître si les fibres que nous venons de décrire se rattachent toutes aux divers ordres de lamelles dont nous avons parlé, et par conséquent si elles dépendent toutes, soit de la gaîne lamelleuse, soit des cloisons intrafasciculaires. Tout ce que nous pouvons affirmer à ce sujet, c'est que, dans les diverses préparations, on ne voit se détacher des lames conjonctives qu'un nombre de fibres très-restreint et qui semble loin d'être en rapport avec la grande quantité des fibrilles qui forment autour de chaque tube nerveux le manchon dont nous avons signalé l'existence.

Je dois attirer votre attention sur une autre observation intéressante à propos de ces fibres connectives. Elles font presque complétement défaut chez l'animal nouveau-né, et ne se développent que tardivement. C'est chez l'adulte seulement qu'elles constituent autour de chaque tube nerveux le revêtement fibrillaire que je vous ai montré. En revanche, les cellules connectives sont beaucoup plus étendues et beaucoup plus épaisses chez le jeune sujet que chez l'adulte, et l'on peut constater que, pendant toute la durée du développement, elles sont indépendantes des fibres. Cette observation vient à l'appui de l'opinion des histologistes qui soutiennent que les fibres connectives ne se forment pas aux dépens des cellules, et elle contribue à démontrer que, dans l'intérieur des nerfs, comme du reste dans le tissu conjonctif en général, les faisceaux et les fibres doivent être considérés comme une formation péricellulaire.

Nous avons terminé l'analyse du tissu conjonctif des nerfs. Maintenant que nous connaissons bien la forme et la disposition de ses différentes parties, nous allons reprendre les injections interstitielles des cordons nerveux, pour contrôler les expériences de Bogros et de Cruveilhier. Nous possédons, en effet, tous les éléments nécessaires pour bien juger la question. Il nous sera facile de nous rendre compte, sur des coupes, dans quelles portions du nerf le liquide injecté aura pénétré, et nous reconnaîtrons dès lors s'il remplit un système de canalicules béants ou s'il écarte les éléments pour se loger dans leurs interstices.

Pour répéter les expériences dont nous voulons faire la critique, nous n'emploierons pas le même liquide que Bogros et M. Cruveilhier. On avait l'habitude, à l'époque où ces deux anatomistes firent leurs travaux, de se servir du mercure pour les injections des vaisseaux lymphatiques. Comme Bogros avait obtenu avec le mercure de bons résultats pour les injections de nerfs, il continua à en faire usage dans toutes ses recherches. Cruveilhier l'employa à son tour exclusivement, lorsqu'il répéta les expériences de Bogros.

Le mercure ne saurait convenir aux recherches que nous devons poursuivre, et cela pour plusieurs raisons. Supposons qu'après avoir injecté un nerf avec ce métal, nous en fassions une coupe transversale pour reconnaître où s'est faite la pénétration. Au moment où nous pratiquerons la section, le mercure, dégagé des éléments qui le retenaient, s'écoulera, et nous laissera sans aucune indication sur la position qu'il occupait par rapport aux faisceaux nerveux.

Ce liquide a un second inconvénient, qui, plus encore que son extrême mobilité, empêcherait de s'en servir pour des injections que l'on devra observer au microscope. Il est opaque, et, comme nous examinons nos préparations par transparence à la lumière transmise, il masque non-seulement tout ce qui est au-dessous, mais aussi tout ce qui se trouve au-dessus de lui. Il suit de là qu'il est impossible de reconnaître la position qu'occupe dans un tissu le mercure que l'on y a injecté.

Pour les recherches que nous nous proposons de faire, nous devons nous servir de masses transparentes ; dès lors, les parties injectées laissant passer la lumière, il sera facile, au moyen de légers déplacements de l'objectif, d'apprécier très-exactement leur situation par rapport aux éléments environnants.

La masse colorée dont nous allons faire usage et dont l'emploi est le plus commode est le bleu de Prusse soluble, c'est-à-dire tenu en suspension dans l'eau à un degré de division tel qu'il passe à travers un filtre en papier. Malgré cet état de division extrême, cette matière colorante ne dialyse pas, c'est-à-dire ne passe pas à travers les membranes. Ainsi, lorsqu'elle est injectée dans un vaisseau, par exemple, elle ne traverse pas les parois vasculaires pour diffuser dans les tissus voisins, ce qui pourrait devenir une cause d'erreur. Son emploi aura encore pour nous un autre avantage.

Après l'injection, et même si la masse n'a pas été additionnée de gélatine, le durcissement du tissu où elle a été pratiquée s'obtient facilement par l'action de l'alcool ou des bichromates alcalins. Il sera donc aisé d'en faire des coupes minces qui permettront de reconnaître dans quels canaux ou entre quels éléments s'est logée la masse à injection.

Commençons par une première expérience. Dénudons chez un chien le nerf sciatique sur une certaine longueur et faisons pénétrer, entre les faisceaux dont il se compose, c'est-à-dire dans le tissu conjonctif périfasciculaire, la pointe de la canule fine d'une seringue hypodermique chargée de bleu de Prusse.

En agissant sur le piston de la seringue, nous verrons la masse colorée filer dans une certaine longueur en suivant le trajet des faisceaux, puis gagner peu à peu la périphérie du cordon nerveux et venir se répandre à sa surface. La disposition du tissu périfasciculaire nous explique bien ce résultat. Les fibres qui le constituent, et qui ont une direction généralement longitudinale, forment, nous l'avons vu, dans le voisinage des faisceaux nerveux, des lames concentriques d'un treillis assez grossier. Ces lames suffisent d'abord à retenir le liquide que l'on injecte, et celui-ci, suivant leur direction, file le long de l'axe du nerf. Mais, à mesure qu'il s'y trouve sous une pression plus considérable, il tend à franchir cette barrière; il passe à travers les mailles du treillis conjonctif, et, dès qu'il est arrivé dans le tissu plus lâche qui se trouve à la périphérie, rien ne l'empêche plus de se répandre à sa surface et de s'échapper.

L'injection du tissu périfasciculaire d'un nerf a donc, comme vous le voyez, un résultat tout différent de celles que l'on pratique dans le tissu conjonctif ordinaire, par exemple, dans le tissu cellulaire sous-cutané. Comme, dans ce dernier tissu, les fibres connectives et élastiques s'entre-croisent dans tous les sens, le liquide qui y est introduit sous pression, les refoulant les unes contre les autres, les tasse, et se forme par leur feutrage une sorte de membrane artificielle, dans l'intérieur de laquelle il est maintenu sous forme de boule.

Dans le tissu périfasciculaire, le liquide injecté ne saurait être contenu de la même façon. Dès qu'il a franchi les treillis connectifs du voisinage des faisceaux nerveux, les fibres connectives de la périphérie, étant toutes à peu près parallèles, ne peuvent pas constituer par leur tassement un obstacle qui l'empêche de s'échapper.

Si maintenant, au lieu de pratiquer l'injection entre les faisceaux nerveux, comme nous venons de le faire, nous enfonçons la pointe de la canule dans l'intérieur même d'un faisceau nerveux, nous obtiendrons un résultat tout à fait différent. Après avoir dénudé, comme vous le voyez, le nerf sciatique d'un lapin, j'introduis dans le gros faisceau de ce nerf la pointe tranchante d'une canule extrêmement fine, adaptée à une seringue remplie de bleu de Prusse. J'agis sur le piston de la seringue, et, comme vous pouvez le reconnaître, le liquide file dans le faisceau sur une longueur de quatre à cinq centimètres, avec autant de régularité que s'il était injecté dans un vaisseau lymphatique. L'injection réussit aussi bien de la périphérie au centre que du centre à la périphérie. Si on la fait dans cette dernière direction et qu'au point où le liquide s'est arrêté on pratique une nouvelle piqûre, comme on a l'habitude d'opérer pour l'injection des lymphatiques, et comme ont opéré, en effet, Bogros et Cruveilhier, on arrive, en s'y prenant à plusieurs fois, à injecter toute la longueur du nerf sciatique et même ses rameaux terminaux. Ce résultat n'a pas lieu de nous surprendre, puisque, comme nous l'avons reconnu, tous ces rameaux sont munis, aussi bien que les branches plus volumineuses, d'une gaîne résistante qui empêche le liquide de diffuser au dehors.

Vous voyez que notre expérience nous conduit à des résultats semblables à ceux qu'avaient obtenus Bogros et Cruveilhier, à savoir que le liquide injecté dans un faisceau nerveux s'y répand comme dans un canal. Il nous reste à vérifier maintenant si l'interprétation de Bogros est exacte, et si ce canal existe réellement.

Dans la prochaine leçon, lorsque nous chercherons à nous rendre compte des voies suivies par le liquide dans le faisceau, en faisant l'examen de coupes transversales du nerf, vous verrez que ce n'est pas, à proprement parler, la gaîne lamelleuse qui empêche l'issue du liquide hors du faisceau, et que, fût-elle un simple treillis, le liquide ne la traverserait pas toujours, par la raison qu'il n'arriverait pas nécessairement jusqu'à elle. Nous reconnaîtrons, je puis vous le dire par avance, que les parois du canal parcouru par le liquide sont formées par les tubes nerveux refoulés à la périphérie. Maintenus à l'extérieur par la gaîne, ces tubes, serrés les uns contre les autres, ne se laissent pas traverser par le liquide, tant qu'il n'existe qu'une faible pression. Si, au contraire, vous augmentez cette dernière, comme je le fais actuellement, les tubes nerveux s'écartent, et le liquide, arrivant jusqu'à la gaîne lamelleuse qui est fenêtrée et perméable, la traverse, et vient, comme vous le voyez, se répandre dans le tissu périfasciculaire et s'échapper à la surface du nerf.

QUINZIÈME LEÇON

(30 janvier 1877)

Tissu conjonctif des nerfs. — Vaisseaux des nerfs.

Résultat des injections interstitielles faites avec du bleu de Prusse additionné de gélatine dans l'intérieur d'un faisceau nerveux. — Description du procédé d'injection. — Coupes transversales sur le nerf durci. — Observation au microscope. — Les tubes nerveux refoulés à la périphérie forment une barrière latérale à la masse injectée.

Vaisseaux des nerfs. — *Historique.* — Henle. — Kölliker. Robin : il nie l'existence de vaisseaux intrafasciculaires.

Injections des vaisseaux sanguins des nerfs. — Choix de l'animal : raisons qui doivent faire préférer le rat. Procédé opératoire. Durcissement du nerf. — Manière de faire l'injection chez la grenouille. Résultats constatés sur les vues longitudinales de nerfs entiers, éclaircis par l'essence de girofle et montés dans le baume du Canada. Aspect du réseau capillaire chez la grenouille. Mailles allongées. — Disposition des capillaires en anses chez le rat et le cochon d'Inde. — Coupes transversales démontrant nettement la présence de capillaires dans l'intérieur des faisceaux.

Messieurs,

Vous avez constaté, à la fin de la dernière leçon, que la masse que nous avions injectée dans un faisceau nerveux paraissait limitée par la gaine lamelleuse. Je dis qu'elle *paraissait* limitée, car vous allez voir dans un instant qu'il y a là une illusion, et que ce n'est pas la gaîne qui limite l'injection, comme l'ont dit Cruveilhier et M. Robin.

Si nous considérons à l'œil nu le faisceau que nous avons injecté, il nous sera difficile de reconnaître où la masse colorée a pénétré. Pour le déterminer, il convient d'avoir recours à des méthodes plus délicates, c'est-à-dire d'examiner au microscope des coupes transversales faites sur le nerf injecté. Je vais vous indiquer maintenant les détails de l'opération :

Les injections que j'ai pratiquées devant vous pour vous montrer les principaux résultats de l'expérience ont été faites avec du bleu de Prusse liquide soluble dans l'eau ; je dois vous dire maintenant qu'il y a avantage, dans le cas particulier de l'injection d'un faisceau nerveux, à ajouter une certaine quantité de gélatine à la matière colorante (une partie de gélatine pour 25 parties de bleu en solution). Voici comment on procède : si l'on veut avoir, par exemple, plus de 25 centimètres cubes de masse, on prendra 25 centimètres cubes de bleu liquide. D'autre part, on pèsera 1 gramme de gélatine sèche que l'on fera gonfler dans de l'eau distillée. Puis on la chauffera doucement jusqu'à fusion, et on ajoutera peu à peu la matière colorante. On obtiendra ainsi une masse liquide à la température de 25° à 35°. Cette masse pénétrera mieux dans le nerf que la solution saturée de bleu soluble dans l'eau. Dans tous les nerfs, en effet, il y a une certaine quantité de plasma interstitiel légèrement salé, qui coagule une partie du bleu lorsqu'on l'injecte, et constitue par là un obstacle à sa pénétration. La solution gélatineuse, au contraire, ne se coagule pas, et de plus la gélatine dont elle est chargée, agissant à peu près comme le savon dont on enduit une planche pour la rendre glissante, fait glisser plus facilement la masse le long des tubes nerveux. J'exécute maintenant

l'expérience devant vous avec cette masse, et vous pouvez
constater qu'elle nous donne une injection plus complète,
plus étendue, plus régulière que celle que nous avons faite
avec la solution simple du bleu de Prusse.

Nous avons injecté suivant ce procédé le nerf sciatique et
le nerf pneumogastrique du chien. Ils ont été placés ensuite
à l'état d'extension dans une solution d'acide chromique à 2
pour 1000, et le durcissement a été complété par l'alcool
(voy. p. 77). Vous constaterez que les nerfs ont acquis
une consistance suffisante pour qu'il soit facile d'en faire
des coupes. Pratiquons successivement dans chacun d'entre
eux une série de sections transversales sur différents points
de la longueur où a pénétré la masse colorée, en commençant par les plus voisins de l'endroit où nous avons fait la
piqûre. Dans la première, vous remarquerez au centre du
vaisseau injecté une figure bleue qui n'atteint pas jusqu'à
la gaîne lamelleuse; sur une section faite un peu plus loin,
vous observerez une figure analogue, un peu moins étendue; plus loin, la figure est plus étroite encore, et finalement nous arrivons à une section où le bleu ne forme plus
qu'un cercle très-restreint au milieu du faisceau.

Cette observation faite à l'œil nu suffit déjà à nous prouver que la masse à injection n'est pas maintenue latéralement par la gaîne lamelleuse, puisqu'elle occupe seulement
le centre du faisceau.

Le fait que nous venons d'observer paraît en rapport
avec la manière de voir de Bogros, qui admettait, vous
vous en souvenez, l'existence d'un canal limité au centre de
chaque faisceau nerveux. Mais si vous considérez que sur la
section la masse injectée a une figure irrégulière, qu'elle
est loin de posséder partout la même dimension, et qu'enfin elle n'est pas constamment au centre, mais souvent sur
le bord du faisceau nerveux (car c'est un cas qui se pré-

sente aussi souvent et que j'ai omis à dessein tout à l'heure dans ma description, pour ne pas la compliquer), il suivrait de là que le canal de Bogros, s'il existait réellement, serait très-irrégulier dans sa forme, dans son diamètre et dans sa situation. Je n'insiste pas; il est complétement inutile de poursuivre cette discussion, car l'examen au microscope des coupes transversales sur lesquelles nous distinguerons les tubes nerveux, les gaînes, le tissu conjonctif intrafasciculaire et périfasciculaire, nous permettra de reconnaître parfaitement la situation de la masse injectée par rapport à ces divers éléments.

Faisons des coupes transversales, soit à main levée, soit au microtome, sur différents points de la longueur injectée du nerf, et examinons-les par transparence à un faible grossissement. Sur certaines d'entre elles, nous verrons la masse colorée dans le milieu du faisceau. Tantôt elle y forme une figure centrale irrégulière, limitée par les tubes nerveux refoulés, entre lesquels elle s'est répandue de manière à les dessiner nettement sur le fond coloré. Tantôt, au contraire, on n'observe pas de figure centrale bien délimitée; la masse s'est répandue d'une façon plus diffuse dans tous les interstices, mais elle est toujours en quantité plus notable au centre qu'à la périphérie. Vous pourrez examiner sous ces microscopes des préparations où se rencontrent ces diverses dispositions.

Dans d'autres coupes, et j'ai placé aussi devant vous des préparations sur lesquelles vous pourrez le reconnaître, la masse d'injection n'occupe plus le centre du faisceau; elle est rapprochée de la gaîne. Dans la zone qui y confine, vous verrez les tubes nerveux séparés les uns des autres par la masse bleue. Cette masse a même pénétré dans la gaîne dont les lamelles constituantes sont séparées par des couches de matière colorée. Enfin elle s'est répandue au dehors et remplit, comme vous pouvez le voir, le tissu périfasciculaire dans une région plus ou moins étendue.

Ainsi, l'examen de ces coupes faites à différents niveaux vous le démontre, la masse à injection file entre les tubes nerveux; au début, elle se creuse un canal, comme l'indique la figure centrale irrégulière que vous avez vue sur la première coupe; plus loin, elle passe dans les interstices du faisceau, entre les tubes nerveux, qui déterminent dès lors sa direction.

Comme je vous le disais à la fin de la dernière leçon et comme vous pouvez le reconnaître maintenant, il n'est pas nécessaire que la gaîne lamelleuse soit impénétrable à la masse d'injection pour l'empêcher de s'échapper en dehors d'elle. Nous avons constaté, en effet, que le liquide coloré peut parcourir dans un faisceau une longueur de 5 à 15 centimètres sans arriver jusqu'à la gaîne. Ce n'est donc pas par cette gaîne qu'il est arrêté, mais bien par les tubes nerveux, qu'elle empêche de s'écarter. Ceux-ci, au moment où le liquide les atteint, sont refoulés à la périphérie, et, pressés les uns contre les autres, ils forment par leur réunion une sorte de membrane. Ils se comportent alors à la manière des fibres du tissu conjonctif qui, dans les injections interstitielles du tissu cellulaire sous-cutané, limitent la boule d'œdème.

On pourrait supposer les tubes nerveux qui forment un faisceau entourés simplement d'un canevas perméable, sans que celui-ci fût nécessairement traversé par la masse que nous employons. Du reste, vous le savez, la structure de la gaîne lamelleuse est telle qu'on ne saurait la considérer comme une membrane homogène et continue; les lamelles qui la composent sont, comme nous l'avons vu, anastomosées entre elles de manière à former une sorte de système caverneux très-compliqué, mais parfaitement perméable aux liquides. Connaissant cette structure, il est facile de comprendre pourquoi la masse, quand elle arrive, après un trajet plus ou moins long, à atteindre la face interne de la gaîne lamelleuse, la traverse et s'échappe bientôt dans le tissu conjonctif périfasciculaire.

VAISSEAUX DES NERFS.

Pour terminer l'analyse que nous avons entreprise des éléments constitutifs des cordons nerveux, il nous reste à faire l'étude de leurs vaisseaux sanguins.

Il est largement pourvu à l'irrigation sanguine des nerfs. Leur travail ne peut s'exécuter sans un apport de matériaux de nutrition et de respiration aux éléments intimes qui les composent. En effet, comme Schiff et Funke l'ont prouvé, les nerfs, pendant leur activité, produisent de la chaleur et consomment de l'oxygène.

Déjà en 1840, Henle connaissait bien les vaisseaux des nerfs. Voici ce qu'il en a dit dans son *Traité d'anatomie générale* : « Entre les éléments du tissu cellulaire marchent les vaisseaux capillaires, qui forment des mailles fort allongées, et qui en conséquence parcourent de grandes distances sans cesser d'être parallèles aux fibres nerveuses. Les vaisseaux capillaires des nerfs sont au nombre des plus fins que l'on connaisse. A l'état de vacuité, ils n'ont pas plus de 0,002 ligne de diamètre, et se composent uniquement de la membrane primaire des vaisseaux, avec des noyaux de cellules ovales en long, qui souvent alternent ensemble d'une manière fort régulière. Les faisceaux secondaires sont souvent accompagnés, de chaque côté, d'un vaisseau plus fort qui suit une direction longitudinale. Les branches capillaires qui unissent ensemble les deux vaisseaux longi-

tudinaux passent transversalement et obliquement sur la
face supérieure et inférieure du faisceau[1]. »

Le passage n'est pas long, et cependant la description
des vaisseaux des nerfs y est assez complète. Jusque dans
ces dernières années on n'a dit rien de plus précis à leur
sujet. Kölliker, dans son *Traité d'anatomie microscopique*, a complété ces notions, et dans les éditions successives
de son *Manuel d'histologie* il a reproduit à peu près tex-
tuellement ce qu'il en avait dit dans ses premiers ouvrages.
« Tous les nerfs d'un certain volume contiennent des vaisseaux, mais en nombre assez restreint. Ces vaisseaux ont,
en général, une direction longitudinale, et forment un réseau peu serré de capillaires très-fins, de 4, 5 à 9 μ de
diamètre, réseau à mailles longitudinales, qui entoure les
faisceaux de tubes, en envoyant des prolongements entre
leurs divers éléments, mais qui n'enveloppe jamais les fibres
primitives isolées[2]. »

Le réseau vasculaire du faisceau nerveux avait donc été
bien observé. Aussi ne comprend-on pas comment, en 1854,
M. Robin, qui avait fait un livre sur les injections microscopiques, a pu dire, dans le mémoire que nous avons déjà
cité, que le périnèvre qui entoure chaque faisceau nerveux
est à ce faisceau ce que le sarcolemme est au faisceau primitif du muscle, et que jamais les vaisseaux sanguins ne
le traversent.

Vous voyez, Messieurs, quel est le danger des conceptions
à priori.

Il est utile, à la vérité, dans notre science, de raisonner
par analogie et de construire des hypothèses qui, par l'intérêt qu'elles excitent, encouragent au travail. Mais, avant

---

[1] Henle. *Anatomie générale. — Encyclopédie anatomique*, trad. française
par Jourdan, 1845, t. VII, p. 165.

[2] Kölliker, *Traité d'histologie*, 2ᵉ édit. française, p. 421 et 422.

de les considérer comme démontrées, il faut les soumettre au contrôle de l'expérience.

Ainsi, pour revenir à la question qui nous occupe, il était certes permis il y a vingt ans de supposer que les faisceaux nerveux possèdent une membrane amorphe analogue au sarcolemme, mais il fallait faire des observations directes pour vérifier cette hypothèse, et, mise en présence des faits, elle eût été bien vite abandonnée.

Ici l'expérience n'était pas d'une grande difficulté à réaliser. Il s'agissait simplement de faire une injection, même grossière, des vaisseaux sanguins des cordons nerveux. Déjà en 1867, un élève de M. Robin, M. G. Pouchet[1], en examinant la langue d'un tamanoir qu'il avait injectée, pour y observer la disposition générale des vaisseaux sanguins, remarqua que les faisceaux nerveux primitifs y contenaient des capillaires. Le mérite de ce travail consiste surtout à avoir démontré l'erreur dans laquelle M. Ch. Robin était tombé; car, comme le prouvent les citations que je vous ai faites, on savait depuis longtemps que les faisceaux nerveux contiennent des vaisseaux capillaires.

En réalité, ces faisceaux peuvent contenir non-seulement des capillaires, mais même des artères et des veines d'un assez fort calibre pour qu'elles soient visibles à l'œil nu. A cet égard, il convient de les diviser de la façon suivante :

Les gros faisceaux, tels que le faisceau principal du nerf sciatique ou les faisceaux du plexus brachial, qui contiennent des artères, des veines et des capillaires; les faisceaux petits ou moyens, qui ne contiennent que des capillaires, et enfin les plus petits faisceaux, ceux qui sont limités seulement par la gaîne de Henle, qui ne contiennent pas de vaisseaux sanguins.

[1] G. Pouchet. *Note sur la vascularité des faisceaux primitifs des nerfs périphériques.* Journal de l'anatomie et de la physiologie, t. IV, 1867, p. 438.

Il faut étudier d'abord ces vaisseaux après avoir pratiqué des injections du système vasculaire sanguin. Ces injections peuvent être partielles, limitées à un membre, par exemple; mais je vous engage à faire plutôt des injections générales. Elles sont plus faciles que les premières, réussissent plus souvent et donnent d'excellents résultats. Je ne crois pas devoir vous indiquer tous les détails de la préparation des masses d'injection. Je vous renvoie aux ouvrages techniques.

Pour ce genre de recherches il est avantageux de choisir de petits animaux : le lapin, le rat, le cochon d'Inde et la grenouille, par exemple.

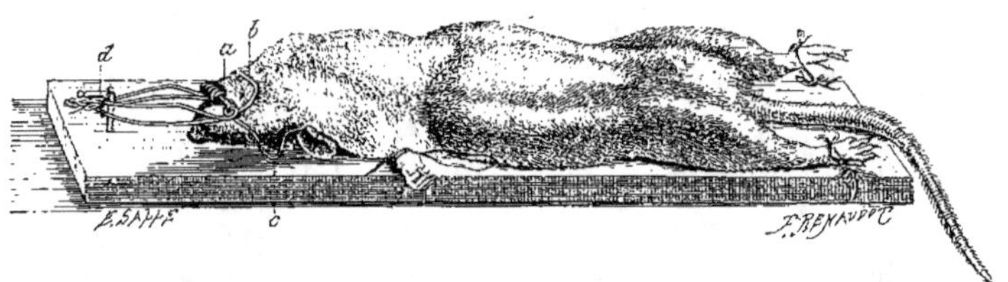

Fig. 17.— Appareil pour immobiliser les rats. — a, tige de fer placée en arrière des incisives ; b, première pièce du mors, appliquée sur le maxillaire inférieur ; c, seconde pièce du mors, prenant un appui sur l'occiput ; d, ligature qui relie les deux pièces.

Nous donnons même la préférence au rat sur le cochon d'Inde et sur le lapin, parce que nous nous proposons d'examiner le nerf sciatique et les différentes branches qui en émanent, sans y pratiquer de coupe.

Le petit animal est fixé solidement sur une planchette, et sa tête est maintenue au moyen d'un mors semblable à celui que Czermak a employé pour les lapins, mais d'une construction beaucoup plus simple. Il est ainsi parfaitement immobilisé, ce qui est indispensable pour exécuter la série d'opérations délicates que nous avons à faire maintenant.

On commence par inciser longitudinalement la peau
sur un des côtés de la trachée ; puis, écartant en dehors
le muscle sterno-mastoïdien, on découvre la carotide que
l'on dégage au moyen d'un crochet mousse. On passe ensuite au-dessous d'elle un fil, avec lequel on y pratique
une ligature à sa partie supérieure. On se sert alors de ce
fil pour soulever et tendre l'artère, à laquelle on fait une
incision afin de produire une hémorrhagie abondante et
aussi complète que possible. L'ouverture d'un vaisseau
aussi mince constitue une opération délicate pour laquelle
il est nécessaire d'employer des ciseaux fins et bien tranchants. En quelques minutes, l'animal perd la plus grande
partie de son sang. Ayant alors agrandi l'incision première par une section longitudinale, on introduit dans
le bout central de la carotide une canule fine, et nous in-
jectons 55 centimètres cubes environ de la masse colorée.

Il est important de ne pas pratiquer l'injection avec une
masse portée à une température trop élevée ; autrement les
muscles, excités par la chaleur, se contractent et entrent en
rigidité, comprimant ainsi un certain nombre de canaux
vasculaires dans lesquels le liquide ne pourra pénétrer.
Afin d'éviter cet inconvénient, il est bon de ne pas dépas-
ser 40°. Cette température suffit pour que la masse, si elle
a été bien préparée, soit parfaitement liquide.

Lorsque l'on a injecté la quantité de masse que nous
avons indiquée et que nous savons par expérience être suffisante pour remplir le système vasculaire d'un rat de
moyenne taille, on applique une ligature sur la carotide
au-dessous de la canule, on retire la seringue, et l'on
expose l'animal au froid. Généralement au bout d'une
heure la gélatine est prise ; on dégage alors le nerf
sciatique, et on le soumet au durcissement. Si l'on a

employé pour l'injection une masse au carmin, ce durcissement doit être obtenu par l'alcool exclusivement ; après
l'injection de la masse bleue, on peut employer indifféremment l'alcool, l'acide chromique ou les bichromates
alcalins. Lorsque le segment nerveux a acquis la consistance voulue, il est placé pendant quelques heures dans
l'alcool absolu, puis éclairci au moyen de l'essence de
girofle et monté dans le baume du Canada. Je vous indique
tous ces détails, afin de mettre ceux de vous qui voudront
reprendre ces expériences à même de les réussir. Vous
obtiendrez ainsi de bonnes préparations pour les vues
longitudinales ; pour les vues transversales, il faut faire,
après durcissement, des coupes que vous éclaircirez et mon-
terez de la même façon. Ces coupes ne sont pas difficiles
à exécuter. Loin de chercher à les faire minces, il faut
au contraire leur donner une certaine épaisseur, afin que
l'on puisse y suivre la disposition des vaisseaux, en examinant successivement la préparation à différents niveaux à
l'aide de la vis micrométrique.

Chez la grenouille, l'injection du système vasculaire se
fait avec facilité. Je vais la pratiquer devant vous. La grenouille sur laquelle j'opère a été empoisonnée par le curare,
parce que la paralysie des petites artères produite par cet
agent toxique aide à la pénétration de l'injection. Au moyen
de deux coups de ciseaux, je dégage la moitié inférieure
du sternum, que je relève avec une pince, de manière à
mettre le cœur à nu. Je place une ligature autour du segment du sternum ainsi relevé pour empêcher la masse de
s'échapper par les vaisseaux qui s'y trouvent sectionnés.
Puis, le péricarde étant incisé, je résèque la pointe du
cœur et je laisse la grenouille perdre son sang. Je la place
ensuite dans ce vase qui contient de l'eau à 36°, où elle aban-
donne encore de nouvelles quantités de sang, et où elle est

portée à la température du liquide que je vais injecter dans
ses vaisseaux. La seringue étant remplie de la masse carminée à la gélatine (on opérerait de même avec la masse
bleue) à la température voulue, j'introduis l'extrémité de
la canule dans le cœur par l'ouverture que j'y ai pratiquée,
et avec le pouce et l'index de l'autre main j'applique fortement les parois du cœur autour de la canule. Il ne me
reste plus qu'à pousser le piston de la seringue pour que
l'injection se produise, et que la grenouille, par suite de
la réplétion de ses vaisseaux, prenne cette teinte rosée que
vous pouvez déjà apercevoir maintenant. Après l'injection
de 10 à 15 centimètres cubes, je retire la canule et je
pose une ligature sur le cœur. Comme vous le voyez, j'ai
pu faire cette opération à moi seul et sans aucun aide,
ce qui vous prouve qu'elle n'est pas très-compliquée.

Lorsque la gélatine sera prise par le refroidissement,
vous enlèverez le nerf sciatique de la grenouille ; la meilleure portion pour l'étude est celle où il se divise en deux
faisceaux à la partie inférieure de la cuisse. Vous le trai-
terez absolument comme nous venons de traiter le nerf
sciatique du rat, de manière à le monter finalement dans
le baume du Canada.

Sur les nerfs ainsi préparés, provenant d'autres grenouilles, vous reconnaîtrez que les vaisseaux sanguins y forment un réseau à mailles longitudinales. Au
premier abord, ce réseau paraît semblable au réseau vasculaire des muscles ; il possède, comme ce dernier, des
mailles très-allongées, et ses branches longitudinales sont
également réunies par des branches transversales ou obliques (fig. 2, Pl. IV).

Chez le rat, les mailles du réseau sont inégales ; quelquefois aussi, vous y remarquerez une disposition qui ne se
rencontre jamais dans l'épaisseur des muscles. Un vaisseau,

au lieu de compléter une maille, forme une anse, c'est-à-dire
qu'il se recourbe et prend après sa courbe une direction
inverse, sans s'être réuni à un autre vaisseau.

Vous reconnaîtrez cette disposition sur le nerf sciatique du rat qui est placé sous un de ces microscopes. J'ai

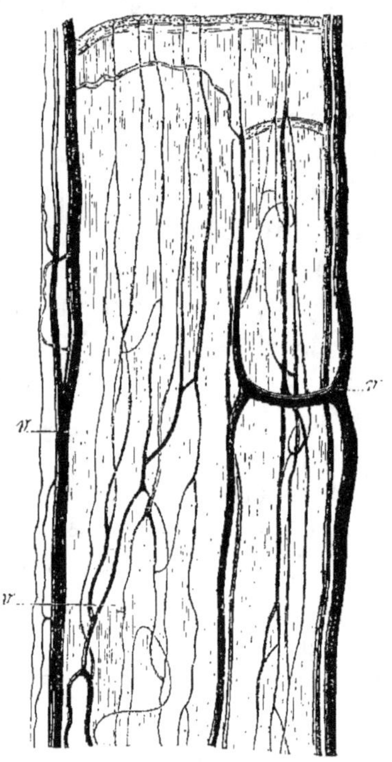

Fig. 18. — Nerf saphène péronier du cochon d'Inde, dont les vaisseaux
sanguins ont été injectés.

soumis aussi à votre observation une préparation du nerf
saphène péronier du cochon d'Inde, qui présente plusieurs
faisceaux de différents diamètres. Vous remarquerez que
les artérioles et les veinules situées entre ces faisceaux s'a-
nastomosent par des branches transversales. Après avoir

constaté ce premier fait, pénétrons, en abaissant ou en élevant l'objectif, dans l'intérieur de ces faisceaux, ou au moins dans ce qui nous paraît être l'intérieur de ces faisceaux. Nous ne pouvons plus en effet en distinguer les limites, puisque le nerf tout entier est devenu transparent, et ce n'est que la profondeur plus ou moins grande à laquelle nous pénétrons dans la préparation au moyen de la vis micrométrique qui nous renseigne sur la situation du vaisseau que nous examinons.

Dans ces régions, c'est-à-dire entre les vaisseaux plus considérables et à l'intérieur des faisceaux nerveux, vous remarquerez un réseau capillaire à mailles allongées, qui se terminent par des anses. Du sommet de la convexité de chaque anse part un capillaire qui va former plus loin une anse semblable, ayant aussi une branche capillaire partant de son sommet. Sur certains points l'anse se recourbe sans qu'il en parte un capillaire, et après un certain trajet, le vaisseau décrit une anse en sens inverse, laquelle porte alors un capillaire à son sommet. Il y a ainsi, à la suite les unes des autres, une série de ces dispositions en fourche qui se succèdent, non-seulement dans le même plan, mais dans tous les plans, et leur ensemble forme une disposition que l'on pourrait appeler disposition en chaîne, et qui est tout à fait caractéristique.

Il suffit de voir un réseau disposé de la sorte pour pouvoir affirmer qu'il appartient à un nerf. J'ai placé sous ce microscope binoculaire un faisceau nerveux dans lequel, grâce au relief que donne l'instrument, vous pourrez embrasser d'un seul coup d'œil les vaisseaux de différents plans et reconnaître leurs anastomoses en profondeur.

Rien n'est plus variable du reste que la disposition des anses que nous venons de décrire. Vous observerez même, dans une des préparations qui sont placées devant vous, un point où une branche se détache d'un capillaire, parcourt un certain trajet sans s'anastomoser avec aucun autre vaisseau, et vient rejoindre le capillaire dont elle était partie. C'est évidemment là une disposition destinée simplement à augmenter les surfaces d'échange.

Pour nous renseigner exactement sur la situation de ces anses vasculaires, nous devons les examiner sur des coupes transversales. En faisant cet examen, vous reconnaîtrez de la façon la plus nette qu'il y a des vaisseaux dans l'intérieur même des faisceaux nerveux. Ces vaisseaux seront naturellement coupés en travers puisque, comme nous venons de le voir, les mailles qu'ils forment ont une direction longitudinale. Vous remarquerez d'autres vaisseaux plus volumineux dans le tissu conjonctif périfasciculaire.

Enfin, sur des coupes épaisses, vous rencontrerez des points où, observant à la surface de la préparation deux vaisseaux voisins coupés en travers, vous vous assurerez, en pénétrant dans la profondeur de la coupe, que ces deux vaisseaux se réunissent en anse et donnent naissance à un capillaire à leur sommet. Il est donc possible, même sur des coupes transversales, d'apercevoir la disposition dont nous avons reconnu l'existence sur les nerfs examinés suivant leur longueur.

En résumé, nous pouvons constater au moyen des injections qu'il y a des vaisseaux périfasciculaires et des vaisseaux intrafasciculaires. Quant à la gaîne lamelleuse, on ne peut dire qu'elle possède des vaisseaux qui lui soient spécialement destinés. On n'y rencontre que ceux qui, partis du tissu périfasciculaire, la traversent pour pénétrer dans l'intérieur du faisceau nerveux.

SEIZIÈME LEÇON

(1er FÉVRIER 1877)

Vaisseaux sanguins et vaisseaux lymphatiques des nerfs.

Vaisseaux sanguins des nerfs (suite). — Mailles allongées de ces vaisseaux dans le tissu périfasciculaire. Conséquence de cette disposition relativement à la nutrition d'un nerf sectionné. — Facilité avec laquelle se constate l'existence des vaisseaux intrafasciculaires.

Structure des capillaires des nerfs : elle ne diffère pas de celle des capillaires en général. — Rapports des vaisseaux sanguins avec les tubes nerveux : les artères sont logées dans les lames intrafasciculaires. Utilité de cette disposition. Rapport direct des capillaires avec les tubes nerveux dans le jeune âge. — Rapports des vaisseaux sanguins avec les espaces intrafasciculaires. Injection au carmin dans les vaisseaux et injection interstitielle au bleu de Prusse, pour démontrer ce rapport.

Vaisseaux lymphatiques des nerfs. — Méthode à suivre pour étudier ces vaisseaux. — Injection avec une canule fine et tranchante. — Manière de procéder chez le chien : trajet des lymphatiques du nerf sciatique ; ils se rendent pour la plupart dans le ganglion lombaire. — Démonstration des lymphatiques au moyen du vermillon placé dans le tissu conjonctif du nerf à sa partie périphérique. — Résultats : Il n'y a pas de lymphatiques à l'intérieur des faisceaux. Ils prennent naissance, par des ouvertures béantes, dans le tissu conjonctif périfasciculaire.

Voies du plasma nutritif dans l'épaisseur des nerfs. — Le plasma, partant des capillaires sanguins, remplit le faisceau, passe à travers la gaine lamelleuse et est repris par les vaisseaux lymphatiques du tissu périfasciculaire. — Chaque tube nerveux est placé dans un bain de plasma. Dans les tubes nerveux à myéline, l'échange nutritif se fait au niveau des étranglements annulaires. — Expérience qui le démontre directement : Le sciatique du lapin dénudé et plongé dans un bain d'eau pendant vingt minutes perd ses propriétés.

Messieurs,

Dans la dernière leçon, nous avons commencé l'étude du réseau vasculaire des nerfs. Nous avons reconnu qu'arrivées

à la surface des nerfs ou entre les faisceaux qui les constituent, les artères et les veines forment, dans le tissu périfasciculaire, un réseau à mailles très-allongées. Cette
disposition présente un intérêt particulier au point de
vue des conséquences de la section des nerfs; elle nous
montre que, quand un nerf est coupé en travers, chacun
des deux segments possède une irrigation sanguine complète.

Je n'ajoute pas d'autres détails sur ce sujet et je passe
aux vaisseaux intrafasciculaires. Comme nous l'avons vu,
leur existence est démontrée par l'observation de coupes
transversales des faisceaux; elle peut en effet être reconnue
sur des coupes transversales du nerf sciatique ou de tout
autre gros nerf, pratiquées de n'importe quelle manière,
après n'importe quel procédé de durcissement, dessiccation,
alcool, acide chromique, etc. Les vaisseaux sont logés, soit
dans les lames intrafasciculaires, soit entre les tubes nerveux; dans les plus grosses lames on rencontre des artères
et des veines, tandis que les capillaires se trouvent dans les
lames plus minces, ou sont simplement situés entre les
tubes (fig. 4, Pl. II).

Ces capillaires sont parfaitement visibles sur les nerfs
dissociés à l'état frais ou après l'action de n'importe quel
réactif fixateur. Je dois même ajouter que les nerfs sont les
organes qui conviennent le mieux pour étudier les capillaires sanguins au moyen de la dissociation, parce que,
d'une part, la longueur des mailles qu'ils y forment permet
d'en isoler des branches d'une assez grande étendue, et
que d'autre part ils sont faiblement unis au tissu avoi-
sinant.

Nous avons étudié déjà la disposition de leur réseau;
nous allons aujourd'hui nous occuper de leur structure.

Si, après avoir fait macérer jusqu'à durcissement un nerf dans l'acide chromique à 2 pour 1000 ou dans le bichromate d'ammoniaque à 2 pour 100, nous y pratiquons une dissociation ménagée, de manière à ne pas bouleverser les rapports des différentes parties, et que nous colorions ensuite la préparation au moyen de l'hématoxyline ou du picrocarminate, nous y trouverons des vaisseaux dont il nous sera facile d'apprécier la structure.

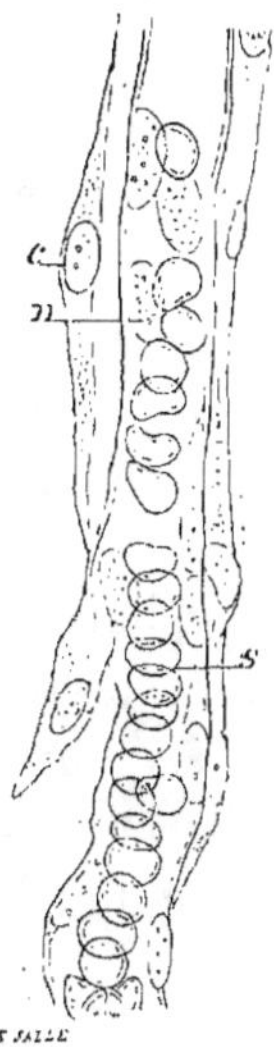

Fig. 19.— Vaisseau capillaire intrafasciculaire du sciatique du chien, isolé par dissociation après durcissement du nerf dans l'acide chromique. — *n*, noyau de la paroi des capillaires; *c*, cellule plate vue de profil, semblable à celles du tissu conjonctif voisin; *s*, globules rouges du sang.

Les capillaires se présenteront à nous comme des tubes, dans l'intérieur desquels nous verrons rangés ou empilés des globules rouges du sang fixés par le réactif. Dans la paroi de ces tubes, nous observerons des noyaux, plus ou moins fortement colorés en rouge si la préparation a été traitée par le picrocarminate, et qui se présenteront soit de profil, soit de face. En dehors de cette première couche, nous remarquons une seconde série de noyaux, appartenant à des cellules appliquées à la surface du tube capillaire. Tantôt ces cellules se montrent écartées de la paroi sur laquelle elles étaient moulées et peuvent alors être bien distinguées dans leur forme, tantôt elles y restent exactement appliquées comme pendant la vie et dans ce cas leurs noyaux seuls sont nettement distincts; ils diffèrent de ceux de la membrane du capillaire par la saillie prononcée qu'ils forment en dehors.

Ces capillaires sont donc revêtus de deux couches cellulaires : l'une connue depuis longtemps et que l'on croyait autrefois constituée par des noyaux plongés dans l'épaisseur de la membrane amorphe du vaisseau, tandis que l'on sait aujourd'hui qu'ils appartiennent à une couche endothéliale; l'autre, extérieure à la première, formée de cellules plates, absolument semblables aux cellules connectives intrafasciculaires qui sont appliquées sur les tubes nerveux et sur les faisceaux de tissu connectif. Je me suis assez longuement étendu sur la description de ces cellules pour n'avoir pas besoin d'y revenir ici.

Les artérioles et les veinules que l'on rencontre à l'intérieur des faisceaux nerveux sont presque toujours situées dans les cloisons connectives intrafasciculaires. La disposition des cellules plates à leur surface est loin d'être aussi nettement visible que sur les capillaires, parce qu'elle ne peut s'observer que sur les points de leur trajet assez limités où ces vaisseaux sont libres; dans la plus grande partie de leur parcours, en effet, les artérioles et les veinules étant contenues dans les lamelles des cloisons, les cellules plates qui sont à leur surface se trouvent pressées entre ces lamelles et la paroi des artères; elles prennent l'empreinte, en partie de la tunique adventice des vaisseaux, en partie de la lamelle la plus interne de la cloison, et leur forme en devient plus compliquée.

Les artérioles possèdent une musculature très-développée. Quand elles sont isolées, on reconnaît que les cellules musculaires qui les enveloppent forment à leur surface un relief considérable. Mais ce n'est pas là un fait spécial aux nerfs; dans d'autres parties de l'organisme, les artérioles présentent une structure semblable. Du reste, pourquoi les vaisseaux du système nerveux auraient-ils une disposition spéciale? Comme ceux de tous les autres organes, ils sont simplement destinés à laisser s'échapper à travers leurs parois le plasma nutritif. Ce plasma est le même dans tout l'organisme, et les différences que présentent les organes dans leurs sécrétions dépendent de leurs éléments spéciaux et non pas du liquide nutritif qui les baigne.

Je ferai une observation analogue au sujet de la double couche cellulaire dont les capillaires sont revêtus. Cette disposition, qui paraît singulière au premier abord, est commune à tous les capillaires qui sont plongés dans le tissu conjonctif. Elle est plus facile à reconnaître dans l'intérieur des faisceaux nerveux que dans le tissu cellulaire sous-cutané par exemple, parce que l'isolation des vaisseaux s'y opère plus aisément.

Je passe à une seconde question : celle du rapport des vaisseaux sanguins avec les tubes nerveux. Je vous ai déjà dit que les artères et les veines ne sont pas en rapport direct avec ces éléments; elles en sont séparées par les lames intrafasciculaires, à l'intérieur desquelles elles cheminent. Cette disposition n'est pas sans intérêt au point de vue physiologique. En effet, comme on peut l'observer dans certains cas, la pulsation cardiaque est manifeste jusque dans les petites artères ; si elles étaient en contact direct avec des éléments aussi délicats et aussi sensibles que les fibres nerveuses, la secousse que cette pulsation communiquerait à ces dernières pourrait y déterminer des troubles fonctionnels.

Les capillaires, au contraire, sont dans le voisinage immédiat des tubes nerveux, sans autre séparation que les cellules plates qui recouvrent les uns et les autres. Comme ces cellules ne sont pas en couches continues, elles ne forment qu'une séparation très-incomplète, et, en beaucoup de points, la membrane du capillaire est directement en rapport avec la membrane de Schwann. Du moins il en est certainement ainsi chez les jeunes animaux, où le tissu conjonctif est moins développé. Chez les adultes, les tubes nerveux étant entourés de tous côtés comme nous l'avons vu (p. 225), par des fibres connectives qui leur forment une sorte d'enveloppe de protection, ne sont pas en rapport tout à fait immédiat avec les vaisseaux.

Une question qui se rattache à la précédente et ne forme pour ainsi dire qu'un avec elle, est celle qui a trait aux rapports des vaisseaux avec les espaces ou les interstices intrafasciculaires. Voici comment nous avons procédé pour bien observer ces rapports.

Après avoir injecté le système vasculaire sanguin d'un rat avec une masse carminée, afin de rendre bien apparents les vaisseaux des nerfs, nous avons dénudé le nerf sciatique et nous avons fait dans le gros faisceau de ce nerf une injection interstitielle de bleu de Prusse additionné de gélatine. Puis le nerf a été détaché et placé tendu dans l'alcool. Au bout de quelques heures, le durcissement a été suffisant pour permettre des sections transversales. Nous soumettons à votre observation une coupe ainsi faite (fig. 1, Pl. IV), à laquelle nous avons donné une épaisseur assez considérable pour que, en nous servant de la vis micrométrique, nous puissions y observer les vaisseaux et les tubes nerveux sur une certaine longueur.

Sous l'influence de l'alcool, le gros faisceau du nerf, sur lequel j'attire votre attention, s'est un peu ratatiné, mais il est encore parfaitement reconnaissable, grâce à la gaîne lamelleuse qui l'entoure. A son centre, vous apercevrez deux artères coupées en travers, et logées dans l'intérieur d'une lame intrafasculaire ; en abaissant l'objectif, vous reconnaîtrez que plus profondément ces deux artères se rejoignent, et vous vous convaincrez que vous avez sous les yeux un exemple de division d'un tronc artériel. La lumière de ces artères, de même que celle de tous les vaisseaux capillaires, est remplie par la masse rouge. L'injection interstitielle bleue a pénétré au centre du faisceau, et, cheminant le long des lames intrafasciculaires, elle s'est répandue autour des tubes nerveux de la partie centrale, de manière à dessiner très-nettement leur contour. Dans ces tubes ainsi entourés, vous distinguerez le cylindre-axe. Bien qu'il ne soit pas coloré, il s'y montre nettement ; il y est beaucoup plus apparent que dans les tubes de la périphérie en dehors de la limite de l'injection. Cette netteté du cylindre-axe tient à un phénomène d'optique bien connu : la bordure bleue agit ici comme un diaphragme.

Les vaisseaux capillaires, comme les tubes nerveux, sont entourés de la masse de bleu de Prusse, de sorte que l'on peut soutenir que les uns et les autres sont dans une situation identique relativement aux espaces destinés à la circulation du plasma ou de la lymphe.

Avant de nous occuper de la manière dont se fait cette circulation, et pour être à même d'en apprécier exactement toutes les conditions, il est nécessaire que nous connaissions les vaisseaux lymphatiques des nerfs. Nous allons les étudier à l'aide des injections.

Si, avec une masse de bleu de Prusse dissous dans l'eau distillée, ou avec une masse de bleu à la gélatine chauffée à 35°, comme celle que je prends ici dans cette seringue, j'injecte un faisceau nerveux, le gros faisceau du nerf sciatique de ce lapin par exemple, vous voyez le liquide suivre le trajet de ce faisceau, sans qu'il se produise aucune injection de vaisseau lymphatique. Il ne faudrait pas conclure de cette expérience que l'intérieur du faisceau nerveux n'est pas en communication avec le système lymphatique, car, si notre injection arrivait jusqu'au contact de la gaîne lamelleuse, elle passerait, comme vous le savez par nos expériences précédentes, dans le tissu conjonctif périfasciculaire; or, nous allons voir maintenant que ce tissu est en communication avec les vaisseaux lymphatiques.

En effet, si l'on pratique l'injection directement dans le tissu périfasciculaire, il s'y forme d'abord une boule ou un cylindre plus ou moins allongé ; puis, à un certain moment, le liquide coloré s'engage dans un lymphatique et en dessine le trajet.

Je vous conseille de choisir pour cette observation le nerf sciatique du chien, sur lequel, à cause de sa dimension, il est plus facile d'expérimenter. Bien que j'aie fait cette expérience un grand nombre de fois, je l'ai répétée encore hier, afin de vous en parler d'après des souvenirs plus précis.

Le chien ayant été tué par l'injection hypodermique de 2 centimètres cubes d'une solution de curare au centième, nous avons immédiatement dénudé le sciatique et pratiqué d'abord une injection dans l'intérieur du gros faisceau de ce nerf. Aucun lymphatique ne s'est injecté. Puis nous avons fait l'injection dans le tissu conjonctif périfasciculaire et nous avons obtenu un manchon coloré s'étendant progressivement sur une certaine longueur du nerf; à mesure que nous augmentions la pression, nous avons vu s'injecter successivement un certain nombre de vaisseaux lymphatiques, dont le trajet était reconnaissable grâce au liquide coloré qui avait pénétré dans leur intérieur.

Nous avons pu constater qu'une partie d'entre eux, s'écartant immédiatement du nerf, vont à peu près perpendiculairement à sa direction et s'insinuent dans les cloisons intermusculaires; nous en avons suivi quelques-uns jusqu'à la ligne âpre du fémur, le long de laquelle ils remontent ou ils descendent pour s'aboucher les uns avec les autres. Comme nous n'avions pas pour but des recherches d'anatomie descriptive, nous n'avons pas tenté de reconnaître leur trajet ultérieur.

Les autres lymphatiques remontent le long du nerf, pénètrent avec lui dans la cavité pelvienne et vont se rendre à un ganglion qui, chez le chien, le chat, le lapin, le cochon d'Inde, le rat et la souris, est situé : pour le côté gauche, à gauche de l'aorte, au point où elle se divise; pour le côté droit, à droite de la veine cave inférieure, à l'endroit où elle naît de la réunion des deux veines iliaques. Chez le chien, ce ganglion est assez volumineux ; chez le lapin, il a la grosseur d'un très-petit haricot; chez le rat, il est encore plus petit et assez difficile à trouver. Mais, quand on a fait pénétrer dans son intérieur une matière colorée, ce qui chez cet animal est très-facile à réaliser, il se reconnaît d'emblée.

Chez le rat, la souris, le cochon d'Inde, ce ganglion peut être injecté par un procédé extrêmement simple. Il suffit de prendre une seringue hypodermique chargée d'une matière colorée et munie d'une canule à extrémité tranchante, de piquer dans la cuisse de l'animal de manière à faire arriver la pointe de la canule au voisinage du nerf sciatique, et de pratiquer l'injection. Dès lors que la matière colorée aura pénétré dans le tissu cellulaire qui environne le nerf, elle arrivera bientôt jusqu'au ganglion lombaire.

L'injection de ce ganglion peut aussi être obtenue de la façon suivante : le nerf sciatique étant mis à nu sur une certaine étendue de son trajet, on y répand du vermillon broyé très-fin en suspension dans quelques gouttes d'eau. On rapproche ensuite les parties par une suture, et, le lendemain ou le surlendemain, après avoir sacrifié l'animal, on trouve le ganglion lombaire rempli de vermillon.

Cette expérience ne démontre pas d'une façon aussi nette que la précédente l'origine de vaisseaux lymphatiques dans le tissu conjonctif du nerf. En effet, en découvrant le nerf sciatique on a nécessairement coupé des vaisseaux d'autres régions, et l'on peut supposer que c'est par leur ouverture béante que le vermillon est arrivé jusqu'au ganglion. Néanmoins on peut donner à la démonstration une plus grande rigueur si l'on répand la substance colorée dans la partie inférieure du nerf seulement. On peut observer en effet le lendemain, en découvrant la partie supérieure du cordon nerveux, les vaisseaux lymphatiques qui l'accompagnent, sous la forme de traînées rouges que l'on suit aisément depuis le tissu connectif où elles naissent jusqu'au ganglion où elles aboutissent.

C'est là, comme vous le voyez, une manière simple et facile de démontrer l'existence, la nature et le trajet des voies absorbantes du tissu conjonctif périfasciculaire.

En résumé, les vaisseaux lymphatiques ne pénètrent directement ni dans l'intérieur des faisceaux nerveux, ni dans l'épaisseur de la gaîne lamelleuse; ils existent dans le tissu conjonctif périfasciculaire seulement. Ils paraissent prendre naissance dans ce tissu par des orifices béants. Nous avons vu en effet qu'il n'est pas nécessaire que la pointe de

la canule pénètre jusqu'à un lymphatique pour qu'il s'injecte, puisque dans l'expérience dont je vous ai parlé en
premier lieu il s'en est injecté à la distance de plus d'un
centimètre du point où nous avons fait la piqûre. J'ajouterai
même que la manière dont se fait, dans cette injection des
vaisseaux lymphatiques du nerf sciatique du chien, la diffusion et la pénétration de la matière colorée est une preuve,
indirecte à la vérité, mais la meilleure peut-être que l'on
possède aujourd'hui, de l'ouverture des lymphatiques dans
le tissu cellulaire.

On admet depuis longtemps comme probable cette communication des vaisseaux lymphatiques avec les interstices
du tissu conjonctif diffus, en raisonnant par induction d'a-
près ce que l'on connaît de la communication de ces vaisseaux avec les cavités séreuses. En effet, si, comme je l'ai
démontré ailleurs, les cavités séreuses ne sont autre chose,
au point de vue de l'anatomie générale, que des mailles du
tissu conjonctif démesurément agrandies, on est en droit de
supposer que, dans les mailles plus petites, c'est-à-dire dans
les interstices du tissu conjonctif ordinaire, la communication avec le réseau lymphatique se fait de la même façon
que dans ces grandes cavités séreuses où elle a pu être observée directement.

Comme cela ressort des faits, l'injection des lymphatiques par le tissu conjonctif périfasciculaire des nerfs vient
donner un solide appui à cette manière de voir.

Nous avons maintenant à notre disposition un nombre
suffisant de données anatomiques pour comprendre quelles
sont les voies du plasma nutritif dans l'épaisseur des nerfs.
Vous avez reconnu en effet que dans l'intérieur des faisceaux
nerveux il existe des vaisseaux sanguins qui, se distribuant
d'abord dans les lamelles intrafasciculaires, s'en dégagent
après s'y être ramifiés en branches plus fines, et se dispo-

sent sous forme de réseau capillaire entre les tubes nerveux et en contact immédiat avec eux. Ces derniers se trouvent par conséquent renfermés dans un espace compris entre la gaîne lamelleuse d'une part, et les vaisseaux capillaires de l'autre.

Supposons, pour un moment, que les tubes nerveux soient absents de cette cavité. L'exsudat ou, si vous aimez mieux, le plasma nutritif, se dégageant des vaisseaux sanguins en passant à travers leurs parois, pénétrera dans l'espace compris entre eux et la gaîne lamelleuse, et commencera par remplir cet espace. Puis il passera à travers le système caverneux que constituent les lames de la gaîne, et, gagnant d'interstice en interstice les différents espaces séreux interlamellaires, il arrivera jusqu'au tissu périfasciculaire. Dans ce tissu, il sera absorbé par les vaisseaux lymphatiques qui y prennent leur origine, et ramené par les voies connues dans la circulation générale.

Reprenons maintenant l'examen des faits tels qu'ils se passent en réalité, les tubes nerveux étant en place. Nous aurons à considérer alors un espace limité par la gaîne lamelleuse d'une part, de l'autre par les tubes nerveux entourés de leurs gaînes de Schwann, par les vaisseaux sanguins et par les fibres connectives.

Cet espace est occupé par le plasma interstitiel, qui constitue le milieu dans lequel baignent les tubes nerveux. Il circule donc constamment autour de chacun d'eux un liquide sans cesse renouvelé, dans lequel ils peuvent puiser directement les éléments nutritifs et respiratoires nécessaires à leur activité fonctionnelle.

Il nous reste à nous demander comment, dans les tubes nerveux à myéline, ce plasma arrive jusqu'au cylindre-axe qui en est la partie la plus importante et la plus active. Comme nous le savons, la myéline qui l'entoure ne se laisse pas facilement pénétrer par les liquides. Aussi, cette couche impénétrable est-elle interrompue de distance en distance au niveau des étranglements.

Le traitement des nerfs par le nitrate d'argent et par quelques autres réactifs nous a montré, en effet, que ces étranglements constituent la voie colloïde par laquelle les liquides arrivent facilement jusqu'au cylindre-axe. C'est par leur intermédiaire que le tube nerveux, baigné dans la lymphe, subit les échanges nécessaires à sa vie et à son fonctionnement.

Les étranglements annulaires ont donc, au point de vue physiologique, le rôle de faciliter la nutrition, qui sans eux serait difficile et peut-être même impossible.

Les faits que j'ai eu l'occasion de vous montrer jusqu'à présent justifient suffisamment cette assertion. Je vais y ajouter les résultats d'une expérience intéressante dont vous allez être témoins.

Chez un lapin vivant, attaché sur une planchette, nous dénudons le nerf sciatique sur une étendue d'un à deux centimètres ; nous écartons les lèvres de la plaie de manière à en former une sorte de coupe, au fond de laquelle se trouve situé le nerf. Nous dégageons ce dernier de façon à l'isoler dans tout son pourtour sur une certaine longueur, Les choses étant ainsi disposées, nous versons dans cette cavité de l'eau portée à la température de l'animal, en ayant soin de ne pas la faire tomber directement sur le cordon nerveux. Celui-ci se trouve ainsi dans un bain d'eau que l'on renouvelle sans cesse, d'une part pour empêcher le refroidissement et écarter ainsi un élément qui compliquerait l'appréciation de l'expérience, d'autre part pour être bien assuré que le bain demeure réellement aqueux. En effet, si l'on ne versait sur le nerf que la quantité d'eau que peut contenir l'espace compris entre les parois musculaires, il s'opérerait bientôt une diffusion de cette eau dans les tissus voisins, qui céderaient en échange une partie de leur plasma, de sorte que le nerf serait baigné, non plus dans l'eau, mais dans un mélange à proportions variées d'eau et de sérum sanguin.

Lorsqu'il a été soumis pendant vingt minutes à cette irrigation, le nerf a perdu toutes ses propriétés. L'excitation électrique ou mécanique du segment irrigué ne produit plus ni douleur ni mouvement, tandis qu'au-dessus de cette région le nerf est encore sensible, et qu'au-dessous il est encore moteur.

DIX-SEPTIÈME LEÇON

(6 FÉVRIER 1877)

Action de l'eau sur un nerf dénudé. — Dégénération et régénération des nerfs sectionnés.

Action de l'eau sur un nerf de grenouille dénudé. Précautions à prendre pour constater que le nerf a réellement perdu ses propriétés. — Une portion de nerf qui a perdu ses propriétés excito-motrices peut encore transmettre à la portion du nerf restée saine une action électrique qui détermine son excitation. Expérience comparative avec un fil de lin. Décharge dérivée.
Étude comparée de l'action de l'eau pure et de l'eau salée sur un nerf dénudé. — Résultats physiologiques. — Altération anatomique des tubes nerveux. Refoulement de la myéline. Gonflement et striation longitudinale du cylindre-axe. — Dégénération du segment périphérique.
MODIFICATIONS QUI SE PRODUISENT DANS LES NERFS SECTIONNÉS. — DÉGÉNÉRATION ET RÉGÉNÉRATION. — *Historique.* — Fontana, J. Müller et Sticker, Longet, Nasse, Waller. — Opinions de Lent et Hjelt, de Schiff, Philippeaux et Vulpian. — Seconde opinion de Vulpian.
La suture du nerf divisé peut-elle empêcher la dégénération? — Expérience à ce sujet.

MESSIEURS,

Dans l'expérience par laquelle nous avons terminé notre dernière leçon, vous avez pu constater qu'au bout de quelques minutes d'irrigation, lorsque l'eau a commencé à exercer son action sur le nerf, elle y a déterminé une excitation qui s'est traduite par des mouvements convulsifs de la patte correspondante ; puis, ces mouvements ont cessé de se produire, et l'irritabilité du nerf a diminué progressivement. Il a fallu des courants de plus en plus forts pour amener des mouvements dans la patte correspondante. Enfin, au bout de vingt minutes, l'irritabilité a été complétement détruite; le nerf est devenu insensible aux excitations mécaniques et aux excitations électriques ordinaires.

Cependant, vous avez remarqué qu'en employant un courant très-fort on déterminait encore des mouvements. Nous allons trouver l'explication de ce fait qui vous a frappés en répétant l'observation sur la grenouille.

L'expérience est beaucoup plus simple chez cet animal que chez le lapin. Pour la réaliser, il nous suffit, en effet, après avoir dénudé largement un des nerfs sciatiques, de plonger la grenouille tout entière dans l'eau. Nous n'avons pas à nous inquiéter de la température, puisque la grenouille est un animal à sang froid. Au bout d'une heure d'immersion, ce nerf est dans le même état que le sciatique du lapin après vingt minutes d'irrigation. Il n'est plus excitable ni par les agents mécaniques ni par l'électricité, du moins avec des courants faibles. Si, au contraire, j'emploie un courant fort, vous voyez que la patte présente des mouvements caractéristiques.

Une seconde expérience va nous rendre compte de cette différence. Je dénude l'autre nerf sciatique de cette grenouille, qui est resté parfaitement intact et normal. Je le sectionne à sa partie supérieure, et, en excitant le segment périphérique, je constate qu'il a conservé ses propriétés motrices. Saisissant alors ce segment avec une pince par son extrémité, j'en résèque une portion de deux centimètres environ de longueur. Cela fait, je place l'extrémité de ce tronçon ainsi isolé en contact avec celle du segment resté en place, de telle façon qu'elles se croisent sur une longueur de deux ou trois millimètres, et je les attache l'une à l'autre au moyen d'un fil de lin. Il est évident que ce tronçon rattaché latéralement au segment périphérique du nerf ne peut plus lui transmettre l'incitation nerveuse, et nous le constatons du reste en l'irritant mécaniquement. Cependant, si j'excite ce tronçon avec un courant d'induction interrompu d'une intensité moyenne en lui appliquant les deux électrodes de la pince électrique E (fig. 20), vous voyez se produire des mouvements dans la patte. Bien plus, si j'applique les électrodes sur le fil qui m'a servi à faire la ligature, après l'avoir mouillé et en le tenant tendu, vous voyez encore les

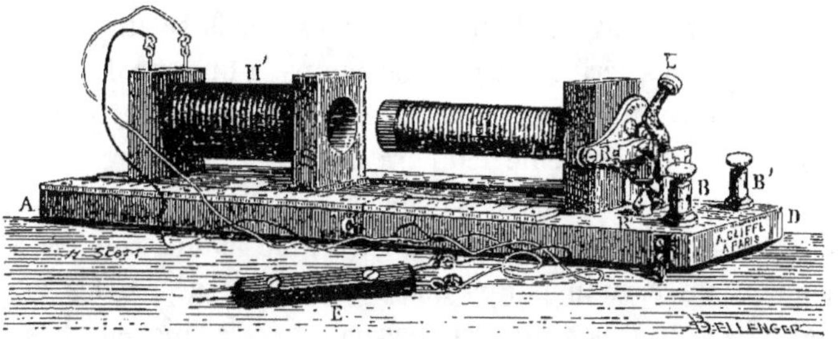

Fig. 20. — Petit appareil d'induction pour l'excitation des muscles et des nerfs.

mouvements se produire ; je puis même les obtenir, comme vous le constatez, en plaçant les électrodes sur le fil à une distance de plus de dix centimètres, si j'emploie un courant fort. Si, au lieu d'un fil de lin, nous mettons en communication avec le nerf un fil métallique, nous voyons encore se manifester des mouvements dans la patte en appliquant les électrodes sur ce fil à un mètre et plus de distance. Ce phénomène est bien connu des physiciens qui le désignent sous le nom de *décharge dérivée*.

L'excitation électrique peut donc arriver à un nerf autrement que par l'application directe des électrodes, et cela nous explique le fait que nous avons constaté sur les nerfs altérés par l'eau, à savoir que, quand ils étaient complétement inexcitables par action mécanique ou par les courants ordinaires, un courant fort appliqué sur le segment irrigué déterminait encore des mouvements dans la patte correspondante. L'excitation était transmise jusqu'à la partie du nerf restée saine par le segment que l'immersion avait altéré et qui se comportait simplement comme un bon conducteur de l'électricité, à la manière du fil de lin mouillé sur lequel je viens de vous faire constater le phénomène.

Nous avons repris et étendu l'expérience dont nous vous avons montré les résultats à la fin de la dernière leçon. Chez un lapin, nous avons dénudé les deux nerfs sciatiques et nous les avons irrigués en même temps, l'un avec de l'eau pure à 36° centigrades, l'autre avec de l'eau salée à 5 pour 1000, portée à la même température.

L'eau salée à ce degré de concentration peut être considérée comme un milieu très-favorable pour conserver pendant un certain temps aux tissus leurs propriétés vitales. C'est un fait qui est bien connu des histologistes. Vous savez que Cohnheim, en remplaçant le sang d'une grenouille par de l'eau salée à 1 pour 200, put maintenir l'animal en vie pendant plusieurs jours. L'année dernière, vous avez remarqué que nous nous sommes servis d'une solution de sel marin au même degré de dilution pour y plonger l'estomac de la grenouille à l'effet d'en étudier les contractions. Nous l'avons employée également pour l'étude des cellules à cils vibratiles, qui ont continué d'y vivre et d'y mouvoir leurs cils pendant plusieurs jours. Il était intéressant de savoir quelle action ce liquide exercerait sur les nerfs.

Au bout de vingt minutes, nous avons essayé les deux nerfs avec un courant électrique de moyenne intensité. Le nerf irrigué par l'eau avait perdu toutes ses propriétés;

celui qui se trouvait dans l'eau salée était parfaitement excitable. Nous avons continué à irriguer ce dernier, et au bout d'une heure son excitabilité était encore conservée.

A ce moment, nous avons recueilli les deux nerfs et nous les avons placés dans une solution d'acide osmique à 1 pour 100, pour les dissocier ensuite et observer les altérations subies par les tubes nerveux.

Je dois vous dire en premier lieu que le nerf irrigué par l'eau salée nous a présenté des modifications histologiques à peu près semblables à celles produites par l'eau pure, bien que nous ayons pu prolonger l'action de l'eau salée pendant un temps plus long sans déterminer la perte des propriétés.

Étudions maintenant de plus près ces altérations, en commençant par celles qui ont été déterminées au moyen de l'immersion dans l'eau pure. Si nous examinons à un faible grossissement, après l'avoir dissocié, le nerf qui a été soumis pendant vingt minutes à l'action de l'eau, nous serons avant tout frappés de ce fait que les étranglements annulaires sont remplacés sur les tubes nerveux par des espaces clairs dépourvus de myéline ; l'aspect de ces tubes diffère donc notablement de celui des tubes normaux. Si nous analysons cette différence en employant un grossissement de 300 à 400 diamètres, nous remarquerons que les étranglements sont moins accusés qu'à l'état normal ; sur quelques points, ils sont réduits à un sillon circulaire à peine marqué ; dans d'autres, ils sont complétement effacés et même quelquefois remplacés par un renflement. Des deux côtés de l'étranglement, la myéline est refoulée à une certaine distance, de telle sorte que le cylindre-axe se reconnaît nettement à ce niveau. Autour de lui se montre une matière granuleuse, formée en partie par le liquide qui a pénétré dans le tube, en partie par des granulations albuminoïdes, et par quelques granulations semblables à celles que donne la myéline sous l'influence de l'eau.

Dans la longueur du segment interannulaire, le tube nerveux a subi également des modifications importantes. Les incisures de Schmidt, qui, à l'état normal, se montrent sous la forme de fines stries obliques, sont notablement élargies, et par conséquent beaucoup plus distinctes. A leur niveau, la myéline est écartée de la gaîne de Schwann, de sorte que son contour dessine des festons concaves, au-dessus desquels la gaîne membraneuse trace une bordure rectiligne. Quelquefois même cette disposition est encore exagérée. Le protoplasma des incisures a subi sous l'influence de l'eau un gonflement plus considérable, de sorte que, refoulant d'une part la myéline et de l'autre la gaîne de Schwann, il forme à ce niveau autour de la fibre un véritable bourrelet. Ce bourrelet se traduit sur la coupe optique par une saillie de la gaîne de Schwann, au-dessous de laquelle la bordure de myéline est interrompue par un petit cercle incolore.

Dans les espaces clairs qui se trouvent de chaque côté de l'étranglement, outre les granulations dont nous avons parlé, on observe fréquemment des vacuoles. Pour bien les reconnaître, il importe de ne pas ajouter de la glycérine. L'observation devra en être faite dans l'eau, immédiatement après la dissociation que l'on aura pratiquée à la suite d'un séjour convenable du nerf dans l'acide osmique. Examinées ainsi, ces vacuoles, qui possèdent des dimensions variées, montrent nettement leurs caractères distinctifs ; elles sont obscures quand on éloigne l'objectif, claires quand on le rapproche.

Lorsque l'action de l'eau est plus complète, le cylindre-axe éprouve des deux côtés de l'étranglement un gonflement notable.

L'eau a donc pénétré dans le tube nerveux par l'étranglement annulaire, en refoulant la myéline, à laquelle elle a peut-être emprunté quelques-unes de ses parties ; puis le cylindre-axe, se trouvant dans un milieu de plus en plus aqueux, s'est gonflé de manière à remplir tout l'espace que lui permettent d'occuper, dans la partie d'où la myéline a été chassée, la gaîne de Schwann et le protoplasma qui la double.

Le nerf qui a baigné dans l'eau salée pendant une heure nous montre des modifications à peu près semblables, mais beaucoup plus nettes. Nous y constatons en outre un phénomène curieux que nous n'avons pas remarqué sur les nerfs traités par l'eau pure. A la période où le cylindre-axe commence seulement à se gonfler et où il existe encore autour de lui un espace clair, il présente des stries longitudinales très-nettes (fig. 5 et 4, Pl. IV). Même plus tard, quand il s'est gonflé complétement, ces stries sont encore très-visibles, bien que plus distantes les unes des autres (fig. 5, Pl. IV). Vous voyez que cette expérience présente de l'intérêt, non seulement au point de vue de l'anatomie pathologique, mais aussi au point de vue de l'histologie proprement dite, puisqu'elle permet de reconnaître, d'une façon parfaitement précise, la striation longitudinale du cylindre-axe.

Les modifications que présentent les tubes nerveux sous l'influence de l'eau pure et sous celle de l'eau salée sont donc à peu près les mêmes. Comment se fait-il qu'avec des altérations en apparence semblables les propriétés du nerf aient été abolies dans un cas, tandis qu'elles étaient parfaitement conservées dans l'autre? Nous pouvons, à ce sujet, faire deux hypothèses : la première, c'est que l'eau salée, diffusant plus lentement dans le nerf, n'avait pas encore exercé son action sur tous les tubes nerveux, et qu'il en restait par conséquent intact un nombre suffisant pour conserver au nerf son excitabilité motrice. La seconde, c'est que le gonflement du cylindre-axe ne l'altère pas de façon à le rendre impropre à sa fonction, et que l'eau pure doit y produire, outre le gonflement, une autre altération plus profonde et qui se soustrait en partie à notre observation.

Pour choisir entre ces deux hypothèses, nous avons fait une nouvelle expérience : nous avons irrigué le nerf sciatique d'un lapin avec de l'eau salée pendant 5 heures. Au bout de ce temps, nous avons constaté que l'irritabilité était parfaitement conservée et que le nerf répondait soit aux excitations mécaniques, soit aux excitations électriques. Puis, l'animal a été sacrifié, et son nerf recueilli dans une solution d'acide osmique à 1 pour 100, qui l'a fixé dans sa forme. L'ayant ensuite dissocié, tous les tubes nerveux que nous avons soumis à l'examen nous ont montré des altérations très-prononcées. Au niveau des étranglements, les cylindres-axes étaient gonflés et striés. Nous devons donc rejeter la première hypothèse et admettre que l'eau salée, tout en pénétrant dans les étranglements et en gonflant les cylindres-axes, n'en altère pas les parties essentielles, de sorte qu'ils ne sont pas désorganisés et peuvent toujours servir de conducteurs au fluide nerveux.

L'eau pure, au contraire, détermine des lésions profondes et durables. Si, après une irrigation de vingt minutes, on rapproche les lèvres de la plaie par des sutures, et qu'ensuite au bout de trois jours on essaye le nerf au point de vue de ses fonctions, on constate que le segment inférieur, celui qui était situé au-dessous de la partie irriguée et qui, immédiatement après l'expérience, avait conservé ses propriétés, est maintenant dépourvu de tout pouvoir excito-moteur sur toute son étendue. En l'examinant après l'avoir soumis à l'action de l'acide osmique, nous remarquons qu'il s'y est produit des modifications absolument semblables à celles qui se manifestent dans le bout périphérique d'un nerf sectionné. L'eau a donc interrompu la conduction d'une manière durable, comme l'aurait fait la section par un instrument tranchant.

Cette expérience me servira de transition pour arriver à vous parler des modifications qui surviennent dans un nerf, lorsque par une section transversale on l'a séparé de ses centres trophiques.

MODIFICATIONS DES NERFS SECTIONNÉS. — DÉGÉNÉRATION ET RÉGÉNÉRATION.

Dès que l'on a coupé un nerf mixte, le segment inférieur ne possède plus de sensibilité, c'est-à-dire que, si on l'excite mécaniquement ou par l'électricité, l'animal ne manifeste pas de douleur ; mais il a conservé toute sa motricité, c'est-à-dire que sous l'influence des excitations du nerf les muscles auxquels il se distribue se mettent en mouvement. Au bout d'un temps variable, ce nerf perd sa motricité ; puis, au bout d'un temps variable aussi, et cela suivant des conditions que nous étudierons, il reprend ses propriétés motrices et sa sensibilité.

Il y a donc à considérer, dans ce qui se passe à la suite d'une section transversale d'un nerf, deux phases distinctes : la première, où le nerf perd ses propriétés, la seconde, où il les reprend. Ces deux périodes ont été désignées sous le nom de période dégénérative et de période régénérative. Je m'occuperai séparément de chacune d'elles, quoiqu'elles empiètent pour ainsi dire l'une sur l'autre et que les phénomènes histologiques dits de dégénération continuent encore à se produire quand la régénération est déjà faite.

Je commencerai par étudier la dégénération des nerfs à la suite des sections transversales.

La perte des fonctions d'un nerf séparé de son centre est connue depuis la fin du siècle dernier. En 1775, Fontana [1], ayant coupé le nerf sciatique chez plusieurs animaux de diverses espèces, constata qu'après un certain temps l'excitation du nerf ne déterminait plus de mouvements dans la patte correspondante au nerf sectionné, tandis que les muscles de cette patte se contractaient encore quand on les excitait directement.

Jean Müller et Sticker [2] ont repris l'expérience de Fontana et ont reconnu comme lui que l'excitation du segment périphérique du nerf sectionné ne détermine plus, quelques semaines après la section, les mouvements des muscles qui en dépendent, tandis qu'ils se contractent encore sous l'influence d'une excitation directe.

En 1841, Longet [3] essaya de déterminer exactement le temps au bout duquel le segment périphérique perd ses propriétés, et arriva à conclure que c'était quatre jours après la section. Ses expériences ont porté sur quatorze chiens et deux lapins, mais il est probable qu'il a surtout tenu compte de celles qu'il a faites sur les chiens. Le mérite de Longet a été de montrer qu'il faut faire des expériences successives pour arriver à déterminer le moment exact où l'excitabilité du nerf est abolie; mais il est singulier qu'avec cette excellente méthode il soit arrivé à indiquer, comme un fait général, cette durée de quatre jours. En effet, ainsi que nous le verrons bientôt, parmi les animaux sur lesquels on opère habituellement dans nos laboratoires, le chien est le seul

---

[1] Fontana. *Ricerche filosofiche sopra la fisica animale.* Florence, 1775, in-4°. Ce mémoire ne se trouvant ni à la bibliothèque de la Faculté de médecine ni à celle du Muséum d'histoire naturelle, nous le citons d'après Brown-Séquard, *Journal de la Physiologie,* t. II, p. 75.

[2] J. Müller. *Manuel de Physiologie,* édit. française, t. I, p. 351 et suiv.

[3] Longet. *Recherches expérimentales sur les conditions nécessaires à l'entretien et à la manifestation de l'irritabilité musculaire.* Paris, 1841, p. 10.

chez lequel la perte des propriétés du segment périphérique du nerf sectionné survienne après ce laps de temps.

Nasse[1] est le premier qui ait étudié au microscope les
altérations qui se produisent dans le segment périphérique
d'un nerf sectionné. Ses expériences ont porté sur la grenouille et sur le lapin. Il a constaté, comme Fontana, que
l'excitabilité du nerf avait disparu alors que les muscles
avaient conservé leur irritabilité, et il a reconnu que, dans
les nerfs qui ont perdu leurs propriétés, les tubes nerveux présentent des altérations progressives consistant en
une segmentation de la myéline et la production de granulations graisseuses qui se fondraient les unes dans les autres, de manière à former des gouttes. D'après lui, ces gouttelettes graisseuses seraient toujours plus abondantes au
voisinage de la section que dans les parties périphériques
du nerf. Je ne m'arrêterai pas plus longtemps aux recherches de cet auteur. Il faut arriver jusqu'aux travaux
d'Auguste Waller, en 1852[2], pour voir cette question faire
un notable progrès.

Waller a prouvé que ce n'est pas toujours le bout périphérique d'un nerf sectionné qui est altéré ; dans certaines
conditions, c'est au contraire le bout central. Ayant pratiqué la section des deux racines d'un nerf avant leur réunion, il constata que la racine motrice était altérée dans le
segment périphérique et normale dans le segment central.
La racine sensitive, au contraire, était altérée dans le segment central, tandis que son segment périphérique, celui
qui était resté uni au ganglion, était resté normal. Il conclut de cette observation que le ganglion est le centre tro-

---

[1] Nasse. *Ueber die Verænderungen der Nervenfasern nach ihrer Durchschnei-
dung*, Müller's Archiv, 1839, p. 413.

[2] Waller, *Sur la reproduction des nerfs et sur la structure et les fonctions
des ganglions spinaux*. Archives de Müller, 1852, p. 392. (Bien que publié
dans un recueil allemand, ce mémoire est en langue française.)

phique du nerf sensitif, et il put arriver à formuler cette loi générale de la dégénération : *un tube nerveux dégénère lorsqu'il est séparé de son centre trophique.* La découverte des centres trophiques a été une des plus importantes pour l'histologie et pour la physiologie du système nerveux.

Quant à la nature du processus histologique intime, Waller admet que, dans un nerf séparé de son centre, les tubes nerveux disparaissent complétement, et que, dans la régénération, il se forme des fibres nerveuses nouvelles qui n'empruntent rien aux anciennes.

Depuis Waller, un grand nombre d'observateurs se sont occupés de cette question : parmi eux, je vous signalerai Bruch, Lent, Hjelt, Eulenburg et Landois, Schiff, Philippeaux et Vulpian, Neumann, Erb, Hertz, Laveran, Cossy et Dejérine, Engelmann.

J'arrêterai provisoirement à 1872 la revue historique que je vais faire des opinions de ces auteurs, me réservant de la compléter plus tard ; vous en comprendrez bientôt la raison.

Tous les histologistes qui se sont occupés des altérations qui se produisent dans le segment périphérique d'un nerf mixte sectionné sont d'accord sur un point fondamental : la myéline se transforme en boules et finit par disparaître. Cependant je dois faire une exception pour Neumann, dont je vous dirai dans un instant la manière de voir.

Il n'en est pas de même en ce qui regarde la membrane de Schwann et le cylindre-axe. A leur sujet, nous avons à enregistrer une première opinion, celle de Waller. D'après cet observateur, ils disparaissent progressivement comme la myéline, et, à la fin du processus, le tube nerveux a été également résorbé dans toutes ses parties.

D'après une seconde opinion, qui a été soutenue par

Lent[1] et Hjelt[2], le cylindre-axe dégénère et se résorbe finalement comme la myéline; la membrane de Schwann persiste seule.

Schiff[3], Philippeaux et Vulpian[4] croient au contraire que le cylindre-axe résiste à la dégénération pendant toute la durée du processus, et que la myéline seule dégénère et disparaît.

J'arrive à la quatrième et dernière opinion, celle de Neumann[5]. La manière de voir de cet histologiste est assez singulière. D'après lui, la disparition du cylindre-axe et de la myéline n'est qu'une apparence; en réalité, ils sont conservés l'un et l'autre, et la dégénération consiste en ce que, la myéline perdant ses caractères spéciaux, il se produit entre elle et le cylindre-axe une fusion telle qu'on ne peut plus les distinguer l'un de l'autre. Lors de la régénération, la myéline reprend ses caractères et se différencie de nouveau du cylindre-axe, qui reprend les siens, de sorte que ces deux éléments sont de nouveau visibles dans la fibre, qu'ils n'avaient jamais abandonnée.

Je ne dois pas quitter ce sujet sans vous dire que M. Vulpian[6] a changé d'opinion. Autrefois, dans son travail en collaboration avec M. Philippeaux, il avait admis la manière de voir de Schiff, à savoir que le cylindre-axe est conservé, en même temps que la membrane de Schwann.

---

[1] Lent. *Zeitschr. f. wissenschaftliche Zoologie*, t. VII, p. 145.

[2] Hjelt. *Ueber die Regeneration der Nerven*. Virchow's Archiv, t. XIX, p. 352.

[3] Schiff. *Arch. des Vereins f. gemeinschaftliche Arbeiten*, t. I. (Comme nous n'avons pas pu nous procurer ce mémoire, nous le citons d'après Neumann, *Arch. der Heilkunde*, t. IX, 1868, p. 194.)

[4] Philippeaux et Vulpian. *Recherches expérimentales sur la régénération des nerfs séparés des centres nerveux.* — Mém. de la Soc. de Biologie, 1859, p. 343.

[5] Neumann. *Degeneration und Regeneration nach Nervendurchschneidungen.* Archiv, für Heilkunde, t. IX, 1868, p. 201.

[6] Vulpian. *Recherches relatives à l'influence des lésions traumatiques des nerfs sur les propriétés physiologiques et la structure des muscles.* Arch. de physiologie, 1871, t. IV, p. 745.

En examinant plus attentivement les faits, M. Vulpian s'est
convaincu que le cylindre-axe disparaît et que ce qui reste
dans l'intérieur de la fibre ne correspond pas à cet élément.
Cherchant la cause de son erreur antérieure, M. Vulpian
crut reconnaître, en considérant de plus près les tubes nerveux normaux du chien, du lapin, du cochon d'Inde, que
chacun de ces tubes possède deux membranes distinctes :
la gaîne de Schwann et une gaîne extérieure à celle-ci, qu'il
désigne sous le nom de périnèvre. Il y a là, je dois vous le
dire de suite, une double erreur : une erreur de nom, car
l'expression de périnèvre, employée par M. Robin pour désigner la gaîne lamelleuse, ne saurait s'appliquer à une
enveloppe quelconque d'un tube compris dans un faisceau
nerveux ; une erreur de fait, car la double enveloppe des
tubes nerveux que j'avais signalée antérieurement chez les
raies et chez les torpilles n'existe pas chez le chien, le chat,
le lapin, le rat, le cochon d'Inde, en un mot chez aucun
des mammifères que j'ai pu étudier.

M. Vulpian ajoute que, dans ses anciennes observations,
alors qu'il ne soupçonnait pas l'existence de la seconde enveloppe des tubes nerveux, il avait pris pour le cylindre-axe
la gaîne de Schwann revenue sur elle-même dans l'intérieur
du tube formé par la seconde gaîne; mais qu'aujourd'hui
il a pu se convaincre que le cylindre-axe disparaît réellement dans le processus dégénératif qui survient dans le
segment périphérique d'un nerf sectionné.

Il y a quelques années, après avoir fait sur la structure
des tubes nerveux des recherches dont je vous ai exposé les
résultats dans les leçons précédentes, j'ai été conduit à m'occuper également des modifications qui surviennent dans les
nerfs sectionnés. J'aurai l'occasion, par la suite, de vous
rendre compte de mes observations à ce sujet et d'y ajouter
de nouveaux faits.

Ma manière de voir, qui diffère de celle des auteurs précédents, surtout en ce qui regarde la signification du processus dégénératif, a rencontré des contradicteurs, auxquels je devrai répondre dans le cours de cette description. Mais examinons d'abord les faits, la discussion trouvera sa place chemin faisant.

Une première question que je dois aborder, je dirai même une question préalable à l'examen du processus dégénératif, est celle-ci : Ce processus a-t-il lieu nécessairement? Un nerf séparé de son centre trophique subit-il toujours la dégénération?

Il y a longtemps que Bruch et Schiff[1] ont soutenu que la dégénération n'était pas absolument inévitable, et que, si les segments sont suffisamment rapprochés, il se produit une réunion par première intention.

Plus tard, Laugier[2] publia une observation relative à la suture d'un nerf, suivie presque immédiatement du rétablissement fonctionnel. Nélaton[3] en publia une semblable.

Pour faire la critique de ces observations, Eulenburg et Landois[4] s'adressèrent à l'expérimentation. Ils pratiquèrent sur les nerfs qu'ils venaient de diviser une suture qui en affrontait exactement les extrémités. Dans toutes leurs expériences, ils trouvèrent le segment périphérique dégénéré dans toute son étendue.

Je ne vous entretiendrais pas plus longtemps de cette question, qui semblait jugée, s'il n'avait paru l'année dernière un nouveau travail expérimental sur la réunion immédiate des nerfs suivie du retour fonctionnel. L'auteur de ce travail, M. Bakowiecki[5], prétend que si, au lieu d'un fil de

---

[1] Schiff, *loco citato*.
[2] Laugier. Acad. des Sciences, Comptes rendus, 20 juin 1864.
[3] Nélaton. Société de chirurgie, 22 juin 1864.
[4] Eulenburg et Landois. *Berliner Klin. Wochenschrift*, 1865, n°ˢ 45 et 46.
[5] Bakowiecki. *Zur Frage vom Verwachsen der peripherischen Nerven.* Archiv für microsc. Anatomie, t. XIII, 1876, p. 420.

lin ou de soie, on emploie pour faire la suture le *catgut* de Lister, c'est-à-dire de la corde de violon phéniquée, on obtient la réunion par première intention et le rétablissement immédiat de la fonction du nerf.

J'ai répété cette expérience. Après avoir dénudé, chez un lapin, le nerf sciatique, j'y ai passé avec une aiguille courbe une anse de fil de *catgut;* puis j'ai pratiqué la section du nerf à cet endroit, d'un seul coup, avec un bistouri très-tranchant, de manière à obtenir des surfaces de section bien nettes; ensuite j'ai fait la ligature. Les deux lèvres de la plaie étaient parfaitement en contact, et je devais espérer une réunion immédiate, si elle était possible, car j'avais pris en outre les plus grandes précautions pour éviter la suppuration.

La plaie faite à la peau s'est réunie par première intention, et, au bout de dix jours, en découvrant le nerf, on a pu constater que la réunion des parties profondes était complète et qu'il n'y avait pas eu d'inflammation suppurative. Le fil de catgut était encore en place, emprisonné dans un tissu inflammatoire qui déterminait un gonflement à ce niveau. Entre les deux segments du nerf on ne pouvait distinguer de tissu cicatriciel. La réunion du cordon nerveux par première intention était donc aussi parfaite qu'on pouvait le souhaiter; restait à savoir s'il y avait eu également réunion des tubes nerveux et rétablissement de la fonction. Nous avons excité le nerf au-dessous du point sectionné, avec une pince, sans obtenir aucun effet; nous avons essayé ensuite d'un courant interrompu faible, sans produire aucun mouvement dans la patte et sans observer aucune trace de sensibilité chez l'animal. En portant au contraire l'excitation soit électrique, soit mécanique, sur le segment central, au-dessus du bourgeon de réunion, nous avons constaté que la sensibilité était mise en jeu, mais que la patte ne faisait aucun mouvement. Aucune excitation ne passait donc à travers la cicatrice ; la fonction du nerf n'était pas restaurée.

Nous avons alors enlevé le segment nerveux en le coupant à deux centimètres au-dessus et à deux centimètres au-dessous de la cicatrice, et nous l'avons plongé dans une solution d'acide osmique à 1 pour 200. Après un séjour de vingt-quatre heures dans ce réactif, les deux portions du nerf étaient devenues absolument noires, et entre elles se montrait une mince lame de tissu qui n'avait pas noirci aussi fortement. Je vous montre ici ce nerf ; comme il y a déjà plus d'un mois qu'il est conservé dans l'alcool, dans lequel la réduction de l'osmium a continué, le tissu cicatriciel a noirci, et vous ne reconnaîtrez plus aujourd'hui la ligne de séparation, devenue aussi noire que le reste, qu'à une souplesse un peu plus grande du nerf en ce point.

L'examen du segment périphérique nous a montré qu'il était absolument dégénéré.

Cette expérience contredit donc les résultats annoncés par M. Bakowiecki. Pour la réussir, j'ai pris les précautions les plus minutieuses, j'ai opéré dans les conditions les plus favorables. La réunion du nerf divisé paraissait complète, et cependant son segment périphérique a dégénéré aussi complétement que si l'on n'y avait pas fait de suture. Dès lors je suis conduit à penser qu'il s'est glissé quelque cause d'erreur dans les expériences de M. Bakowiecki. Mais, pour porter un jugement définitif sur ses recherches, il faut attendre qu'il ait publié un travail plus complet, car c'est une simple note de quelques pages qui relate les résultats dont nous venons de faire la critique expérimentale.

DIX-HUITIÈME LEÇON

(8 FÉVRIER 1877)

Dégénération des nerfs sectionnés.

Modifications physiologiques qui se produisent dans le segment périphérique des nerfs sectionnés. — Perte des propriétés. — Période variable après laquelle elle se produit, suivant les animaux (chien, lapin, cochon d'Inde, rat, pigeon, grenouille, plagiostomes), suivant l'âge, la vigueur, l'état de santé.

Modifications histologiques. — La dégénération du segment périphérique ne ressemble en rien à l'altération cadavérique du tube nerveux. — Modifications qui se montrent aux extrémités sectionnées dans les premières heures après la section. Gonflement des tubes. Opacité de la myéline. Cellules contenant des boules de myéline.

MESSIEURS.

A la fin de la dernière leçon, je vous ai rendu compte d'une expérience que nous avons faite pour nous assurer si dans un nerf sectionné, dont les deux segments sont réunis exactement par une ligature, le segment périphérique peut échapper à la dégénération. Cette expérience nous a conduits, contrairement aux conclusions de l'auteur aux indications duquel nous nous étions conformés, à reconnaître que le segment périphérique dégénère dans ce cas tout aussi complétement qu'après une section simple sans suture.

Notre résultat a par conséquent été négatif, ou plutôt .il a été positif en ce sens qu'il confirme les recherches antérieures d'Eulenburg et Landois.

Je reprends l'exposé des phénomènes qui se produisent après la section transversale d'un nerf. Au fur et à mesure que j'avancerai dans cet exposé, je discuterai les différentes opinions qui ont été émises, d'une part sur la perte des propriétés physiologiques du nerf, et de l'autre sur sa dégénération histologique ; je soumettrai mes opinions à la même critique que celles des autres auteurs, comme vous pourrez, du reste, en juger.

Entrons immédiatement dans le domaine des expériences, et considérons d'abord ce qui a trait à la perte des propriétés du nerf.

Première expérience : Prenons un chien, un lapin, un cochon d'Inde, un rat, une grenouille, un pigeon, en ayant soin que ces animaux soient jeunes adultes, vigoureux et en bon état de santé. Chez tous ces animaux, coupons le nerf sciatique à sa partie moyenne ou plutôt un peu plus haut, afin d'avoir à notre disposition un segment périphérique d'une plus grande longueur. Vingt-quatre heures après, faisons l'essai des nerfs sectionnés chez ces différents animaux, afin de rechercher quel est l'état des propriétés physiologiques du segment central et du segment périphérique. Nous constaterons que, chez tous, l'excitabilité motrice est conservée dans le segment périphérique, et que dans le segment central la sensibilité est également intacte.

Ce premier fait constaté, occupons-nous avec plus de détail de ce qui se passe après les vingt-quatre premières heures chez le lapin. Je choisis cet animal, parce que c'est celui qui sert le plus habituellement aux observations de ce genre. Reprenons avec plus de soin l'épreuve expérimentale de l'excitabilité motrice du bout périphérique, en employant à cet effet l'appareil d'induction à chariot (fig. 20, p. 264), dont vous nous avez vus nous servir plusieurs fois ici, et qui nous permet, par l'éloignement des deux bobines, de diminuer à volonté l'intensité du courant d'induction interrompu que nous appliquerons. Dénudons le nerf sciatique du côté opposé et sectionnons-le environ à la même hauteur que le premier. Puis, opérons sur les deux segments périphériques, celui qui est sectionné depuis vingt-quatre heures et celui qui vient d'être coupé, afin de savoir lequel est le plus excitable. Il faut avoir soin, en faisant cette expérience, d'attendre quelques minutes après la section du nerf, afin qu'il soit reposé de la secousse que cette section y a déterminée. Vous remarquerez, en effet, qu'au moment où l'on coupe le nerf, les muscles de la patte correspondante sont agités convulsivement pendant un temps dont la durée varie un peu suivant les animaux et suivant la manière dont la section a été pratiquée. Il est évident que les résultats comparatifs que l'on pourrait obtenir pendant cette période ne seraient pas concluants.

Quel est, des deux nerfs, le plus excitable ? Les auteurs ne s'entendent guère sur cette question ; d'après les uns, c'est le nerf qui vient d'être coupé, tandis que les autres soutiennent au contraire que c'est celui qui est sectionné depuis la veille.

En expérimentant avec tout le soin possible, nous servant pour cela des moyens que nous venons d'indiquer et qui sont du reste ceux généralement employés aujourd'hui, nous verrons qu'il est très difficile de se former une opinion sur ce point. Nous avons fait l'observation sans parti pris et avec la plus entière bonne foi, et il nous a semblé que c'était le nerf coupé depuis vingt-quatre heures qui était le plus excitable. Dans quelques expériences cependant, nous avons cru constater l'inverse. C'est que rien n'est plus difficile et plus délicat que d'apprécier l'irritabilité d'un nerf. Le résultat, c'est-à-dire le mouvement de la patte obtenu par l'application des électrodes avec un certain écartement des deux bobines (tandis qu'avec le même écartement, l'excitation appliquée au nerf du côté opposé ne fait pas mouvoir la patte correspondante), dépend en premier lieu de l'intensité de l'excitant qui n'est pas constante pour le même écartement des bobines, attendu que le courant de la pile n'est lui-même pas rigoureusement constant. Il dépend en outre de la manière dont on applique les deux fils de platine qui terminent la pince électrique; ils peuvent être appuyés plus ou moins fortement, dans une direction ou dans une autre, à un endroit plus ou moins humecté, toutes conditions qui viennent modifier le résultat de l'examen comparatif que l'on entreprend. Nous ne possédons pas aujourd'hui de méthode certaine et tant soit peu rigoureuse pour apprécier le degré d'excitabilité des nerfs, chez les animaux à sang chaud ; aussi devons-nous nous contenter de dire qu'il nous a semblé que le nerf coupé depuis vingt-quatre heures était plus excitable que celui dont nous venions de pratiquer la section.

Revenons à nos expériences comparatives sur les différents animaux que nous avons énumérés. Quarante-huit heures après la section, faisons de nouveau, chez tous, l'essai du segment périphérique au point de vue de l'excitabilité motrice. Si, comme nous l'avons recommandé, les animaux que l'on a choisis étaient jeunes adultes, bien portants et vigoureux, nous constaterons que l'excitabilité persiste seulement chez le chien, chez le pigeon et chez la grenouille. Elle est au contraire entièrement abolie chez le lapin, le cochon d'Inde et le rat. Et, notons-le, elle est abolie aussi bien dans les différentes branches et rameaux du nerf sciatique que dans son tronc principal ; c'est-à dire que ce nerf a perdu ses propriétés dans toute sa longueur.

Au bout de soixante-douze heures, le chien et la grenouille sont les seuls où l'excitabilité du segment périphérique se soit conservée. Chez le pigeon, elle est perdue désormais.

Quatre jours après la section, l'excitabilité a disparu également chez le chien, et, de tous les animaux que nous avons mis en expérience, la grenouille est le seul dont la patte réponde encore par des mouvements à l'excitation du nerf.

Dans cette saison, et sur des grenouilles conservées dans un laboratoire comme celles sur lesquelles nous opérons, l'excitabilité du segment periphérique persiste jusqu'à trente jours après la section. Ce fait a déjà été signalé, il y a longtemps, par M. Brown-Séquard[1].

Telles sont les variations du phénomène physiologique dont nous nous occupons, au point de vue des espèces animales. Ces variations seraient peut-être plus grandes encore si nous examinions un plus grand nombre d'animaux, mais mes expériences n'ont porté que sur ceux que je vous ai indiqués.

Ces faits contredisent l'opinion ancienne de Longet, d'après laquelle le segment périphérique mettrait constamment quatre jours à perdre ses propriétés.

Dans la deuxième édition de son *Traité de physiologie* (1861), Longet n'a pas modifié son opinion. Voici comment il s'exprime à ce sujet :

« Dans mes recherches, j'ai adopté une tout autre marche

---

[1] Brown-Séquard, *Recherches sur l'irritabilité musculaire*, Bulletins de la Société philomathique, 1847, p. 74 et 83, et Journal de l'anatomie et de la physiologie, t. II, 1859, p. 75

que celle qu'avaïent suivie ces observateurs (ceux dont il vient
de parler). Ainsi je ne me borne point à opérer la résection
d'un nerf et à attendre plusieurs semaines ou même plusieurs
mois pour expérimenter sur l'excitabilité de son bout libre;
au contraire, dès le lendemain, celui-ci est *essayé* par le
galvanisme et par les excitants mécaniques; les mêmes
tentatives sont répétées le surlendemain, etc., et constamment son excitabilité est entièrement éteinte *après le quatrième jour.*

« Il importe d'ajouter que le résultat est le même, lorsque, après sa résection, le nerf n'est pas soumis aux stimu-
lations précédentes.

« Après le quatrième jour, pour mieux juger encore l'état
des muscles lors de l'excitation de leurs nerfs, je découvre
les uns et les autres dans une partie bien saine du membre,
et jamais alors le galvanisme, appliqué *même aux ramus-
cules nerveux*, ne suscite les plus légères contractions de la
fibre musculaire[1]. »

On a fait dire à Longet tout autre chose; il aurait observé
que l'irritabilité se perd peu à peu à partir du point sectionné
vers les extrémités. Vous voyez, par le passage que je viens
de vous lire, qu'il est d'une opinion contraire. Il a observé,
comme nous, que lorsque l'excitabilité est perdue dans le
bout périphérique au voisinage de la section, elle a disparu
également dans toute la longueur du nerf. Longet ajoute :

« Toutefois, dans ces expériences, délicates à reproduire,
il est bien important de ne point faire usage d'une pile trop
forte; autrement le fluide galvanique lui-même pourrait
être transmis par la division du nerf jusqu'aux muscles, qui
ne manqueraient point de manifester une réaction. »

Vous avez pu apprécier, par l'expérience que nous avons

---

[1] Longet. *Traité de physiologie*, 2ᵉ édition, t. II, p. 225.

faite dans notre dernière leçon sur la grenouille (p. 263), combien cette recommandation de Longet est justifiée.

Un grand nombre d'expérimentateurs, même avant que Longet eût publié sa seconde édition, avaient déjà remarqué que, chez certains animaux, la grenouille par exemple, il faut plus de quatre jours pour que le segment périphérique perde ses propriétés, tandis que chez d'autres au contraire elles sont abolies plus rapidement. Ainsi, Waller, dans une note du mémoire que nous avons déjà cité, dit ceci :

« J'ai constaté, au bout de vingt-quatre heures après la division d'un sciatique du pigeon, que déjà ses fonctions motrices sont affaiblies. Au bout de deux jours et demi l'irritation du nerf ne fait plus contracter la jambe, et alors on aperçoit que les fibres nerveuses sont désorganisées[1]. »

Je dois vous dire que chez le pigeon je suis arrivé absolument au même résultat ; à la fin du troisième jour le nerf n'était plus excitable.

Il y a encore dans la durée de l'excitabilité des variations qui sont indépendantes des espèces. En effet, chez des animaux de la même espèce, cette durée varie suivant l'âge ; chez les jeunes, les propriétés du nerf sont abolies plus vite que chez les adultes ; ainsi, chez un lapin d'un mois à six semaines, le nerf cesse d'être excitable quarante-cinq heures après la section, trois heures plus tôt que chez l'adulte.

Une autre circonstance qui exerce de l'influence sur cette durée est l'état de vigueur des animaux. Nous avons eu, l'année dernière, une portée de lapins mal venus, nés à la fin de la saison, de parents peu vigoureux, et qui sont restés chétifs et malingres, sans présenter néanmoins aucune lésion, comme nous avons pu nous en assurer.

Chez plusieurs de ces lapins, nous avons opéré la section

---

[1] Waller. *Sur la reproduction des nerfs et sur la structure et les fonctions des ganglions spinaux.* — Arch. de Müller, 1852. p. 397.

du nerf sciatique, et nous avons pu constater qu'à la fin du troisième jour l'excitabilité du segment périphérique, bien que diminuée, était encore très-manifeste. Vous voyez donc que, chez des animaux peu vigoureux, les modifications qui amènent la perte des propriétés se produisent plus lentement.

L'état de santé a aussi une influence sur la marche de ces altérations. Voici une expérience qui le démontre. Chez un lapin, on pratique la section de l'un des nerfs sciatiques ; quarante-huit heures après, on constate la perte des propriétés dans le segment périphérique. On réunit alors les lèvres de la plaie par une suture et on opère la section sur le nerf sciatique du côté opposé. Si, le surlendemain, on examine au point de vue de ses propriétés le nerf coupé en second lieu, on constate que quarante-huit heures, cinquante heures, quelquefois même trois jours après, son excitabilité, bien que diminuée, est conservée. La santé de l'animal a donc été troublée sous l'influence de la première opération, il a été affaibli, et, chez lui comme chez nos lapins mal venus, la perte de l'excitabilité s'est produite avec plus de lenteur.

Ces premières expériences devaient conduire naturellement à en faire d'autres du même genre pour vérifier et compléter les idées qu'elles suggèrent. Nous en avons tenté deux. Nous avons fait à un premier lapin une hémorrhagie de 25 grammes, puis nous lui avons coupé le nerf sciatique ; un second lapin a été soumis à une abstinence complète à partir du moment de la section, dans l'espoir que chez l'un et chez l'autre l'affaiblissement retarderait la perte des propriétés. Le résultat a été négatif ; au bout de quarante-huit heures, chez les deux lapins, l'excitabilité était abolie dans le segment périphérique. Nous ne pouvons tirer de ces faits aucune conclusion. Il est probable que l'hémorrhagie qu'avait subie le premier lapin n'était pas assez considérable pour l'affaiblir beaucoup. Quant au second, le jeûne n'avait pas été d'assez longue durée, et pour bien faire il aurait été nécessaire de commencer à priver l'animal de nourriture quelques jours avant l'expérience. Il faut plusieurs jours, en effet, comme l'a établi M. Claude Bernard, pour mettre un lapin complétement à jeun, c'est-à-dire pour le forcer à se nourrir aux dépens de sa propre substance.

Si je vous expose ces expériences malgré leur insuccès, c'est pour vous engager à les répéter et à les étendre.

Malgré ce qu'il y a d'incomplet dans nos observations, de l'ensemble des faits que je viens de vous signaler nous pouvons déjà tirer une conclusion qui prendra de l'importance lorsque nous examinerons les modifications histologiques consécutives à la section des nerfs : plus la vie est active chez un animal, plus la perte des propriétés se produit rapidement dans le segment périphérique d'un nerf sectionné.

Ainsi, l'excitabilité disparaît plus vite chez les jeunes animaux, qui ont une vie plus active que les adultes. Elle est abolie plus tôt chez les mammifères que chez la grenouille, qui est un animal à sang froid, et sur laquelle nous opérons en outre en hiver, dans une saison où elle est à jeun, et dans un demi-état d'hibernation. J'ajouterai que chez les poissons que j'ai étudiés à ce point de vue, la raie et la torpille, j'ai trouvé au bout de six semaines les lésions moins avancées que chez le lapin au bout de quarante-sept ou quarante-huit heures. Vous savez que les plagiostomes sont des poissons peu actifs, qui demeurent des journées entières immobiles au fond de l'eau. Si l'on faisait les mêmes expériences sur des poissons plus vifs, comme le turbot, le mulet, la sardine, peut-être arriverait-on à trouver entre les poissons des différences analogues à celles qui existent entre les mammifères. Ces expériences, qui constitueraient un intéressant sujet de recherches, n'ont pas encore été faites.

Il convient d'ajouter en terminant que, quels que soient les animaux sur lesquels on a opéré, alors que le segment périphérique a perdu son excitabilité, le segment central est toujours sensible.

Passons maintenant à l'étude des lésions histologiques qui se produisent dans le segment central et dans le segment périphérique d'un nerf sectionné. Elle vous montrera combien est étroit le rapport qui existe entre la structure d'un organe et ses fonctions physiologiques.

Avant d'entreprendre l'examen des altérations qui se manifestent dans les nerfs sectionnés, nous devons rechercher quelles sont les modifications qui y surviennent à la suite de la mort et nous demander par exemple ce que deviennent les tubes nerveux dans un cadavre. Il est clair que cela dépendra, au moins pour la rapidité avec laquelle surviendront les altérations, de la décomposition cadavérique, dont les conditions, comme vous le savez, sont extrêmement variables. C'est, du reste, une question sur laquelle on est loin d'être fixé en anatomie pathologique; on croit généralement que l'altération cadavérique des nerfs consiste surtout dans la segmentation de la myéline. Il importe donc, avant de nous occuper des lésions dites dégénératives, où nous rencontrerons précisément cette segmentation, de savoir au juste à quoi nous en tenir sur les altérations qu'amène la mort dans les tubes nerveux.

Comme nos expériences doivent porter sur différents animaux et en particulier sur le lapin, c'est chez ce dernier animal que nous devons étudier les modifications cadavériques des tubes nerveux. A cet effet, ayant sacrifié un lapin, nous l'abandonnons dans un coin du laboratoire, et, vingt-quatre heures après, nous enlevons un segment du nerf sciatique, qui après un séjour de vingt-quatre heures dans l'acide osmique, est convenablement dissocié. Nous obtenons ainsi des préparations presque aussi belles que si elles avaient été faites avec un nerf enlevé à l'animal vivant. La gaîne médullaire intacte, transparente, laisse voir le cylindre-axe dans son milieu; le contour des tubes est régulier, le noyau n'est pas modifié. Une seule différence est à signaler. Dans les tubes nerveux enlevés à l'animal vivant et préparés de la même façon, la myéline remplit d'habitude exactement le renflement que forme la gaîne de Schwann aux extrémités des segments interannulaires; dans les tubes nerveux de l'animal mort, au contraire, elle est toujours écartée un peu des extrémités des segments. Sous l'influence de la mort, il s'est fait une diffusion du plasma qui a pénétré dans les tubes nerveux au niveau des étranglements annulaires et a refoulé la myéline de chaque côté. Cette interprétation ne vous surprendra pas, si vous vous rappelez les expériences que j'ai faites devant vous en immergeant les nerfs, soit dans l'eau simple, soit dans l'eau additionnée de sel marin (Voir p. 262 et suivantes), et dans lesquelles vous avez vu se produire un phénomène semblable, lié bien évidemment à la diffusion du liquide à l'intérieur des tubes nerveux.

Les nerfs enlevés vingt-quatre heures après la mort présentent des cylindres-axes parfaitement nets. Du reste, cet élément résiste même à la putréfaction, ainsi que l'a reconnu Remak. Cet auteur avait été frappé de ce fait, et il l'a signalé dans un mémoire[1] que nous aurons l'occasion de citer plusieurs fois encore. S'appuyant même sur cette

____

[1] Remak, *Ueber die Wiedererzeugung von Nervenfasern.* Arch. de Virchow, 1862, t. XXIII, p. 441.

observation, et comparant ce qui se passe dans le segment périphérique d'un nerf sectionné à ce qui se produit dans la décomposition cadavérique, il soutient que les cylindres-axes persistent indéfiniment dans un nerf séparé de son centre. Une comparaison de ce genre, vous pourrez le reconnaître par la suite, n'est pas permise. Cependant il est juste d'ajouter qu'étant données les méthodes imparfaites qu'il avait à sa disposition, Remak ne pouvait pas faire une bonne observation directe et en était réduit à chercher en dehors du phénomène lui-même les explications dont il avait besoin.

Si nous poursuivons notre expérience et si, dans les jours qui suivent, nous examinons de nouveaux segments du nerf du même animal, en employant exactement la même méthode, nous pouvons constater que c'est seulement vers le huitième, le dixième ou le douzième jour qu'il y survient des altérations notables. A cette époque, la myéline est encore continue dans les tubes nerveux ; mais elle est devenue opaque, granuleuse, friable, de sorte que par suite de la dissociation elle se casse et se sépare, soit au niveau des incisures, soit entre elles. Cette friabilité particulière dépend probablement de modifications chimiques caractérisées au microscope par l'état granuleux. En effet, cet état paraît lié à une décomposition de la myéline, par suite de laquelle une partie des matières grasses qui entrent dans sa constitution se sépare pour former des granulations distinctes. La modification granuleuse dont nous parlons ici se produit du reste avec une grande facilité et sous l'influence de divers réactifs. Voici une expérience qui la rend manifeste :

Le sac pulmonaire d'une grenouille, étant fendu suivant sa longueur, est étendu sur une lame de verre au moyen de la demi-dessiccation, la face séreuse en-dessus. Puis il est coloré au moyen d'une solution alcoolique de bleu de quinoléine, lavé, recouvert d'une lamelle de verre et conservé dans la glycérine. Les tubes nerveux à myéline s'y montrent alors colorés uniformément en gris de lin plus ou moins foncé. Si la préparation est examinée vingt-quatre ou quarante-huit heures après, on remarque qu'au sein de la myéline il s'est formé de fines granulations arrondies, presque toutes d'égal diamètre, à peu près régulièrement distribuées et colorées en bleu intense. Ce sont des granulations graisseuses, comme le démontre la coloration qu'elles ont prise sous l'influence du bleu de quinoléine.

Nous sommes conduits dès lors à penser que l'état granuleux de la gaîne médullaire des nerfs cadavériques est lié également à un départ de la graisse sous forme de granulations fines qui la rendent opaque. Cette opacité empêche de distinguer le ruban clair correspondant au cylindre-axe au milieu de chaque tube nerveux. Celui-ci est cependant conservé, car on peut le reconnaître, soit dans les points où il est mis en liberté par la dissociation, soit de chaque côté des étranglements annulaires, dans l'espace clair où la myéline a été refoulée.

Comme nous nous proposons ici de comparer les altérations cadavériques avec les modifications qui surviennent dans le segment périphérique d'un nerf sectionné, il n'est pas nécessaire de pousser l'expérience au delà de dix à douze jours. A cette époque, en effet, comme vous le verrez bientôt, les altérations sont tellement considérables dans ce dernier que toute comparaison devient impossible.

Occupons-nous maintenant d'une autre question que nous devons examiner également avant d'aborder l'étude de la dégénération proprement dite : Que se passe-t-il dans les extrémités du segment central et du segment périphérique du nerf sectionné chez l'animal vivant, dans les premières heures qui suivent la section ?

Dénudons, chez une grenouille, le nerf sciatique, coupons-le avec un scalpel bien tranchant, puis rapprochons les lèvres de la plaie. Attendons une heure, puis enlevons, en y touchant le moins possible, le segment inférieur dans une certaine longueur, un demi-centimètre, par exemple. Plongeons cette portion du nerf dans une solution d'acide osmique à 1 pour 100 ou à 1 pour 200, en ayant soin de noter quelle est l'extrémité qui correspond à la première section. Quand les éléments seront convenablement fixés par le réactif, ce qui se produit en une heure environ, pratiquons la dissociation, examinons les deux extrémités des tubes nerveux que nous avons isolés et notons les différences qu'elles présentent. Au niveau de l'extrémité qui a été sectionnée immédiatement avant l'immersion dans l'acide osmique, les tubes nerveux sont effilés dans une petite étendue, parce qu'ils ont été comprimés par l'instrument avant d'être coupés. C'est là une modification analogue à celle que nous avons déterminée en comprimant un nerf au moyen d'une serre fine dans l'expérience que nous vous avons montrée (voir p. 61). Au delà, les tubes nerveux sont normaux.

Portons maintenant l'examen sur les tubes au niveau de leur extrémité correspondant à la section faite une heure avant l'ablation du nerf. Nous constaterons que, au lieu d'être amincie, cette extrémité, comme celle que nous avons étudiée d'abord, est plus ou moins renflée. La myéline y est devenue trouble et opaque, et présente une modification analogue à celle qui se produit dans les tubes nerveux cadavériques. Ce gonflement de la myéline dépend très-vraisemblablement de ce qu'elle a absorbé une partie du plasma épanché entre les lèvres de la plaie.

Le pouvoir hygrométrique de la myéline que nous observons dans cette expérience n'a pas lieu de vous surprendre. En effet, ayant été témoins vous-mêmes de l'action

de l'eau sur cette substance, dans les expériences que je vous
ai montrées (voir p. 55), vous devez être bien convaincus
aujourd'hui que, loin de produire la coagulation de la
myéline, comme on le croyait jusqu'ici, les liquides aqueux
mis en contact avec elle sont absorbés et en déterminent le
gonflement.

Vous voyez combien les études minutieuses que nous
avons faites sur les différentes parties constitutives des nerfs
sont importantes pour comprendre les phénomènes pathologiques qui s'y produisent. Si, en effet, nous en étions restés
à la théorie de la coagulation, il nous serait impossible d'expliquer le gonflement qui se manifeste dans les tubes nerveux au voisinage de leur section.

Le cylindre-axe ne peut être reconnu dans l'intérieur du
tube nerveux dans les points où la myéline est gonflée, parce
qu'elle y est opaque, mais, en deçà de ces points, on distingue
très-nettement la partie centrale plus claire qui correspond
à cet élément. A ce niveau, le tube a conservé sa structure
normale.

Si, après avoir pratiqué sur le nerf la première section,
nous attendons deux jours, trois jours et même davantage,
avant d'en retrancher un segment pour l'examiner, nous
constatons que les altérations que nous venons de mention-
ner se poursuivent peu à peu à partir du bout sectionné,
tant dans le segment central que dans le segment périphérique, jusqu'au premier étranglement annulaire.

Chez la grenouille, elles ne dépassent pas cet étranglement, ainsi qu'Engelmann[1] l'a constaté. Mais, chez les animaux à sang chaud, les choses ne se passent pas de la même
façon. Chez ces derniers, si les modifications que nous venons
de décrire ne se poursuivent pas au delà du premier étrangle-

---

[1] Engelmann, *Ueber Degeneration von Nervenfasern. Ein Beitrag zur Cellu-
lar-physiologie.* Arch. für die gesammte Physiol. t. XIII, 1876, p. 474.

ment sur le segment périphérique, c'est que d'autres alté-rations, dont nous nous occuperons bientôt, y commencent de suite et avant même que ces premières modifications aient atteint l'étranglement. Dans le segment central, où, comme vous le verrez, ce second ordre d'altérations ne se produit pas, les modifications dont nous parlons peuvent remonter au delà du premier étranglement.

Mais n'anticipons pas et, avant d'aller plus avant, exa-minons les phénomènes qui se passent chez les mammi-fères, chez le lapin, par exemple, à l'extrémité du segment périphérique et du segment central une heure après la section.

Opérons comme nous l'avons fait chez la grenouille et dissocions le nerf après l'avoir fixé par l'acide osmique. Nous constaterons qu'au niveau de la section la myéline pré-sente du gonflement et de l'opacité, et qu'une partie de cette substance s'est échappée des tubes ouverts pour se répandre entre eux. Elle revêt alors les formes de fils et de boules qui vous sont connues (voy. p. 33).

A côté de ces boules et de ces filaments, on remarque, en notable quantité, des globules rouges du sang provenant des vaisseaux divisés par la section.

Les boules de myéline libres et les globules rouges du sang ne sont pas les seules parties ou éléments qu'il y ait à signaler entre les tubes nerveux. A côté d'eux, il existe en proportions variées des cellules, le plus souvent arrondies, quelquefois irrégulières, contenant dans leur intérieur des gouttelettes de myéline.

Ces cellules doivent maintenant attirer notre attention. Il importe, en effet, de savoir ce qu'elles sont et d'où elles viennent. A ce propos, je vous ferai remarquer d'abord que l'hémorrhagie qui s'est produite à la suite de la section a mis en liberté, en même temps que les globules rouges, un certain nombre de globules blancs. Vous savez, en outre, que des cellules lymphatiques, qui ne peuvent être distinguées des globules blancs du sang, existent en quantité variable, soit dans le tissu conjonctif périfasciculaire, soit dans le tissu intrafasciculaire. Enfin, les cellules du tissu conjonctif intrafasciculaire qui, à l'état normal, sont plates et étalées en surface, peuvent, sous l'influence de l'irritation résultant du traumatisme, se gonfler, devenir globuleuses, et prendre les principaux caractères des cellules lymphatiques. Ces diverses cellules jouissent de la propriété d'absorber des corps solides empruntés à l'organisme ou des corps étrangers pulvérulents, tels que le carmin, le vermillon, etc., que l'on met en contact avec elles. Ces faits sont trop connus pour que j'y insiste plus longuement. Mais, puisque les différents éléments que nous venons d'énumérer jouissent des mêmes propriétés, nous devons maintenant nous demander si les cellules que nous voyons chargées de boules de myéline entre les tubes nerveux d'un nerf récemment sectionné sont des cellules lymphatiques ou des cellules connectives modifiées par l'inflammation.

Cette question ne peut être résolue que par voie expérimentale. Je vais vous indiquer les premières expériences que j'ai entreprises à ce sujet. Ayant enlevé le nerf sciatique à une grenouille, je l'ai dissocié sur une lame de verre, de manière à dégager une certaine quantité de la myéline contenue dans les tubes nerveux; puis je l'ai introduit dans le sac lymphatique dorsal d'une autre grenouille. Mais, comme, dans la dissociation du nerf sciatique, il n'y a qu'une petite quantité de myéline qui soit mise en liberté, j'ai fait une seconde expérience analogue en employant, au lieu du nerf sciatique, le cerveau et la moelle épinière, dont les tubes nerveux, dépourvus de membrane de Schwann, laissent échapper beaucoup plus facilement la myéline qu'ils contiennent. Vingt-quatre heures après, ayant recueilli de la lymphe dans les sacs lymphatiques de l'un et de l'autre animal, je l'ai examinée au microscope et j'y ai trouvé quelques cellules contenant des granulations de myéline.

Je n'ai pas poursuivi ces expériences chez la grenouille, parce que les phénomènes que nous nous proposons d'étudier s'y produisent avec une trop grande lenteur. Comme nous cherchons à obtenir des résultats complets et démonstratifs aussi rapidement que possible, nous opérerons désormais sur des animaux à sang chaud.

Je choisirai à cet effet le rat ou le cochon d'Inde, et la myéline en suspension dans l'eau salée sera introduite dans la cavité péritonéale de ces animaux. En nous fondant sur les notions déjà acquises, nous pouvons vous dire dès à présent que très-probablement nous trouverons des granulations de myéline dans les cellules lymphatiques de la sérosité péritonéale. En outre, il nous sera facile, en examinant le grand épiploon de ces animaux, de reconnaître si les cellules endothéliales qui en recouvrent les travées sont susceptibles d'absorber les mêmes granulations. Nous allons exécuter ces expériences, et je vous en communiquerai les résultats dans la prochaine leçon.

DIX-NEUVIÈME LEÇON

(13 février 1877)

Dégénération des nerfs sectionnés.

Recherches expérimentales pour déterminer la nature des cellules qui, dans les extrémités sectionnées d'un nerf, se montrent chargées de granulations de myéline. — Injection d'une émulsion de myéline dans la cavité périto-néale du cochon d'Inde ; injection de vermillon suivie d'une injection de myéline ; la même injection pratiquée après une inflammation provoquée par le nitrate d'argent. — Résultats : Les cellules lymphatiques absorbent la myéline et le vermillon. — Les cellules endothéliales normales n'absorbent ni la myéline ni le vermillon ; lorsqu'elles sont enflammées, elles se com-portent comme les cellules lymphatiques. Accumulation de globules blancs dans les vaisseaux de l'extrémité des nerfs sectionnés quelques heures après la section. *Modifications du segment périphérique vingt-quatre et cinquante heures après la section.*

Messieurs,

En étudiant les modifications qui se montrent dans les nerfs peu d'heures après leur section, nous avons attiré votre attention sur des cellules que l'on y observe et qui contiennent des granulations de myéline.

Nous avons constaté que ce phénomène se produit avec une grande rapidité chez les animaux à sang chaud. C'est ainsi que, chez le lapin, sur un segment de nerf enlevé une heure après la section, nous avons pu observer, après l'avoir fixé et coloré par l'acide osmique, des cellules généralement arrondies contenant dans leur intérieur un certain nombre de gouttelettes de myéline colorées en noir par le réactif. La rapidité du processus dans l'expérience dont je vous ai rendu témoins peut s'expliquer comme il suit : l'instrument tranchant, au moment où on l'a fait agir sur le nerf, a fait sortir des tubes nerveux divisés une certaine quantité de myéline, qui, se trouvant ainsi dans le voisinage immédiat des cellules dans lesquelles nous l'avons rencontrée, a pu être absorbée par elles dans ce court espace de temps.

Nous nous sommes demandé si les cellules qui absorbent ainsi les gouttes de myéline sont des cellules lymphatiques ou des cellules connectives. Je vous ai indiqué les premières expériences que j'ai tentées pour résoudre ce problème.

Depuis lors, ainsi que je vous l'avais annoncé, j'en ai exécuté un certain nombre d'autres, dont j'ai fait varier les conditions; je ne vous entretiendrai que de celles qui ont été suivies de succès. Je vous ferai remarquer, en effet, que, dans des questions de ce genre, il est nécessaire de s'orienter d'abord, par une série de tâtonnements, sur les meilleures conditions à réaliser, avant d'arriver à ce que j'appellerais volontiers des expériences types, que l'on peut ensuite facilement reproduire.

Je vous ai dit que pour ces recherches il convient d'employer le rat ou le cochon d'Inde ; c'est ce dernier animal que nous avons choisi. Nous nous sommes proposé d'introduire dans la cavité péritéonale de cet animal des granulations ou des gouttelettes de myéline en suspension dans un liquide indifférent. Pour nous procurer ces gouttelettes de myéline, nous ne devions pas employer les nerfs, parce que, ainsi que nous l'avons vu, la membrane de Schwann qui entoure les tubes nerveux rend difficile le dégagement de la myéline. Lorsqu'on veut obtenir cette substance en notable quantité, il faut agir sur la moelle épinière, où, les tubes nerveux ne possèdant pas de membrane de Schwann, la myéline se dégage très-aisément. Ayant donc enlevé la moelle épinière à un cochon d'Inde que nous venions de sacrifier, nous l'avons triturée dans un mortier avec une faible quantité d'eau salée à 1 pour 200. Nous avons obtenu ainsi un liquide lactescent que nous avons filtré à travers un linge fin, pour en séparer les vaisseaux, les fibres connectives et les autres débris. L'émulsion de myéline a été introduite dans une seringue hypodermique munie d'une canule mousse à trocart, telle qu'elles étaient dans les anciennes seringues de Pravaz. Le cochon d'Inde étant alors maintenu immobile par un aide, nous avons pincé la paroi abdominale entre le pouce et l'index, de manière à refouler les viscères et à tenir entre les deux doigts un pli qui comprenait la peau, les muscles et le feuillet pariétal du péritoine. Avec la canule munie de son trocart, nous avons percé ce pli d'outre en outre, de manière à faire apparaître de l'autre côté la pointe de l'instrument ; puis, après avoir enlevé la lance du trocart, nous avons ramené la canule dans la cavité péritonéale. De cette façon, nous avons été certains que l'extrémité de l'instrument était réellement dans la cavité, et d'autre part, nous étions assurés qu'aucun des organes qui y sont contenus n'avait pu être lésé.

Nous avons alors adapté la seringue remplie du liquide des lactescent et nous avons pratiqué l'injection.

Nous avons fait pénétrer ainsi dans la cavité péritonéale quatre centimètres cubes d'eau salée, tenant en suspension une grande quantité de gouttes de myéline. Cette opération n'a été suivie d'aucun accident, et l'animal a continué à jouir d'une excellente santé.

Vingt-quatre heures après l'opération, nous avons sacrifié

l'animal par décapitation, pour n'être pas gêné par la présence du sang dans les parties que nous nous proposions d'examiner. Puis, ayant ouvert largement la cavité péritonéale, nous y avons recueilli de la lymphe. Cette lymphe, au lieu d'être légèrement opaline, presque limpide, comme elle l'est à l'état normal, présentait au contraire un aspect franchement lactescent. Il était donc probable qu'elle contenait de la myéline en forte proportion. Mais, pour nous convaincre de la présence réelle de cette substance, et de plus pour savoir si elle y était en liberté ou si elle était emmagasinée dans des cellules, il était nécessaire de l'examiner au microscope.

Ayant donc déposé une goutte de cette lymphe lactescente sur une lame de verre et l'ayant recouverte d'une lamelle, il nous a été facile de reconnaître la présence de nombreuses granulations de myéline bien caractérisées, et de constater que presque toutes étaient renfermées dans des cellules lymphatiques.

Étudions maintenant ces cellules avec soin. Il convient de les observer d'abord dans leur propre plasma et sans aucun liquide additionnel. Les granulations de myéline qui occupent leur intérieur sont de diverses dimensions. Elles sont reconnaissables à leur double contour et aux formes variées qui les caractérisent.

Quant aux noyaux des cellules, dont la réfringence est moindre que celle des gouttes de myéline et se rapproche de celle du protoplasma cellulaire, on ne saurait les distinguer.

En second lieu, nous avons mélangé sur la lame de verre porte-objet une goutte de lymphe avec de l'alcool au tiers et nous avons coloré ensuite le mélange par le picrocarminate. Vous pourrez examiner une préparation faite par ce procédé. L'alcool ayant tué les cellules, les noyaux y seraient apparents quand bien même on ne les aurait pas colorés ; mais, comme ici nous avons employé le carmin, ils s'accusent par une coloration rouge. En considérant pendant un certain temps cette préparation, vous verrez se produire sous vos yeux des modifications de la myéline qui sont fort instructives. Pour vous préparer à les voir et à les comprendre, je vous rappellerai que la myéline, dans un milieu aqueux, loin de se coaguler, se gonfle au contraire, et que c'est à ce gonflement que sont dus les formes et les prolongements variés qu'elle présente. Des modifications analogues peuvent se produire dans les gouttelettes de myéline alors qu'elles sont contenues dans l'intérieur des cellules lymphatiques. Dès que ces cellules sont mortes et que, par conséquent, le liquide ambiant y pénètre, la myéline qu'elles renferment se gonfle en absorbant ce liquide, s'étend et finit par s'échapper au dehors de la cellule sous la forme de protubérances plus ou moins allongées. Ces protubérances sont limitées par un double contour, que l'on voit nettement se continuer avec celui de la goutte restée dans l'intérieur de l'élément cellulaire.

Ce fait à lui seul prouverait, s'il était nécessaire, que les cellules lymphatiques ne possèdent pas de membrane, et il confirme d'autre part l'existence de la membrane de Schwann. Vous vous souvenez sans doute qu'ayant dissocié des tubes nerveux dans l'eau, nous avons vu la myéline s'échapper à leurs extrémités sectionnées, tandis qu'elle était maintenue dans leurs autres parties. Il existe donc évidemment une membrane qui fait obstacle à l'issue de la myéline, car autrement celle-ci s'échapperait sans aucun doute à travers le protoplasma cellulaire, comme dans l'expérience dont vous venez d'être témoins.

Vous serez frappés certainement de la dimension des cel-

lules lymphatiques qui contiennent de la myéline. Le diamètre d'un certain nombre d'entre elles a fait plus que
doubler. Cet agrandissement considérable des cellules lymphatiques par la pénétration d'un corps étranger dans leur
intérieur s'observe dans d'autres circonstances, mais ici il
est plus marqué que dans n'importe quelle autre condition.

Pour rendre bien évidentes les granulations de myéline
contenues dans les cellules lymphatiques et en même temps
en faire des préparations persistantes, il est avantageux de
les soumettre à l'action de l'acide osmique, qui les colore et
les fixe. A cet effet, une goutte de lymphe étant placée sur
la lame de verre, nous déposons à côté d'elle une goutte d'une
solution d'acide osmique à 1 pour 100. Nous mélangeons
ces deux gouttes avec la pointe d'une aiguille, nous plaçons
la préparation sous une cloche de verre et nous attendons
que l'action de l'acide osmique se soit opérée. Il suffit pour
cela de quelques minutes; nous recouvrons alors d'une
lamelle et nous examinons. Toutes les granulations de myéline ont pris sous l'influence de l'acide osmique une coloration gris-bleuâtre caractéristique et sont parfaitement distinctes des granulations graisseuses, qui sont colorées en
brun par le même réactif. Il va sans dire qu'elles ne subissent plus aucune modification ni aucun gonflement,
puisque l'acide osmique les a fixées dans leur forme.

J'ai disposé sous un de ces microscopes une préparation
faite suivant cette méthode. Vous y reconnaîtrez tous les
détails que je viens de vous indiquer.

Je dois vous parler maintenant d'un organe contenu
dans la cavité péritonéale, et sur lequel nous pourrons observer la manière dont se comportent les cellules endothé-

liales vis-à-vis de la myéline injectée. Cet organe, le grand épiploon, a, chez le cochon d'Inde, la forme d'une dentelle à réseau très-fin; je n'insisterai pas sur sa disposition, que vous trouverez décrite dans les traités d'histologie les plus récents. Le grand épiploon du cochon d'Inde, à cause de la grande minceur des travées qui en constituent le réseau, est très-avantageux pour les recherches que nous allons entreprendre. C'est la raison pour laquelle nous avons donné la préférence à cet animal sur le lapin, par exemple, dont le grand épiploon forme une membrane presque continue, percée seulement de quelques ouvertures.

Les travées du grand épiploon sont recouvertes de cellules endothéliales qui leur forment un revêtement complet, comme on peut s'en assurer en les examinant après que les limites cellulaires ont été dessinées par l'imprégnation d'argent. Chacune de ces cellules possède un noyau ovalaire aplati muni d'un nucléole bien évident.

Lorsque les cellules lymphatiques, qui flottent librement dans la cavité péritonéale, arrivent au contact des travées du grand épiploon, elles s'y fixent par des prolongements amiboïdes, et y demeurent adhérentes pendant un temps plus ou moins long. C'est ainsi que sur le grand épiploon, étudié dans les conditions que je vais vous indiquer, on rencontre des cellules lymphatiques qui y sont fixées, soit isolément, soit par petits groupes.

Nous allons profiter de cette disposition pour observer en même temps les cellules lymphatiques et les cellules endothéliales, et reconnaître si les unes et les autres absorbent également de la myéline.

En vue de ces recherches, nous avons dû faire des préparations spéciales. Après avoir ouvert la cavité abdominale avec précaution, nous saisissons le grand épiploon délicatement par un des points de son bord libre, nous le soule-

vons, nous le coupons au niveau de sa base avec des ciseaux
bien tranchants et nous le plongeons immédiatement dans
deux ou trois centimètres cubes d'une solution d'acide osmique à 1 pour 100. Quelques minutes d'immersion dans
ce réactif suffisent pour que la membrane soit fixée ; elle
est alors lavée dans l'eau, puis étendue sur une lame de
verre, colorée avec du picrocarminate et recouverte d'une
lamelle.

Sur un grand épiploon enlevé à un cochon d'Inde chez
lequel on a fait, vingt-quatre heures auparavant, dans la cavité péritonéale une injection d'eau salée tenant en suspension de la myéline, et préparé suivant cette méthode, il est
facile de reconnaître que presque toutes les cellules lymphatiques qui sont, soit en liberté dans les mailles de l'organe, soit fixées à ses travées par des prolongements amiboïdes, contiennent des gouttes de myéline. Y a-t-il des
gouttes semblables dans les cellules endothéliales ? Vous
comprenez combien il est important de répondre à cette
question, puisque nous nous proposons précisément de
rechercher quelles sont les cellules qui, à l'extrémité des
nerfs sectionnés, absorbent les granulations de myéline.

Vous reconnaîtrez sur les préparations disposées sous ces
microscopes que les cellules endothéliales ne contiennent
pas de gouttelettes de myéline ; vous observerez seulement
dans leur intérieur un assez grand nombre des granulations
très-petites, réfringentes, qui paraissent être simplement de
nature graisseuse.

En présence de ce fait, nous devons nous demander si ces
granulations ne sont pas des gouttelettes de myéline très-petites qui auraient pénétré dans les cellules endothéliales,
de la même façon que les gouttes plus volumineuses pénètrent dans les cellules lymphatiques ? On pourrait discuter
longuement sur ce point, sans arriver à une solution satis-

faisante ; aussi chercherons-nous à résoudre le problème en suivant la méthode expérimentale.

Pour cela, nous devrons nous procurer d'abord un corps pulvérulent dont les granulations soient de dimension très-inégale et facilement reconnaissables à l'examen microscopique. Le vermillon de Chine en tablettes, tel qu'on le prépare pour les aquarellistes, convient tout spécialement pour ces recherches. Mélangeons-en à de l'eau salée à 1 pour 200, et introduisons ce mélange dans la cavité péritonéale d'un cochon d'Inde, en suivant le procédé que nous avons employé pour l'injection de la myéline. Vingt-quatre heures après, sacrifions l'animal, préparons le grand épiploon de la façon indiquée, et pratiquons l'examen. Nous trouvons du vermillon dans presque toutes les cellules lymphatiques, tandis que pas une granulation de cette substance, même des plus fines, n'a pénétré dans les cellules endothéliales.

Nous avons varié cette dernière expérience de manière à en rendre les résultats plus saisissants encore. Chez un cochon d'Inde, nous avons injecté dans la cavité péritonéale quatre centimètres cubes d'eau salée tenant en suspension des granulations de vermillon. Le lendemain, nous avons introduit dans la cavité péritonéale du même cochon d'Inde quatre centimètres cubes d'eau salée à laquelle nous avions mélangé la myéline provenant de la moelle épinière d'un autre cochon d'Inde. Nous avons encore laissé passer vingt-quatre heures, puis nous avons sacrifié l'animal. Sur son grand épiploon, préparé au moyen de l'acide osmique comme nous l'avons dit, nous avons constaté, ainsi que vous le reconnaîtrez bientôt en examinant la préparation que nous en avons faite, que les cellules lymphatiques adhérentes à la membrane ont absorbé du vermillon et de la myéline. Ces cellules en contiennent presque toutes. Les cellules endothéliales, au contraire, ne montrent dans leur intérieur ni myéline, ni vermillon ; on n'y remarque que des granulations graisseuses.

Dans cette expérience, les cellules lymphatiques et les cellules endothéliales se sont donc comportées très-différemment les unes des autres. Mais il est possible que, dans d'autres conditions, il n'en soit pas ainsi, et que les cellules endothéliales, à la suite de certaines modifications, manifestent des propriétés analogues à celles des cellules lymphatiques.

Vous savez que, lorsqu'elles sont soumises à l'inflammation, les cellules endothéliales, se gorgeant de suc, deviennent globuleuses : elles se rapprochent ainsi des cellules lymphatiques, car elles sont alors constituées, comme ces dernières, par une masse protoplasmique granuleuse. Nous devions dès lors nous demander si, dans cet état, elles n'absorbent pas la myéline aussi bien que le font les cellules lymphatiques. Pour répondre à cette question, c'est-à-dire pour observer directement la manière dont les cellules enflammées se comportent, il fallait modifier notre expérience. Il était nécessaire de provoquer d'abord une péritonite légère chez l'animal sur lequel nous nous proposions d'opérer, et d'introduire ensuite dans sa cavité péritonéale la myéline ou le vermillon. Ces substances, mises à la portée des cellules enflammées, devaient nous servir à apprécier si elles possèdent des mouvements amiboïdes.

Voici comment nous avons réalisé ces conditions. Nous avons pris deux cochons d'Inde, et nous avons injecté, à la même heure, dans la cavité péritonéale de chacun d'eux, un demi-centimètre cube d'une solution de nitrate d'argent à 1 pour 500. Quatre heures après, nous en avons décapité un, et nous avons recueilli avec soin son grand épiploon, dont nous avons fixé les éléments par une immersion de quelques minutes dans l'acide osmique. En l'examinant, nous avons reconnu que les cellules endothéliales qui en forment le revêtement étaient légèrement gonflées et que leurs noyaux, au lieu d'être ovalaires et aplatis comme à l'état normal, étaient devenus arrondis et globuleux. (Cette observation est tout à fait en rapport avec celle que nous avions déjà faite en 1869[1]).

Nous avons alors enlevé la moelle épinière de ce premier cochon d'Inde, et nous nous en sommes servis pour faire une émulsion de myéline, que nous avons injectée dans la cavité péritonéale du second cochon d'Inde. Ce dernier animal a été sacrifié dix-huit heures après. Nous avons commencé par recueillir dans sa cavité péritonéale quelques gouttes de lymphe, que nous avons examinées au microscope. Les cellules lymphatiques contenaient des granulations et des gouttelettes de myéline. Puis, nous avons détaché le grand épiploon, et, après l'avoir traité par l'acide osmique, nous avons pu constater qu'il avait pénétré des granulations de myéline dans quelques-unes des cellules endothéliales.

Je dois dire de suite que, dans l'expérience dont je viens de vous exposer le résultat, la péritonite que nous avions provoquée était très-légère. C'est à dessein que nous n'avons pas cherché à déterminer une inflammation plus considérable avant d'injecter la myéline et le vermillon, parce que nous avions perdu auparavant deux cochons d'Inde auxquels nous avions injecté une trop grande quantité d'une solution trop forte de nitrate d'argent (1 centimètre cube d'une solution à 1 pour 200). Du reste, dans les inflammations intenses déterminées par le nitrate d'argent, la plu-

---

[1] *Manuel d'histologie pathologique*, en collaboration avec M. Cornil, p. 75.

part des cellules endothéliales se détachent du grand épiploon, et celui-ci, dans ses portions les plus minces, celles sur lesquelles doit porter l'observation, est dès lors constitué uniquement par son réseau de fibres connectives. Malgré son peu d'intensité, l'inflammation que nous avons déterminée a été suffisante pour le succès de l'expérience. Nous avons pu nous assurer, en effet, que, quand les cellules endothéliales sont devenues plus épaisses par suite du gonflement de leur protoplasma, elles absorbent des granulations et des gouttelettes de myéline. Elles contiennent en outre les mêmes granulations graisseuses dont nous avons signalé la présence dans les cellules endothéliales non enflammées.

Les diverses observations que nous venons de faire vont nous être très-utiles pour la solution du problème qui nous occupe.

C'est, en effet, grâce aux conclusions que nous allons en tirer que nous pourrons comprendre les phénomènes qui se produisent dans le bout périphérique et même dans le bout central des nerfs sectionnés pendant les premières heures qui suivent la section.

Reprenons donc en détail l'analyse des résultats que nous avons obtenus, afin d'en mieux apprécier la signification.

Je dois vous dire d'abord qu'à l'état normal les cellules endothéliales du grand épiploon du cochon d'Inde ne contiennent pas de granulations graisseuses ; celles que nous y observons s'y sont donc formées sous l'influence des modifications amenées par nos injections.

Dans l'expérience où nous avons injecté un mélange de myéline et de vermillon dans la cavité péritonéale non enflammée, vous avez vu que le vermillon absorbé par les cellules lymphatiques pouvait être reconnu dans leur intérieur, tandis que les cellules endothéliales n'en contenaient pas. Ce premier fait nous permet d'affirmer que les granulations graisseuses observées dans les cellules endothéliales ne sont pas des gouttelettes de myéline que ces cellules auraient englobées par suite de leur activité amiboïde.

En effet, si elles possédaient des mouvements amiboïdes suffisants pour absorber des gouttelettes de myéline, elles auraient dû, par la même raison, absorber au moins les grains de vermillon les plus fins, car ils se trouvaient tout aussi bien à leur portée, et leur dimension n'est pas supérieure à celle des granulations graisseuses.

La graisse que nous observons dans les cellules endothéliales a donc dû s'y introduire par un autre procédé. Il est probable que dans la cavité péritonéale la myéline a subi des modifications analogues à celles dont je vous ai parlé à propos des nerfs traités par le bleu de quinoléine (voy. p. 290). Elle a dû se transformer partiellement en un savon soluble et passer à cet état dans la cellule endothéliale ; puis, une fois arrivé dans le protoplasma cellulaire, ce savon a dû se décomposer pour mettre en liberté sa graisse constitutive sous forme de granulations nettement visibles.

La myéline a donc pénétré, je le répète, dans l'intérieur des cellules lymphatiques par un mécanisme absolument différent de celui qui fait pénétrer la graisse à l'intérieur des cellules endothéliales : les cellules lymphatiques englobent la myéline grâce à leurs mouvements amiboïdes ; les cellules endothéliales absorbent la graisse à l'état soluble, et c'est seulement lorsqu'elle est arrivée dans leur intérieur qu'elle reprend ses caractères optiques.

Dans notre seconde expérience, nous avons vu que les cellules endothéliales transformées sous l'influence de l'inflammation absorbent directement, comme les cellules lymphatiques, des masses compactes, telles que les gouttelettes de myéline ou les grains de vermillon.

Revenons maintenant aux nerfs sectionnés et appliquons les données que nous venons d'acquérir à l'interprétation des phénomènes que nous y avons remarqués.

Les cellules globuleuses chargées de gouttelettes de myéline que nous observons à l'extrémité des deux segments une heure après la section sont, à mon avis, des cellules lymphatiques. Ces cellules peuvent avoir deux origines : ou bien elles se trouvaient dans le faisceau nerveux avant sa section et y nageaient dans son plasma interstitiel, ou bien elles se sont échappées des vaisseaux sectionnés et ont pénétré entre les tubes nerveux grâce à leurs mouvements amiboïdes. Dans cette première période, aucune des cellules globuleuses dont nous nous occupons ne peut être une cellule connective plate transformée. D'après les données que nous possédons, en effet, la modification de ces cellules sous l'influence de l'inflammation n'est pas aussi rapide.

Plus tard, au contraire, quand l'inflammation s'est développée, les cellules du tissu conjonctif peuvent avoir subi une modification analogue à celle que nous avons observée dans les cellules endothéliales du grand épiploon, et, après avoir pris les caractères des cellules lymphatiques, absorber, de même que ces dernières, des gouttes de myéline. Sur un nerf examiné vingt-quatre ou trente-six heures après la section, les cellules qui contiennent des gouttelettes de myéline sont les unes des cellules lymphatiques, les autres des cellules connectives. Je n'ai pas fait de recherches pour les distinguer les unes des autres, et du reste, selon moi, ces recherches sont inutiles, car les cellules connectives devenues globuleuses sont semblables aux cellules lymphatiques. Aussi je pense, contrairement à Cohnheim, que, dans l'inflammation, une certaine partie des globules du pus peut provenir des cellules du tissu conjonctif.

Après cette digression, je reprends l'histoire des altérations qui se produisent dans un nerf sectionné. Tout d'abord je dois dire quelques mots des phénomènes qui se passent dans les vaisseaux pendant les premières heures qui suivent la section.

Lorsque nous coupons un nerf, nous divisons évidemment les vaisseaux sanguins périfasciculaires et intrafasciculaires; il se produit par suite une hémorrhagie, puis une coagulation qui arrête l'écoulement du sang.

Rappelez-vous la disposition des vaisseaux intrafasciculaires que je vous ai décrite dans une de mes dernières leçons. Je vous ai montré qu'ils sont en forme de fourche (voy. fig. 2, Pl. IV). Supposons un vaisseau coupé transversalement à une certaine distance de l'anse qu'il rejoint; nous savons que la circulation continue dans l'anse, tandis que, dans le segment ne faisant désormais plus partie du réseau, il se produit une coagulation hémostatique. Toutefois cette coagulation est limitée; vous allez reconnaître, en effet, que le sang reste liquide, au moins un certain temps, dans presque toute la longueur d'un rameau vasculaire ainsi sectionné. Sur la préparation que j'ai disposée devant vous, vous observerez l'extrémité d'un capillaire ainsi divisé, et vous remarquerez qu'il contient un nombre de globules blancs très-considérable, presque aussi grand que celui des globules rouges. Il est fort peu probable que ces globules blancs se soient produits sur place; aussi faut-il admettre qu'ils se sont introduits dans le capillaire par le point où il communique avec le torrent circulatoire, et qu'ils ont cheminé peu à peu dans l'intérieur de ce capillaire jusqu'à son extrémité. Comme ils n'auraient guère pu accomplir ce trajet au sein d'un caillot sanguin, nous devons conclure que le sang est resté liquide dans le vaisseau, au moins jusqu'au moment où ils sont arrivés à son extrémité.

Il nous reste à nous demander comment il se fait que des globules blancs viennent ainsi s'accumuler dans des branches capillaires où la circulation ne s'effectue pas d'une façon normale. Une expérience facile à réaliser nous permettra de nous en rendre compte.

Chez certaines espèces de tritons (le ponctué et le palmé), l'expansion membraneuse de la queue est assez mince pour que l'on puisse aisément l'observer au microscope, l'animal étant vivant. Pratiquons une incision sur le bord de cette expansion et examinons les lèvres de la plaie à un faible grossissement. Parmi les capillaires divisés, cherchons-en un que l'instrument ait atteint dans des conditions analogues à celles que les capillaires sectionnés présentent dans les nerfs, c'est-à-dire de manière à lui laisser une longueur notable entre le point sectionné et la première anastomose. Dans ce capillaire, comme dans ceux des nerfs, nous constaterons au début un épanchement sanguin, suivi de coagulation.

La circulation continuant son cours dans la branche vasculaire dont ce capillaire se détache, on voit se produire dans ce dernier un remou par suite duquel les globules sont entraînés dans son intérieur. Les globules rouges qui y ont pénétré en sortent facilement, grâce à leur surface lisse et glissante. Les blancs, au contraire, circulant plus difficilement, par suite de la rugosité et de la viscosité de leur surface, s'y arrêtent et ne parviennent plus à en sortir. Ils s'y accumuleront peu à peu et leur nombre de-

viendra de plus en plus grand. Cette observation, que vous
pourrez aisément répéter, nous donne la clef du mécanisme
par lequel les globules blancs s'accumulent dans les capillaires sectionnés des nerfs. Vous voyez comment, par des expériences faites sur des animaux relativement inférieurs,
dans des organes que l'on peut facilement soumettre à
l'examen, nous arrivons à nous rendre compte de ce qui
se passe chez les animaux supérieurs, dans des organes
sur lesquels les observations directes ne sont pas possi-
bles.

Nous avons maintenant tous les éléments qui nous sont
nécessaires pour étudier ce qui se passe dans les nerfs sectionnés vingt-quatre heures après la section. Je ne parlerai
d'abord que du segment périphérique, afin d'éviter toute
confusion.

A cette période, l'excitabilité motrice du nerf est conservée; elle est peut-être même accrue, ce qu'il est difficile
de reconnaître exactement (voy. p. 281), mais au moins elle
n'est pas notablement diminuée. Après avoir mis le nerf à
nu et l'avoir excité pour nous assurer de la conservation de
ses propriétés, enlevons-en un segment d'un centimètre environ de longueur. Il faudra avoir soin de le prendre dans
la partie du cordon nerveux qui n'a été touchée ni par la
pince ni par les électrodes, et de l'enlever avec les précautions sur lesquelles nous avons déjà insisté à plusieurs
reprises. Ce segment sera plongé dans une solution d'acide
osmique à 1 pour 100 ou à 1 pour 200 pendant quinze à
vingt heures, puis il sera dissocié dans l'eau à l'aide des aiguilles, de la manière que nous avons indiquée (p. 55), et
en y mettant beaucoup de soin.

Les tubes nerveux amenés sur la lame de verre et recouverts de la lamelle devront être examinés d'abord dans
l'eau. En effet, comme nous le verrons bientôt, la glycérine

y détermine des modifications qui empêchent l'observation de certains faits.

Vous pourrez ainsi reconnaître que, chez le lapin, vingt-quatre heures après la section, il s'est déjà produit dans les tubes nerveux des altérations notables. Les noyaux des segments interannulaires sont légèrement hypertrophiés; leur nucléole est bien marqué. Le protoplasma qui les entoure est plus abondant; il se continue avec celui qui double la membrane de Schwann, et qui est devenu apparent sur presque toute la longueur du segment.

Cette couche protoplasmique ne possède pas partout la même épaisseur ; elle est plus considérable en certains points où elle déprime la gaîne médullaire, de telle sorte que le contour de cette dernière est sinueux et dessine un feston noir à l'intérieur du contour de la gaîne de Schwann resté rectiligne. Les points où le protoplasma s'est ainsi accumulé correspondent aux incisures, et cette observation suffirait à prouver que, comme nous l'avons dit, ces incisures sont constituées par des cloisons protoplasmiques interposées aux segments cylindro-coniques.

Au niveau des étranglements annulaires, la myéline, écartée de la gaîne de Schwann, dessine son contour noir à une certaine distance de celui que forme le renflement terminal du segment interannulaire.

Dans l'intérieur du tube nerveux, on aperçoit vaguement la partie centrale plus claire qui correspond au cylindre-axe.

Si l'on pratique l'examen dans la glycérine, les tubes nerveux ne présentent plus le même aspect. Par suite du départ d'une partie de l'eau que contenait le protoplasma, la membrane de Schwann vient s'appliquer exactement sur la myéline en suivant son contour festonné, et le tube nerveux, de cylindrique qu'il était, devient moniliforme. Lorsque l'on prend la précaution de faire pénétrer la glycérine très-lentement, les modifications qu'elle détermine sont moins considérables, mais elles existent toujours.

Passons maintenant à l'observation des éléments nerveux du segment périphérique cinquante heures après la section. Nos expériences précédentes nous ont appris qu'au bout de quarante-huit heures, chez un lapin sain, vigoureux, bien nourri, le segment périphérique a perdu son pouvoir excito-moteur. Pratiquons la section du nerf sciatique chez un lapin qui soit dans ces conditions. Cinquante heures après, dénudons le segment périphérique. Nous remarquerons tout d'abord qu'il a perdu l'apparence nacrée caractéristique qu'il possède à l'état normal (voy. fig. 5, Pl. I). Étudions-le ensuite au moyen d'un courant d'induction. Nous reconnaîtrons, en y appliquant les électrodes de la pince électrique en n'importe quel point de sa longueur, que toute excitabilité y a disparu. Ce fait étant constaté, recueillons-en une portion, et, après en avoir fixé les éléments par une macération de quinze à vingt heures dans l'acide osmique, dissocions-les avec soin et examinons la préparation dans l'eau. Nous y observerons des modifications plus accusées que celles que nous avons constatées au bout de vingt-quatre heures.

Les noyaux des segments interannulaires, devenus plus volumineux, contiennent des nucléoles plus grands et mieux marqués. Le protoplasma qui entoure les noyaux s'est tellement développé qu'à leur niveau il remplit le calibre du tube nerveux, et interrompt complétement la myéline. Sur d'autres points du segment interannulaire, le protoplasma est également augmenté de manière à entamer plus ou moins profondément la gaîne médullaire ou même à la sectionner tout à fait. Celle-ci se trouve de cette façon divisée en plusieurs portions de longueur inégale.

Ces altérations n'existent pas au même degré dans tous les tubes nerveux; tandis que les uns présentent des modifications très-marquées et telles que nous venons de les décrire, d'autres ne paraissent pas altérés; d'autres encore montrent les altérations que nous avons indiquées comme se produisant vingt-quatre heures après la section.

Tels sont les faits les plus frappants que l'on reconnaît par une première observation. Il nous reste à les étudier d'une façon plus approfondie, à indiquer certains détails relatifs aux noyaux et aux nucléoles, à examiner s'il y a rapport entre les incisures de Schmidt et les segments de myéline, enfin à nous rendre compte de ce que devient le cylindre-axe. C'est ce que nous ferons dans la prochaine leçon.

VINGTIÈME LEÇON

(20 FÉVRIER 1877)

Dégénération des nerfs sectionnés.

Dégénération du segment périphérique d'un nerf sectionné, cinquante heures après la section (Suite). — Modifications de forme des noyaux des segments interannulaires. — Rapports de ces noyaux avec la gaîne de myéline et la membrane de Schwann. — Modifications du protoplasma. Granulations qu'il contient. — Rapports de la segmentation de la myéline avec les incisures de Schmidt. — Formation des boules de myéline.
Étude des modifications du cylindre-axe. Coupes transversales après l'acide chromique. — Dissociation après l'action de l'acide chromique et des bichromates alcalins. — Résultats : Le cylindre-axe est coupé par le protoplasma au niveau du noyau et en d'autres points du segment interannulaire.
— Ses fragments sont contenus dans des portions de la gaîne médullaire, où ils sont repliés sur eux-mêmes et entourés de tous côtés par la myéline.
Dégénération du segment périphérique d'un nerf sectionné, quatre jours après la section. — Multiplication des noyaux.

Messieurs,

Nous devons continuer aujourd'hui la description des modifications qui se produisent dans le segment périphérique d'un nerf sectionné cinquante heures après l'opération. Dans cette description, je ne tiendrai pas compte, comme je vous l'ai déjà dit, des phénomènes qui se passent au voisinage immédiat de la plaie et sur lesquels je reviendrai plus tard. Il sera donc bien entendu que je ne m'occupe pour le moment que des altérations que l'on rencontre dans toute la longueur du segment périphérique, à partir de quelques millimètres au-dessous de la section.

Je vous ai déjà parlé des altérations les plus évidentes; nous allons en poursuivre l'analyse, et étudier en détail les phénomènes les plus importants. Examinons d'abord les noyaux et leurs rapports, soit avec la myéline, soit avec la gaîne de Schwann. Comme vous avez pu vous en rendre compte sur une des préparations soumises à votre observation, les noyaux se sont détachés de la membrane de Schwann, contre laquelle ils étaient appliqués à l'état normal, et ils proéminent dans l'intérieur du tube; ils sont devenus globuleux. Leurs nucléoles, plus volumineux et plus nets, sont le plus souvent assez régulièrement sphériques, mais quelquefois aussi ils présentent des irrégularités, sur lesquelles j'aurai à revenir lorsque nous analyserons les altérations qui se produisent à une période plus avancée.

Le protoplasma qui entoure le noyau du segment interannulaire a subi un développement considérable, à tel point que, refoulant la gaîne de myéline, il a rempli tout le calibre du tube sur une certaine longueur. A ce niveau, le ruban noir qui correspond à la gaîne médullaire se montre interrompu par une bande incolore qui s'étend d'un bord à l'autre de la gaîne de Schwann. Le plus fréquemment, cette bande est disposée transversalement à l'axe du tube nerveux; mais assez souvent aussi elle est plus ou moins oblique, et, pour constater l'interruption complète de la myéline, il est nécessaire de suivre des yeux le trajet du protoplasma depuis le point où on le voit partir de l'un des bords, jusqu'au point souvent assez éloigné du premier où on le voit aboutir au bord opposé.

Dans d'autres points du segment interannulaire, le protoplasma s'est également accru de manière à refouler plus ou moins la gaîne médullaire, ou même à l'interrompre.

La masse protoplasmique ainsi développée a un aspect très-granuleux : à l'état normal, vous le savez, le protoplasma contient toujours une certaine quantité de fines granulations protéiques ; ici, il renferme en outre des granulations graisseuses, que l'acide osmique a colorées en brun, et quelquefois, mais non d'une façon constante, de petites gouttes de myéline.

Ces gouttelettes de myéline se distinguent facilement des granulations graisseuses dans les nerfs qui ont été traités par l'acide osmique. Ce réactif, en effet, donne à la graisse une teinte jaune brunâtre qu'il est facile de reconnaître, à moins qu'elle ne soit trop intense, ce qui arrive lorsque la masse de graisse est trop volumineuse ou lorsque le réactif a agi trop longtemps. La couleur que l'on observe alors est un noir foncé auquel on ne peut plus attribuer aucune nuance. La myéline, au contraire, est colorée par l'acide osmique en gris bleuâtre ; elle n'est franchement noire que lorsque l'action du réactif a été trop prolongée. Pour bien vous rendre compte de cette différence de teintes, il vous suffira d'examiner comparativement les deux préparations que j'ai disposées devant vous, et qui contiennent l'une des tubes nerveux, l'autre des cellules adipeuses, les uns et les autres colorés légèrement par l'acide osmique ; les tubes nerveux sont d'un gris bleuâtre, les cellules adipeuses d'un jaune brunâtre. Ce caractère différentiel nous servira à distinguer, dans le protoplasma des tubes nerveux, les granulations de nature graisseuse qui sont jaunâtres, tandis que d'autres qui sont bleuâtres sont constituées par de la myéline.

Après cette analyse de la forme et de l'aspect du noyau et du protoplasma, nous avons à nous occuper d'un problème intéressant : le rapport qui existe entre les points où la myéline se segmente et les incisures qui séparent les segments cylindro-coniques. C'est là une question tout à fait neuve, puisqu'elle ne pouvait être posée qu'après une connaissance complète et suffisante des incisures elles-mêmes.

Vous avez vu, à la fin de la dernière leçon, que, cinquante heures après la section, le contenu de tous les tubes nerveux est segmenté en portions de longueur variable, séparées par des intervalles clairs plus ou moins étendus. Ces intervalles paraissent correspondre aux incisures qui limitent, à l'état normal, les segments cylindro-coniques.

En examinant les altérations produites vingt-quatre heures après la section, nous avons reconnu que les incisures étaient notablement élargies, ce que nous avons attribué au développement du protoplasma. Nous devons supposer que ce développement se continue, et que c'est à lui qu'est due la fragmentation. Dans cette hypothèse, les fragments de la gaîne médullaire ne seraient autre chose que les segments cylindro-coniques plus ou moins modifiés dans leur forme.

Il n'y a qu'une objection à faire à cette explication. Dans les tubes nerveux dégénérés, on rencontre assez fréquemment des fragments de myéline, qui, au lieu d'être complétement séparés l'un de l'autre, sont réunis entre eux par un filament. Or, les incisures s'étendant tout autour de la gaîne médullaire et séparant l'un de l'autre les segments cylindro-coniques voisins, on ne comprend pas comment les fragments qui, dans notre hypothèse, correspondent à ces segments, peuvent être unis par un filament de myéline.

L'existence de ce filament unissant deux fragments nous forcerait à admettre que certaines incisures sont incomplètes et n'interrompent la gaîne médullaire que sur une partie de son pourtour. Or, nous avons précisément reconnu l'existence d'incisures de ce genre. Lorsque nous avons examiné les nerfs dissociés à l'état frais dans l'acide osmique (p. 72), j'ai attiré votre attention sur une échancrure (*a*, fig. 8, Pl. I) qui correspond à une incisure incomplète.

D'autres faits contribuent encore à nous démontrer qu'au début du processus la fragmentation est déterminée par les incisures. En voici un que vous pourrez facilement constater. Les segments cylindro-coniques n'ont pas la même longueur chez tous les animaux; ainsi, chez le pigeon, ils sont beaucoup plus courts que chez le lapin. Or, si, chez le premier de ces animaux, après avoir sectionné le nerf sciatique, on en examine le segment périphérique trois jours après, on constate que la gaîne médullaire des tubes nerveux est divisée en tout petits fragments, tandis que, chez le lapin, le segment périphérique du nerf sectionné, étudié à la même période et dans les mêmes conditions, montre des fragments beaucoup plus longs. En un mot, il y a un rapport constant entre la distance des incisures et la longueur des fragments en lesquels se décompose la gaîne médullaire dans la première période de la segmentation qu'elle subit à la suite de la section du nerf.

Il ne faudrait pas croire cependant que la segmentation de la myéline s'arrête à ce premier degré. Déjà cinquante heures après la section, chez le lapin, le cochon d'Inde, le rat, vous apercevrez, dans le protoplasma qui avoisine le noyau, des gouttelettes ou des boules de myéline qui ne correspondent évidemment pas à des segments limités par des incisures. Plus tard, vers le quatrième ou le cinquième jour, la segmentation se poursuit et se complète sans que les incisures y jouent désormais aucun rôle.

Tout à fait au début du processus, les fragments sont cylindriques et possèdent des extrémités mousses ; mais bientôt ils deviennent de plus en plus globuleux, se rapprochent de la forme sphérique, et peu à peu ils arrivent à constituer des boules. Nous devons nous demander quelle est la cause de cette dernière transformation.

Pour nous en rendre compte, il faut nous rappeler que la myéline est une substance oléagineuse. Vous savez que les substances liquides de cette espèce, en vertu d'un phénomène moléculaire bien connu et sur lequel je n'insiste pas, tendent à prendre la forme ronde et la prennent, en effet, lorsqu'aucune force ne les empêche d'obéir aux attractions moléculaires qui s'exercent dans leur sein. Ainsi, par exemple, une goutte d'huile en suspension dans l'eau prend la forme sphérique.

Dans le tube nerveux, les conditions sont à peu près les mêmes. Chacune des masses de myéline qui résultent de la segmentation de la gaîne médullaire, maintenue seulement par le protoplasma très-riche en eau, presque liquide qui l'entoure, sera libre désormais d'obéir à l'attraction moléculaire et devra tendre à prendre la forme ronde. Par suite, les petites masses de myéline dont le diamètre n'excédera pas le calibre du tube nerveux deviendront de petites sphères. Les masses plus considérables, comme celles que vous observerez par exemple sur les tubes nerveux du rat, trois jours après la section, tendant de même à la forme sphérique, seront limitées par la gaîne de Schwann et deviendront ovalaires. En même temps, elles distendront cette gaîne à leur niveau, de manière à lui donner un diamètre plus considérable en ces points que celui du tube normal. En revanche, dans les portions du tube où la myéline a disparu, ce diamètre sera diminué jusqu'à n'être plus par places que celui d'un simple filament. Vous pourrez observer cet aspect des tubes nerveux et vous convaincre qu'il est dû à la cause que je viens de vous indiquer, en examinant une préparation que j'ai disposée devant vous et qui provient du segment périphérique du nerf sciatique du rat, enlevé trois jours après la section et fixé par un séjour de vingt-quatre heures dans l'acide osmique. Les tubes nerveux dissociés s'y présentent à vous sous la forme de grosses boules noires ovoïdes reliées par filaments incolores.

Dans la description que je viens de vous donner des altérations survenues dans le tube nerveux cinquante heures après la section, j'ai laissé à dessein de côté ce qui a trait au cylindre-axe. Nous allons maintenant nous occuper de cet élément, qui est le plus important au point de vue de la fonction du nerf.

Que devient le cylindre-axe au milieu de ces modifications de la gaîne médullaire? C'est là une question difficile et sur laquelle, comme je vous l'ai dit, les auteurs ont émis des opinions variées et contradictoires; aussi devrons-nous donner à l'exposé des faits qui y ont trait un certain développement. J'ai réservé cet exposé jusqu'à ce moment, parce qu'il nous servira de transition pour passer des altérations qui s'observent cinquante heures après la section à celles qui se manifestent dans les jours suivants.

Reprenons les observations que nous avons faites pour les discuter au point de vue du sort du cylindre-axe, et occupons-nous d'abord de ce qui se passe au niveau des noyaux des segments interannulaires. Nous avons reconnu que, chez le lapin, quarante heures après la section du nerf, les noyaux proéminent fortement dans l'intérieur des tubes nerveux, et que le protoplasma qui les entoure remplit le reste de leur calibre. Il est donc bien évident qu'en ce point le cylindre-axe est coupé. J'ai insisté sur ce fait dans mes premières communications, et c'est pour cela que cer-

tains auteurs m'ont fait dire que la section du cylindre-axe
est due à l'hypertrophie du noyau. Il suffit de lire avec attention la note que j'ai publiée pour reconnaître que j'attribue cette section non pas au noyau, mais bien au protoplasma.

En effet, comme nous l'avons constaté, le protoplasma
augmentant d'étendue envahit tout le calibre du tube au
niveau de chacun de ces noyaux. Après avoir refoulé ou absorbé la myéline, il attaque le cylindre-axe et le sectionne.
Cette activité considérable du protoplasma du segment interannulaire n'a pas lieu de vous surprendre. Dans l'expérience dont je vous ai rendus témoins dans la dernière leçon, vous avez vu se manifester une activité semblable. Les
cellules lymphatiques, qui sont constituées essentiellement
par du protoplasma ont absorbé, en vingt-quatre heures,
toute la myéline que nous avions injectée dans la cavité
péritonéale d'un cochon d'Inde.

Comme vous le reconnaîtrez sur les préparations que je
soumets à votre observation, le cylindre-axe n'est pas coupé
seulement au niveau du noyau. Il est également sectionné,
mais plus tardivement, en d'autres points de la longueur
du segment interannulaire, par le protoplasma qui s'y
développe. Aujourd'hui que nous connaissons les incisures
de Schmidt et leur nature protoplasmique, il nous est facile de comprendre que ce phénomène se produit au niveau
de chacune d'elles. Aussi, je ne m'explique pas comment
M. Engelmann[1], dans un travail publié récemment, alors
qu'il connaissait l'existence de ces incisures, a pu soutenir
que le protoplasma ne joue aucun rôle dans la dégénération
du segment périphérique d'un nerf sectionné. Il faut qu'il
ait eu recours à de mauvaises méthodes, car, sur des pré-

---

[1] Engelmann, *loco citato*, Arch. für die gesammte Physiologie, t. XIII, p. 487.

parations faites suivant les indications que je vous ai données, les faits sont tellement évidents qu'il n'est pas possible de s'y tromper.

Dans l'historique général que je vous ai présenté au début de ces études sur les modifications qui surviennent dans les nerfs à la suite des sections transversales, je vous ai dit que M. Schiff a annoncé autrefois que le cylindre-axe persiste indéfiniment dans les tubes nerveux du segment périphérique. Remak se rattacha à cette opinion, qu'adoptèrent aussi MM. Philippeaux et Vulpian. M. Vulpian soutenait encore, en 1872, cette manière de voir à la Société de Biologie. Je lui fis remarquer qu'il est facile de constater la disparition du cylindre-axe, au moins dans un certain nombre des tubes nerveux du segment périphérique. M. Vulpian relate le fait sans donner de détails. « Dans la séance même, dit-il, où je faisais cette communication, M. Ranvier assurait qu'il s'était convaincu de la disparition d'un certain nombre de cylindres-axes dans ces conditions. J'ai dû faire de nouvelles études pour contrôler toutes celles que j'avais faites jusque-là, et j'ai reconnu facilement que j'avais été abusé par une cause d'erreur que je n'avais pas su éviter[1]. »

Comme j'ai déjà parlé de la nouvelle opinion de M. Vulpian au sujet du cylindre-axe (voy. p. 275), je n'y reviendrai pas ici, mais je prends occasion de cette discussion pour vous indiquer les méthodes à l'aide desquelles on peut établir que le cylindre-axe se résorbe et reconnaître le mode suivant lequel se produit cette résorption.

Parmi ces méthodes, je vous signalerai d'abord celle qui consiste à faire des coupes transversales du nerf dégénéré après durcissement par un séjour de huit à quinze jours

[1] Vulpian, *Influence des lésions des nerfs sur les muscles.* Archiv. de physiol., t. IV, 1871-72, p. 744.

dans l'acide chromique à 2 pour 1000, et macération subséquente dans l'alcool pendant vingt-quatre heures.

Si nous appliquons ce procédé à l'examen du segment périphérique d'un nerf sectionné cinq jours auparavant, nous apercevrons des cylindres-axes dans un grand nombre de tubes nerveux. Au premier abord, on serait tenté de croire qu'il en existe encore dans tous les tubes; mais, quand on y regarde avec attention, on se convainc qu'un certain nombre de ces derniers en sont dépourvus.

Si l'examen est fait avec un objectif à fort grossissement et à grand angle d'ouverture, et s'il porte sur une coupe épaisse, bien éclaircie, on reconnaît, en faisant varier le point de la vision distincte de manière à pénétrer successivement dans les diverses couches de la préparation, que certains tubes nerveux, qui présentent un cylindre-axe à la surface, en sont dépourvus dans la profondeur. D'autres tubes, au contraire, qui paraissent manquer de cylindres-axes quand on les examine à la surface de la coupe, en montrent un lorsqu'on rapproche l'objectif de façon à apercevoir distinctement une partie située plus profondément. De ces observations, il faut conclure que presque tous les tubes nerveux contiennent des cylindres axes, mais qu'ils sont interrompus et que leurs fragments sont situés à des hauteurs diverses.

Dans ces mêmes préparations, on remarque encore un fait dont je vous donnerai bientôt l'explication. A mesure que l'on abaisse l'objectif, on voit le cylindre-axe occuper dans l'intérieur du tube nerveux des situations différentes par rapport à l'axe de celui-ci. Cette observation nous montre que ce cylindre s'est contourné, qu'il a pris une forme serpentine. Du reste, on peut l'observer dans son ensemble et reconnaître qu'il a réellement cette forme, en employant pour l'examiner un objectif faible.

Avant d'aller plus loin, je dois vous dire que l'interruption du cylindre-axe en divers points de la hauteur du segment interannulaire ne m'avait pas échappé lors de ma première communication à ce sujet. Voici, en effet, comment je me suis exprimé à cette époque :

« Si l'on étudie les nerfs dégénérés sur des coupes transversales faites suivant la méthode classique, vers le quatrième jour qui suit la section, on voit que les tubes nerveux sont un peu plus larges qu'à l'état normal; les cylindres-axes sont légèrement gonflés, et ils manquent dans quelques-uns des tubes. Les jours suivants, le nombre des tubes sans cylindre-axe devient plus considérable, et le vingtième jour les tubes présentant des cylindres-axes sont fort peu nombreux. Il n'est pas nécessaire de donner l'explication de ces faits, car ils se comprennent facilement en partant de ce que j'ai dit plus haut sur les fibres nerveuses observées suivant leur longueur. » (*Comptes rendus*, 30 décembre 1872.)

Pour faire cette dernière observation, c'est-à-dire pour étudier à ce point de vue les fibres nerveuses suivant leur longueur, l'acide osmique n'est pas un réactif convenable. En effet, lorsqu'après avoir fixé le nerf dégénéré par un séjour de quelques heures dans une solution d'acide osmique, on en a dissocié les tubes nerveux, ceux-ci montrent d'une manière nette les fragments de myéline et les masses protoplasmiques qui les séparent; mais pas plus dans les uns que dans les autres, il n'est possible de distinguer le cylindre-axe. Il est également impossible de l'apercevoir au voisinage des étranglements annulaires qui, en quelques points, sont encore reconnaissables. Dans l'espoir de le faire apparaître par la coloration, nous avons laissé séjourner les tubes nerveux dans le picrocarminate, même pendant plusieurs jours; mais ce procédé ne nous a pas permis non plus de le distinguer sur aucun point de la longueur du segment.

Ces observations nous démontrent que le cylindre-axe a bien réellement disparu des tubes nerveux dans les points où tout son calibre est occupé par du protoplasma, mais elles ne nous renseignent pas sur sa persistance ou sa résorption dans l'intérieur des fragments de myéline, et nous serions conduits à admettre qu'il a disparu dans toute la longueur du tube nerveux, si nous n'avions constaté son existence en quelques points sur des coupes transversales. Nous sommes conduits dès lors à affirmer qu'il persiste réellement dans les masses de myéline, mais qu'il n'est pas possible de l'y distinguer après l'action de l'acide osmique.

Il faut donc avoir recours à d'autres méthodes. Voici celle que j'ai employée, et que je vous recommande pour déceler la présence du cylindre-axe au milieu de la myéline. Le nerf est mis à macérer pendant huit à quinze jours dans une solution d'acide chromique à 2 pour 1000, puis, la gaîne lamelleuse ayant été fendue suivant sa longueur, les tubes nerveux en sont extraits, et ils sont dissociés au moyen des aiguilles. Ils sont alors placés dans une solution de picrocarminate à 1 pour 100, ou, mieux encore, dans un mélange de cette solution et de glycérine; la glycérine favorise singulièrement la coloration. Quelquefois, après un séjour de vingt-quatre heures dans ce mélange, les éléments sont suffisamment colorés; dans d'autres cas, il faut attendre deux et même trois jours. Les tubes nerveux sont ensuite plongés dans l'eau, qui dissout et enlève l'excès de la matière colorante, et leur dissociation est poursuivie jusqu'à ce qu'on les obtienne isolés. Ils sont alors amenés sur une lame de verre et traités successivement par l'alcool ordinaire et par l'alcool absolu; puis ils sont éclaircis par l'essence de girofle, et montés dans le baume du Canada ou dans la résine dammar.

Sur ces préparations (celle que j'ai disposée devant vous (fig. 10, Pl. IV) date d'une époque antérieure à ma note à l'Académie des sciences), vous reconnaîtrez encore les tubes nerveux; ils ont un contour légèrement ondulé et sont colorés en rose; dans leur intérieur, de distance en distance, vous remarquerez des segments plus ou moins longs de cylindres-axes colorés en rouge, tantôt à peu près rectilignes, tantôt plus ou moins contournés.

Sur les préparations de ce genre, vous ne distinguerez pas les fragments de myéline correspondant aux fragments du cylindre-axe. Pour les apercevoir et pour reconnaître leur rapport avec ces derniers, il faut employer un autre procédé. Le nerf est mis à macérer pendant plusieurs semaines dans une solution de bichromate d'ammoniaque à 2 pour 100; ensuite, la gaîne lamelleuse étant fendue, on en sépare les tubes nerveux, qui sont plongés pendant quarante-huit heures dans un mélange de picrocarminate et de glycérine. La dissociation est alors continuée dans l'eau, et les tubes nerveux, complétement isolés, sont montés dans la glycérine.

En examinant ces préparations, vous distinguerez les noyaux des segments interannulaires détachés de la membrane de Schwann, devenus sphériques, colorés en rouge et contenant des nucléoles bien marqués. Vous reconnaîtrez également le protoplasma, qui est granuleux et coloré en rose, et la myéline qui est colorée en jaune par l'acide picrique et qui forme des fragments plus ou moins irréguliers.

Dans l'intérieur de ces fragments, vous apercevrez des fragments de cylindre-axe colorés en rose (fig. 11, Pl. IV).

Ils sont enveloppés par la myéline, non-seulement sur toute leur longueur, mais encore à leurs extrémités. C'est là un point important à noter, car il nous explique la difficulté que l'on éprouve à réaliser leur coloration. En effet, la myéline, comme vous le savez, ne se laisse pas pénétrer par les matières colorantes, ni par les substances cristalloïdes en général ; c'est pour cela que l'on est obligé, pour qu'elle soit traversée, de modifier profondément sa constitution. Il se produit, sous l'influence du bichromate d'ammoniaque, soit des fissures, soit des vacuoles, soit une altération d'une nature qui nous est inconnue, mais qui permet le passage d'un liquide. Après deux semaines de séjour dans le bichromate, il reste encore des boules de myéline qui ne sont pas perméables, mais d'autres sont devenues plus spongieuses, et, à travers leur masse altérée, la matière colorante arrive jusqu'au cylindre-axe, qu'elle rend nettement visible en s'y fixant.

Certaines masses de myéline, les plus considérables, présentent dans leur intérieur un cylindre-axe replié sur lui-même (a, fig. 11, Pl. IV), de telle façon que, s'il était étendu, il aurait une longueur plus grande que celle de la masse dans laquelle il est contenu. Voici comment nous pouvons nous rendre compte de ce fait :

Je vous ai montré, vous vous en souvenez, que les fragments de myéline formés pendant le processus dégénératif, obéissant aux lois de l'attraction moléculaire, tendent à prendre la forme ronde et par conséquent à diminuer de longueur pour augmenter de diamètre. Mais, tandis que le fragment de gaîne médullaire revient ainsi sur lui-même, le fragment de cylindre-axe qui y est contenu, n'étant pas aussi ductile, doit naturellement se plisser pour continuer à tenir dans le segment de myéline désormais plus court.

Il nous reste à expliquer comment il se fait que la myéline recouvre les extrémités du cylindre-axe qu'elle renferme. Ce cylindre-axe ayant évidemment été coupé au
même niveau que la gaîne qui l'enveloppait, il semblerait,
au premier abord, que l'extrémité du segment devrait nous
présenter la section du cylindre-axe entourée d'un cercle de
myéline. Ce raisonnement serait fondé s'il s'appliquait à du
bois ou à du verre ; mais le cylindre-axe est loin de posséder
une rigidité pareille. Une fois isolé, il revient sur lui-même
grâce à son élasticité, de telle sorte qu'il est dépassé à ses
deux extrémités par la myéline, et celle-ci se soude à elle-
même comme ferait de l'huile ou une matière grasse fondue. Mais l'élasticité du cylindre-axe est limitée, de telle
sorte que, peu après, le fragment de myéline qui le contient, perdant de sa longueur, le force à se replier, comme.
il avait été dit d'abord.

Laissons les fragments de cylindres-axes enfouis dans la
myéline et protégés par elle, mais protégés incomplète-
ment contre l'action du protoplasma, et reprenons l'analyse des modifications du segment périphérique le quatrième
jour après la section, et les jours suivants. Nous allons observer des faits du plus grand intérêt, autant au point de
vue qui nous occupe que pour d'autres questions d'anatomie
générale.

Le quatrième jour après la section, chez le rat, le lapin,
le cochon d'Inde et le pigeon, le protoplasma a pris une
très-grande extension, et il contient déjà un nombre considérable de gouttelettes de myéline. Alors commence un
nouveau phénomène, la multiplication des noyaux.

La multiplication des noyaux et des cellules a toujours
excité l'intérêt des histologistes ; aussi les problèmes qu'elle
soulève sont-ils sans cesse repris et discutés de nouveau. Je
n'ai pas l'intention de m'engager dans cette discussion à

propos de la question spéciale dont je m'occupe. Il me suffira de vous faire remarquer que la multiplication des noyaux dans le segment périphérique d'un nerf sectionné est tellement nette, tellement précise, que l'on peut en suivre facilement toutes les phases.

TABLE DES MATIÈRES

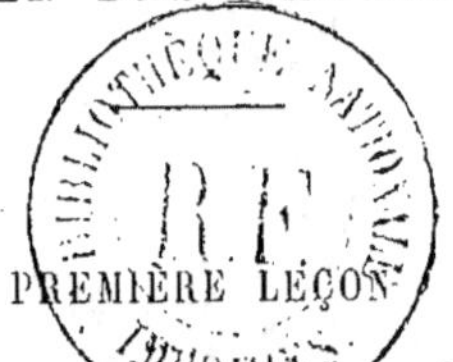

PREMIÈRE LEÇON

PROPRIÉTÉS GÉNÉRALES DU SYSTÈME NERVEUX

DEUXIÈME LEÇON

TUBES NERVEUX A MYÉLINE

CINQUIÈME LEÇON

SIXIÈME LEÇON

SEPTIÈME LEÇON

HUITIÈME LEÇON

NEUVIÈME LEÇON

FIBRES DE REMAK

DIXIÈME LEÇON

TISSU CONJONCTIF DES NERFS

ONZIÈME LEÇON

DOUZIÈME LEÇON

TREIZIÈME LEÇON

QUATORZIÈME LEÇON

QUINZIÈME LEÇON

VAISSEAUX DES NERFS

SEIZIÈME LEÇON

DIX-NEUVIÈME LEÇON

VINGTIÈME LEÇON

Typographie Lahure, rue de Fleurus, 9, à Paris. [19 533]

EXPLICATION DES PLANCHES

DU TOME PREMIER

PLANCHE 1

Fig. 1. — Cellules du corps de l'hydre d'eau douce, dissociées après macération dans le sérum iodé. — Elles ont été colorées avec le picrocarminate et ont été conservées dans la glycérine, que l'on a substituée lentement au picrocarminate (*Voy.* p. 11).

A, A′, A″, cellules neuromusculaires. — A, cellule vue de profil ; A′, vue de trois quarts ; A″, vue par sa face profonde. — c, corps de la cellule ; n, noyau ; m, prolongements musculaires du mésoderme.

B, cellule de l'endoderme. — n, noyau ; p, plateau cuticulaire qui limite la cavité du corps.

Fig. 2. — Filaments et boules de myéline provenant du nerf sciatique de la grenouille dissocié dans l'eau. — a a, deux tubes nerveux, déchirés à leurs extrémités, dont la membrane de Schwann est revenue sur elle-même, et qui laissent échapper des pelotons de filaments de myéline ; b, masse de boules de myéline ; c, une boule de myéline isolée. — Ces masses et ces boules de myéline sont encore filamenteuses ; elles n'ont pas éprouvé leur dernière transformation (*Voy.* p. 33).

Fig. 3. — Nerf sciatique de la grenouille, observé à la loupe, montrant l'aspect moiré caractéristique des nerfs lorsqu'ils sont revenus sur eux-mêmes (*Voy.* p. 24).

Fig. 4. — Nerf sciatique du lapin, fixé en extension physiologique au moyen de l'acide osmique, puis dissocié dans l'eau (*Voy.* p. 58).

A, faisceau de tubes nerveux dans lesquels, malgré la dissociation incomplète, on reconnaît les étranglements annulaires.

B, tube nerveux isolé. — e, étranglement annulaire ; t, segment interannulaire ; n, noyau du segment.

Fig. 5. — Cinq tubes nerveux du sciatique de la grenouille, pris immédiatement au-dessus d'un point du nerf que l'on a comprimé au moyen d'une serre-fine. Alors que la compression était encore exercée, le nerf a été plongé dans une solution d'acide osmique à 1 pour 100, puis dissocié (*Voy.* p. 61). — *e e*, premiers étranglements annulaires forcés au-dessus du point comprimé ; *bb*, incisures, accusées par le refoulement de la myéline.

Fig. 5 b. — Tube nerveux du sciatique de la grenouille dissocié directement dans une solution d'acide osmique à 1 pour 100. — *e*, étranglement annulaire ; *rr*, renflements terminaux munis de côtes saillantes ; *i*, incisures ; *s*, segments cylindroconiques (*Voy.* p. 71 et 73).

Fig. 6. — Tube nerveux du sciatique de la grenouille dissocié dans une solution d'acide osmique à 1 pour 100. — Le tube nerveux a été brisé pendant la dissociation à peu près au niveau d'une incisure. Le cylindre-axe, *cy*, a été mis en liberté ; le segment cylindroconique, *s*, qui le recouvre à ce niveau, s'amincit progressivement en *p* et s'applique exactement sur sa surface ; *i*, incisure (*Voy.* p. 71).

Fig. 7. — Tube nerveux du sciatique du lapin, dissocié directement dans une solution d'acide osmique à 1 pour 100. — Les deux renflements terminaux, *r*, se sont écartés, et les détails de l'étranglement sont mis en évidence. — *cy*, cylindre-axe ; *e*, renflement biconique ; *g*, masse granuleuse (*Voy.* p. 65).

Fig. 8. — Tube nerveux du sciatique de la grenouille, isolé par dissociation dans une solution d'acide osmique à 1 pour 100. La membrane de Schwann a été enlevée dans une certaine étendue (*Voy.* p. 72). Les segments cylindroconiques, *s*, sont gonflés et séparés les uns des autres par les incisures agrandies, *i* ; *cy*, cylindre-axe ; *a*, échancrures de la gaîne médullaire ou incisures incomplètes.

Fig. 9. — Tube nerveux du sciatique du lapin nouveau-né, dissocié après macération pendant vingt-quatre heures dans l'acide osmique à 1 pour 100. — *e*, étranglement annulaire ; *p*, protoplasma du segment interannulaire ; *n*, noyau (*Voy.* p. 69).

PLANCHE II

Fig. 1. — Nerf sciatique du chien. Coupe transversale après durcissement dans le bichromate d'ammoniaque à 2 pour 100. — La préparation a été colorée au moyen du picrocarminate ; elle a été montée ensuite dans le baume du Canada, après avoir été déshydratée par l'alcool et éclaircie par l'essence de girofle. — Sept tubes nerveux seulement ont été figurés, pour montrer quelques détails de leur structure.

my, gaîne de myéline, dans laquelle on aperçoit des zones concentriques ; *cy*, cylindre-axe coloré par le carmin ; *m*, gaîne du cylindre-axe ou gaîne de Mauthner. — Dans le tube nerveux *a*, la myéline est écartée du cylindre-axe, et la gaîne de celui-ci est cependant au moins aussi distincte que dans les autres tubes (*Voy.* p. 87).

Fig. 2 et 3. — Coupes longitudinale et transversale du nerf sciatique du chien, faites après durcissement dans une solution d'acide chromique à 2 pour 1000. Les coupes ont été colorées par un séjour de vingt-quatre heures dans le picrocarminate à 1 pour 100 et montées ensuite dans le baume du Canada après avoir été déshydratées par l'alcool et éclaircies par l'essence de girofle.

Fig. 2. Section longitudinale. — *cy*, cylindres-axes, vus suivant leur longueur, présentant de nombreuses épines latérales. Ils ont été déformés sous l'influence des transformations que la myéline, *my*, a éprouvées pendant le séjour du nerf dans l'acide chromique. — *Fig.* 3. Section transversale. — Les cylindres-axes, *cy*, s'y montrent avec une déformation analogue, qui a été produite sous l'influence de la myéline modifiée, *my* (*Voy.* p. 81).

Fig. 4 et 8. — Section transversale de l'un des faisceaux du sciatique du chien, faite après durcissement du nerf obtenu par un séjour successif d'une semaine dans une solution d'acide chromique à 2 pour 1000 et de vingt-quatre heures dans l'alcool. La coupe a été colorée par le picrocarminate et montée dans la gomme Dammar, après avoir été déshydratée par l'alcool et éclaircie par l'essence de girofle.

c, tissu conjonctif périfasciculaire ; *gl*, gaîne lamelleuse ; *a*, vaisseaux sanguins situés dans les lamelles périfasciculaires ; *t*, tubes nerveux sectionnés dans la continuité des segments en des points où la gaîne de myéline les entoure ; *t'*, tubes nerveux plus clairs, sectionnés au-dessus ou au-dessous d'un étranglement, en des points d'où la myéline a été refoulée par la pénétration de la solution d'acide chromique.

Ces derniers tubes, à un grossissement plus fort que celui employé pour faire ce dessin, montrent des cylindres-axes arrondis comme ceux qui ont été dessinés figure 1, tandis que les autres possèdent des cylindres-axes étoilés ou épineux semblables à ceux de la figure 3 (*Voy.* p. 84).

La coloration rouge donnée par le carmin aux cylindres-axes et à la gaîne lamelleuse n'a pas été reproduite, à cause des difficultés d'exécution.

Fɪɢ. 5. — Faisceau de fibres de Remak et fibre de Remak du pneumogastrique du lapin, isolés par dissociation après macération du nerf dans une solution de bichromate d'ammoniaque à 2 pour 100. Ces éléments ont été colorés par le picrocarminate et conservés ensuite dans la glycérine. — La fibre isolée et le faisceau de fibres montrent des vacuoles *v*, déterminées par l'action du bichromate d'ammoniaque, et des noyaux *n*, colorés par le carmin (*Voy.* p. 146).

Fɪɢ. 6. — Fibres de Remak du pneumogastrique du chien, isolées par dissociation directe du nerf dans une solution d'acide osmique à 1 pour 100. — Coloration au picrocarminate. Conservation dans la glycérine. — *r*, stries longitudinales que présentent ces fibres et qui correspondent à des fibrilles ; *n*, noyaux (*Voy.* p. 144).

Fɪɢ. 7. — Section transversale du sciatique du chien, faite après durcissement du nerf par l'action successive de l'acide osmique à 1 pour 100, de l'alcool, de la gomme et de l'alcool (*Voy.* p. 91 et suivantes). Préparation conservée dans la glycérine.

gl, gaîne lamelleuse ; *c'*, tissu conjonctif intrafasciculaire ; *a*, tube nerveux entouré d'une simple couronne de myéline colorée par l'osmium ; *bb*, tubes nerveux possédant deux couronnes de myéline dont l'interne est la plus mince ; *c*, tube nerveux possédant deux couronnes de myéline, dont l'interne est la plus épaisse ; *d*, tube nerveux dont les deux couronnes de myéline ont .une égale épaisseur ; *e*, tube nerveux dont la gaîne médullaire forme une figure festonnée, et dont le cylindre-axe est plus mince ; *s*, tube nerveux sectionné au niveau du noyau d'un des segments interannulaires ; *cy*, cylindre-axe granulé ; *v*, vaisseau sanguin ; *t'*, petit tube nerveux (*Voy.* p. 93).

Fɪɢ. 9. — Section transversale du pneumogastrique du chien, faite après macération du nerf dans une solution d'acide osmique à 1 pour 100 pendant vingt-quatre heures. Les coupes ont été colorées par une solution de purpurine dans l'alun et l'alcool. Elles ont été montées dans le baume du Canada après déshydratation par l'alcool et éclaircissement par l'essence de girofle.

c, tissu conjonctif périfasciculaire dont les faisceaux sont coupés transversalement ; *gl*, gaîne lamelleuse, entre les lamelles de laquelle on aperçoit des noyaux, *n*, colorés par la purpurine ; *c'*, tissu conjonctif intrafasciculaire ; *n*, nerf constitué par des tubes nerveux à myéline de différente grosseur et par des fibres de Remak (*Voy.* p. 191).

Fɪɢ. 10. — Deux tubes nerveux du nerf de la nageoire latérale de la raie, isolés par dissociation après macération du nerf pendant vingt-quatre heures dans une solution d'acide osmique à 1 pour 100.

Le tube *a* montre un étranglement annulaire, au niveau duquel on distingue le renflement biconique *r* et les deux gaînes du tube nerveux : la gaîne de Schwann, qui suit exactement le contour du tube nerveux au niveau de l'étranglement, et la gaîne secondaire *c*.

Le tube *b* présente une cassure de sa gaîne médullaire, au niveau de laquelle le cylindre-axe *n*, dégagé, se montre coloré en noir. — A ce niveau, la gaîne de Schwann est parfaitement distincte de la gaîne secondaire *c* (*Voy.* p. 125).

PLANCHE III

Fɪɢ. 1. — Coupe transversale du sciatique, à la région moyenne de la cuisse d'un embryon humain de quatre mois et demi. Le nerf a été durci au moyen d'une solution d'acide chromique à 2 pour 1000. Les coupes ont été colorées avec le picrocarminate. Elles ont été montées dans le baume du Canada après avoir été déshydratées par l'alcool et éclaircies par l'essence de girofle.

c, tissu conjonctif périfasciculaire ; *gl*, gaîne lamelleuse ; *c'*, tissu conjonctif intrafasciculaire ; *l*, lames connectives décomposant les faisceaux nerveux en faisceaux secondaires. — *v*, vaisseaux sanguins (*Voy.* p. 220).

Fɪɢ. 2. — Une des plus fines branches des nerfs thoraciques du rat, immergée pendant quelques minutes dans une solution d'acide osmique à 1 pour 100, colorée au picrocarminate par un séjour prolongé dans le réactif et traitée ensuite par la glycérine additionnée d'acide formique. — Préparation faite pour montrer la gaîne de Henle, *h* ; *n*, noyaux de l'endothélium qui la double ; *n'*, noyau appliqué directement sur le faisceau nerveux ; *c*, cellule connective appliquée à la surface externe de la gaîne ; *t*, tubes nerveux à myéline, munis d'étranglements *e* ; *r*, noyaux appartenant à des fibres sans moelle ou au tissu conjonctif intrafasciculaire (*Voy.* p. 161).

Fɪɢ. 3. — Tube nerveux cheminant isolé dans les muscles de la cuisse du lézard gris, fixé au moyen d'une injection interstitielle d'acide osmique à 1 pour 100. La préparation a été colorée au moyen de la purpurine et conservée dans le baume du Canada après avoir été déshydratée par l'alcool et éclaircie par l'essence de girofle. — *t*, tube nerveux revenu sur lui-même, présentant des étranglements *e*, et les noyaux des segments interannulaires *n'* ; *h*, gaîne de Henle ; *n*, noyaux de cette gaîne ; *a*, un noyau de la gaîne de Henle, moulé exactement sur un pli que présente cette gaîne par suite du retrait du nerf (*Voy.* p. 150 et 169).

Fig. 4. — Coupe transversale du sciatique du chien, faite après durcissement du nerf dans l'alcool. La coupe, colorée par le picrocarminate, traitée par l'acide acétique dilué, est conservée dans la glycérine contenant 1 pour 100 d'acide formique. — *gl*, gaîne lamelleuse, dont les lames gonflées par l'acide montrent la coupe de fibres élastiques sous forme de points ou de petits cercles *e*, et les noyaux de l'endothélium *n*; *c*, tissu conjonctif intrafasciculaire; *tn*, tubes nerveux (*Voy.* p. 194).

Fig. 5. — Sciatique du chien. Coupe transversale, faite après dessiccation du nerf, et colorée au picrocarminate. La préparation a été conservée dans la glycérine contenant 1 pour 100 d'acide formique. — *n*, faisceaux nerveux; *c*, tissu conjonctif périfasciculaire au point de séparation de deux faisceaux nerveux; *gl*, gaîne lamelleuse; *cl*, cloison montrant la manière dont se comporte la gaîne lamelleuse d'un gros faisceau nerveux au niveau de sa bifurcation; *v*, vaisseau traversant la gaîne lamelleuse (*Voy.* p. 215).

PLANCHE IV

Fig. 1. — Gros faisceau nerveux du sciatique du rat. Les vaisseaux sanguins de l'animal ont été injectés avec une masse au carmin, additionnée de gélatine: une injection interstitielle de bleu de Prusse liquide additionné de gélatine a été faite dans le tissu conjonctif intrafasciculaire. Le nerf sciatique maintenu en extension physiologique a été plongé dans l'alcool absolu. — Coupe transversale après durcissement.

gl, gaîne lamelleuse; *a*, artère; *v*, capillaire sanguin; *b*, voies du plasma le long des lames intrafasciculaires ou dans le tissu conjonctif intrafasciculaire autour des tubes nerveux *tn* (*Voy.* p. 253).

Fig. 2. — Nerf sciatique d'une grenouille verte, dont les vaisseaux sanguins ont été injectés avec une masse de carmin à la gélatine. Le nerf tout entier a été ensuite plongé dans l'alcool absolu, éclairci par l'essence de girofle et monté en préparation persistante dans le baume du Canada. La portion du nerf qui a été recueillie est constituée par un seul faisceau, et tous les vaisseaux qui y sont figurés sont contenus dans l'intérieur de ce faisceau, en dedans de la gaîne lamelleuse (*Voy.* p. 244).

Fig. 3 et 4. — Deux tubes nerveux du sciatique du lapin, fixés par l'acide osmique après que le nerf a subi pendant cinq heures l'action de l'eau salée à 1 pour 200 à la température de 36°.

Les espaces clairs qui correspondent aux étranglements annulaires sont agrandis. A la place de la myéline se trouve une substance granuleuse dans laquelle se sont formées des vacuoles, *v*. Le cylindre-axe, *cy*, qui traverse cet espace, est gonflé et présente une striation longitudinale très-apparente. La membrane de Schwann, *s*, s'accuse par un double contour, et les étranglements *e*, bien qu'élargis, sont encore reconnaissables. En même temps que la gaîne médullaire a été refoulée de chaque côté de l'étranglement, la myéline a formé des boules distinctes *g*. — L'examen de ces tubes a été fait dans l'eau (*Voy.* p. 268).

F ɪ ɢ. 5. — Tube nerveux du sciatique du lapin, modifié sous l'influence de l'immersion dans l'eau salée à 1 pour 200. Les altérations sont plus marquées que dans les tubes représentés figures 3 et 4. Le cylindre-axe *cy* gonflé, remplit le calibre du tube au niveau de l'étranglement *e*; la myéline *my* a été refoulée. — L'examen a été fait dans la glycérine (*Voy.* p. 268).

F ɪ ɢ. 6. — Cellules lymphatiques recueillies dans une portion écrasée du nerf sciatique du rat, trois jours après l'opération. Le nerf a d'abord été fixé au moyen d'une solution d'acide osmique à 1 pour 100. — *a*, cellule lymphatique contenant des globules rouges du sang; *a'*, cellule lymphatique contenant des globules rouges du sang et des gouttes de myéline; *b*, cellules lymphatiques contenant des gouttes de myéline (*Voy.* T. II, p. 27).

F ɪ ɢ. 7. — Cellules lymphatiques de la cavité péritonéale du cochon d'Inde, contenant des gouttelettes de myéline, *my*.

La myéline, provenant de la moelle épinière d'un autre cochon d'Inde, avait été injectée dans la cavité abdominale vingt-quatre heures auparavant; une goutte de lymphe recueillie sur la lame de verre porte-objet avait été mélangée sur cette dernière avec une goutte d'acide osmique à 1 pour 100. Coloration au picrocarminate. Conservation dans la glycérine (*Voy.* p. 302).

F ɪ ɢ. 8 et 9. — Deux tubes nerveux du segment périphérique du nerf sciatique du lapin, sectionné cinquante heures auparavant. — Dissociation après une macération de vingt-quatre heures dans une solution d'acide osmique à 1 pour 100; examen dans l'eau.

n, noyau du segment interannulaire gonflé et détaché de la gaîne de Schwann; *p*, masse protoplasmique dans laquelle on remarque des granulations graisseuses et des gouttes de myéline, *g* et *my*. — La gaîne de myéline est complétement interrompue au niveau du noyau et dans son voisinage; en *a*, elle est étranglée (*Voy.* p. 335).

F ɪ ɢ. 10. — Deux tubes nerveux du segment périphérique du nerf sciatique d'un lapin sectionné depuis cinq jours.

Après avoir séjourné dix jours dans une solution d'acide chromique à 3 pour 1000, le nerf a été dissocié. Les tubes nerveux, isolés ou en petits groupes, ont été placés dans une solution de picrocarminate à 1 pour 100 pendant vingt-quatre heures. Puis, après avoir été lavés, ils ont été déshydratés par l'alcool, éclaircis au moyen de l'essence de girofle et montés dans le baume du Canada. — Les cylindres-axes, *cy*, colorés fortement en rouge par le carmin, sont divisés en fragments irréguliers et d'inégale grandeur (*Voy.* p. 229).

Fig. 11. — Tubes nerveux du segment périphérique du nerf sciatique du lapin, recueillis quatre jours après la section. Le nerf a été plongé dans une solution de bichromate d'ammoniaque à 2 pour 100, où il a séjourné pendant un mois ; puis il a été dissocié, et les petits faisceaux nerveux ont été placés pendant vingt-quatre heures dans un mélange de picrocarminate et de glycérine. — *cy*, fragments de cylindre-axe revenus sur eux-mêmes, plus ou moins tortueux, enfoncés dans des masses de myéline, *my*; *p*, protoplasma gonflé et granuleux ; *n*, noyau du segment interannulaire (*Voy.* p. 229).

Typographie Lahure, rue de Fleurus, 9, à Paris. [19 533]

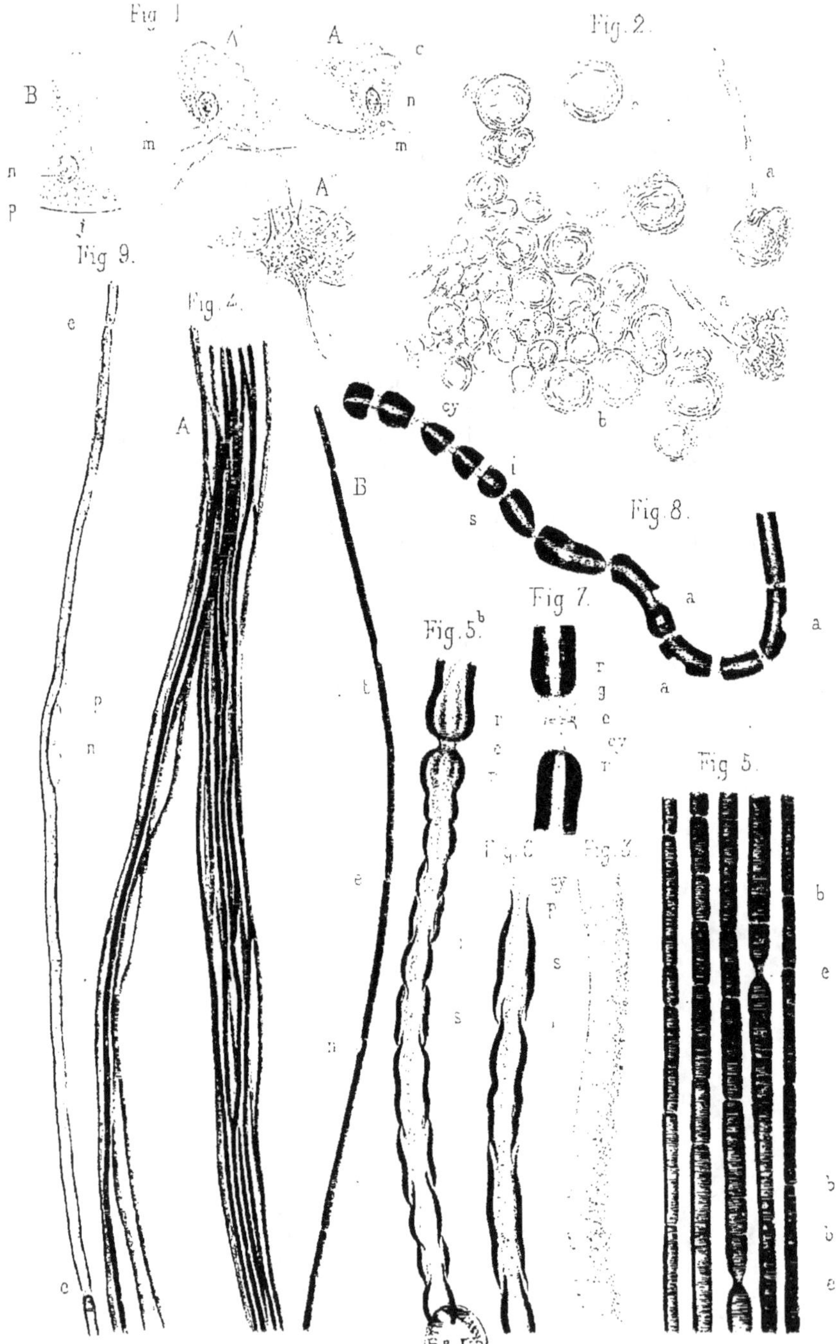

Fig 1
Fig 2.
B
A'
A
c
n
n
m
m
a
p
A'
a
b
Fig 9.
Fig 4.
e
A
cj
i
B
t
s
Fig 8.
Fig 7.
Fig 5.
t
a
p
n
Fig 5.
r
g
e
cj
r
e
b
r
e
e
e
n
s
Fig 6.
Fig 3.
b
cj
p
s
e
i
s
b
e

A. Karmanski ad nat del et lith.   Imp Becquet. Paris.

F. Savy Éditeur

PL. II.

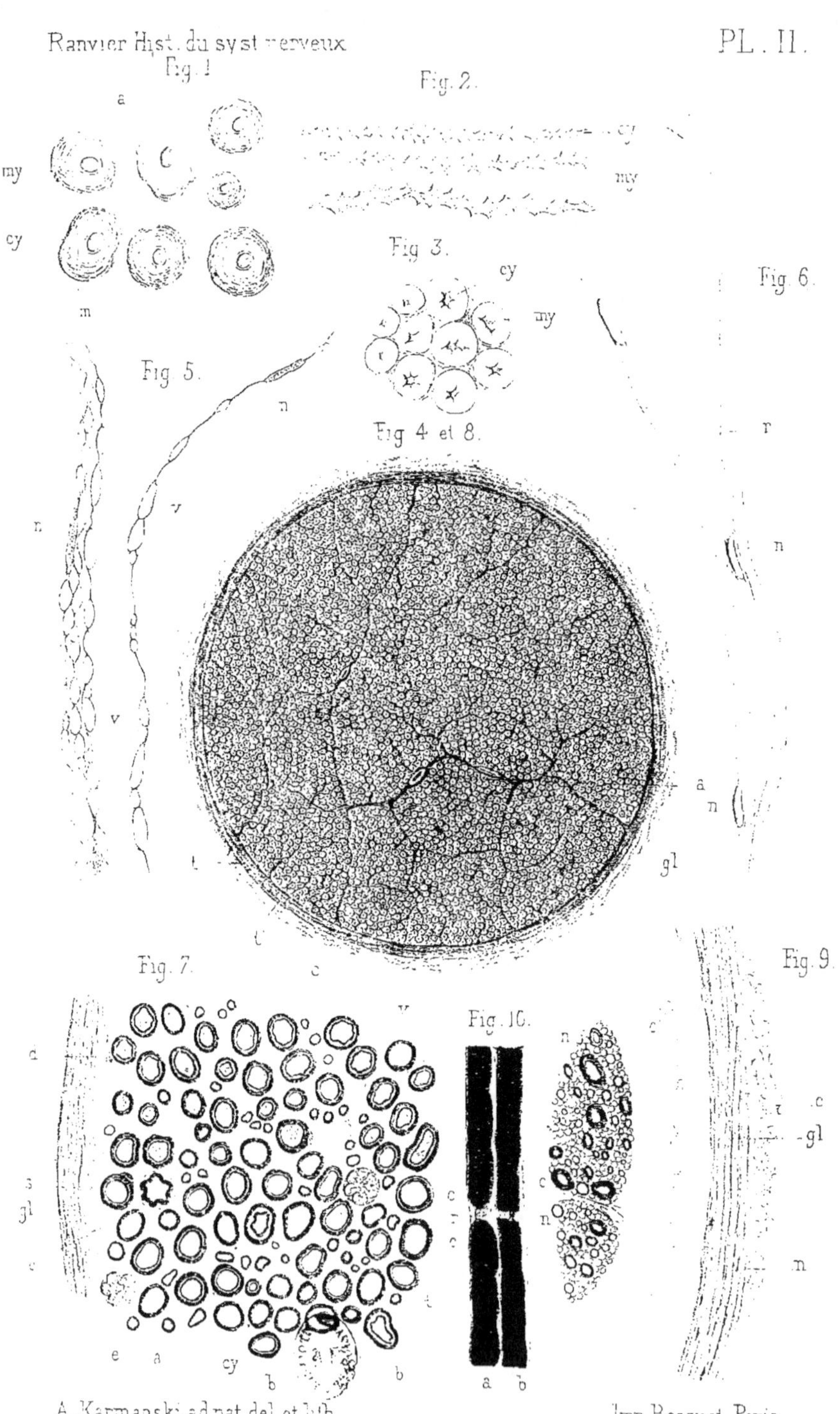

Fig. 1

Fig. 2.

Fig. 3.

Fig. 5.

Fig. 4 et 8.

Fig. 6.

Fig. 7.

Fig. 10.

Fig. 9.

A. Karmanski ad nat. del. et lith.

Imp. Becquet. Paris.

F. Savy Editeur

Fig. 3.

Fig. 1.

Fig. 2.

Fig. 4.

Fig. 5.

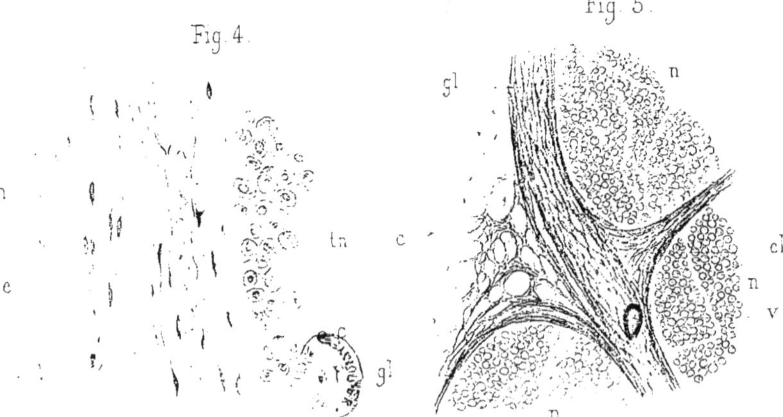

A. Karmanski ad nat del et lith.

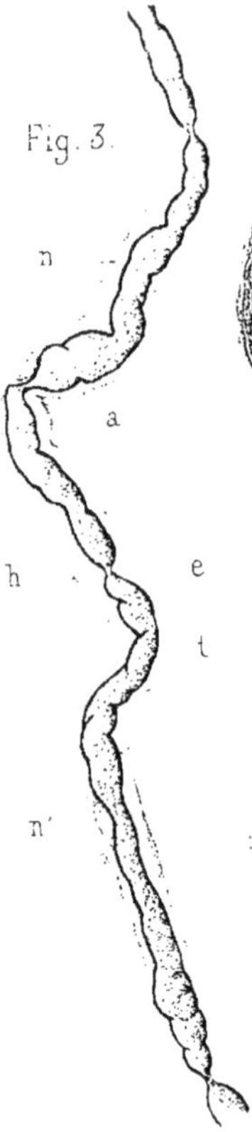

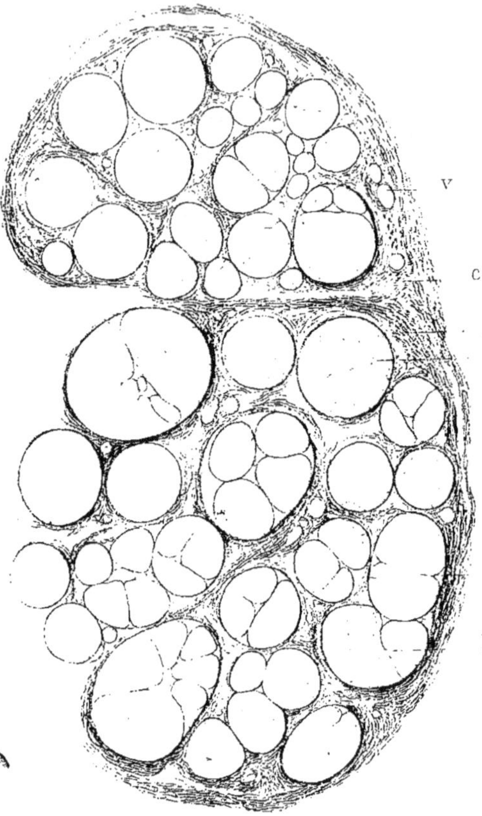

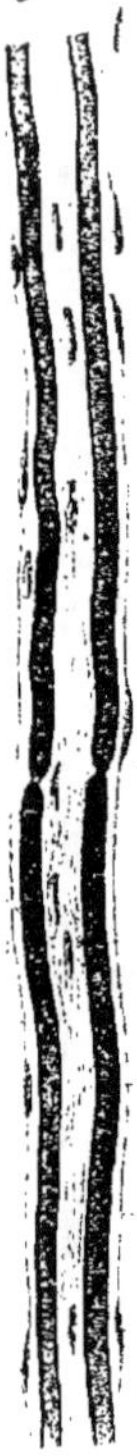

Imp Becquet. Paris.

F. Savy Éditeur

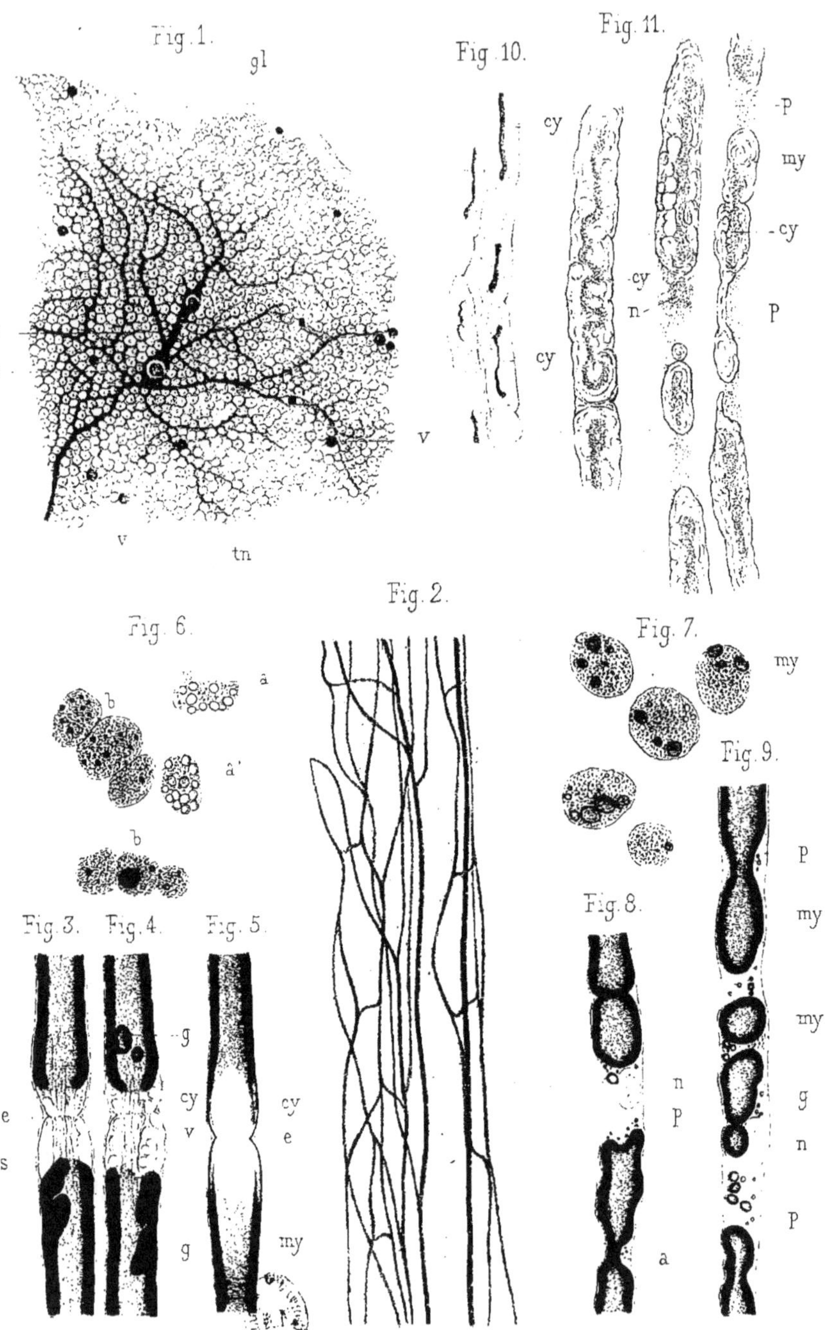

A. Karmanski ad nat. del. et lith.

Imp. Becquet. Paris.

F. Savy Editeur

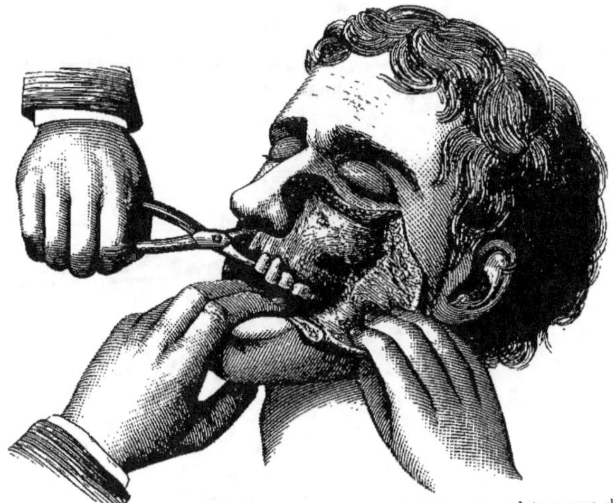

Fig. 126. — Résection du maxillaire supérieur. (Section de la voûte palatine avec de cisailles.

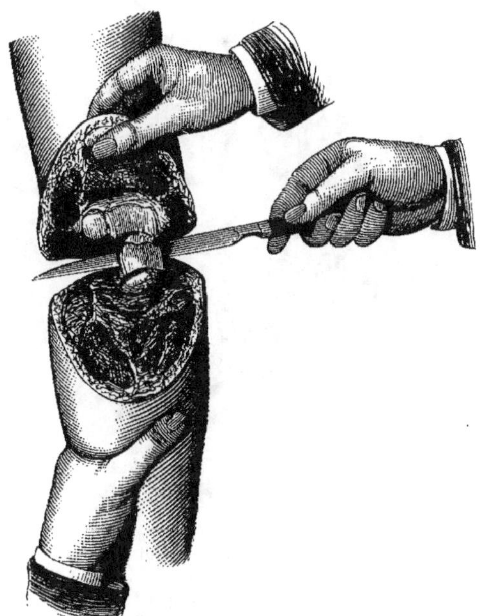

Fig. 64. — Désarticulation du coude à lambeau antérieur. Procédé moderne. Dernier temps de l'opération.

Les *Éléments de médecine opératoire* renferment en effet une description très-suffisante des méthodes et des procédés qui ayant vu le

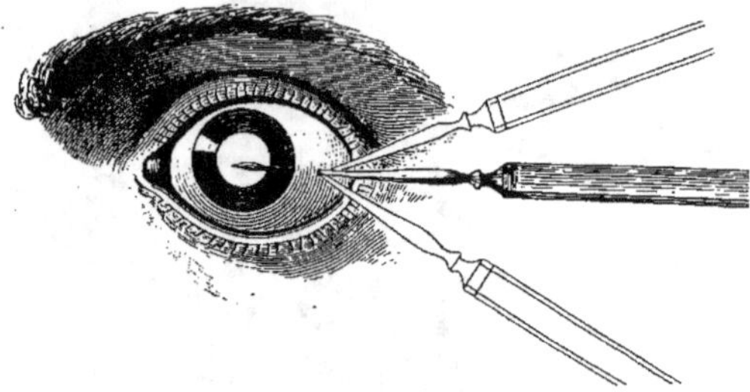

Fig. 209. — Opération de la cataracte par abaissement.

jour depuis peu ne sont guère encore étudiés que dans les monographies.

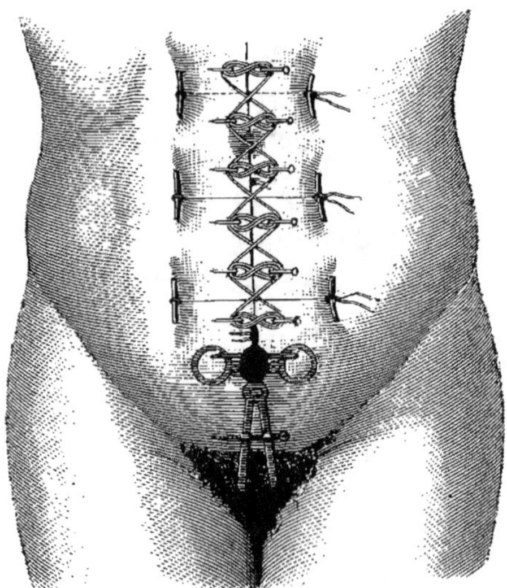

Fig. 435. — Ovariotomie. Disposition des sutures.

Les nouveaux procédés d'extraction de la cataracte, la lithotritie périnéale de Dolbeau, l'ovariotomie forment autant d'articles entièrement neufs. L'auteur a compris que, pour assurer le succès de son livre, il fallait, sans cependant lui donner des dimensions exagérées, que l'élève et le chirurgien pussent y trouver non-seulement la description des procédés classiques et bien connus, mais encore celle des opérations de plus fraîche date.

Aussi ce livre représente-t-il l'état actuel de la médecine opératoire et fournit-il ces renseignements que l'on était jusqu'à présent obligé d'aller chercher dans les ouvrages spéciaux. Tous les procédés réellement utiles y sont décrits, aussi bien ceux employés par les chirurgiens étrangers que ceux usités en France. Chacun des procédés est décrit et examiné au point de vue de sa valeur propre et de son application. Nombre d'instruments nouveaux y sont figurés.

Les avantages et les inconvénients des différentes opérations sont signalés dans des appréciations, qui ne prennent cependant jamais les proportions d'une discussion déplacée dans un livre didactique.

Ce qui précède suffit pour montrer dans quel esprit ce livre est fait et pour faire voir que, malgré l'existence d'autres traités de médecine opératoire, celui de M. Dubrueil a sa place marquée, parce qu'il répond à un besoin : la vulgarisation des procédés restés jusqu'à présent dans le domaine de la spécialité. L'exposition est simple et claire. Des planches exactes et nombreuses rendent la lecture de ce livre attrayante et facilitent l'intelligence du texte. Ce livre sera lu avec fruit aussi bien par le praticien que par l'élève, et, par son plan, par la nature des sujets qu'il traite, il ne peut manquer d'être accueilli avec faveur.

MÊME LIBRAIRIE

CHIMIE APPLIQUÉE À LA PHYSIOLOGIE, A LA PATHOLOGIE ET A L'HYGIÈNE, avec les analyses et les méthodes les plus nouvelles, par le docteur A. GAUTIER, professeur agrégé à la Faculté de médecine de Paris. 2 vol. in-8 avec figures dans le texte........... .... 18 fr.

PETIT ATLAS COMPLET D'ANATOMIE DESCRIPTIVE DU CORPS HUMAIN, par le docteur J.-N. MASSE. Nouvelle édition augmentée des tableaux synoptiques d'anatomie descriptive. Paris, 1873. 1 vol. in-18 relié, de 113 planches gravées en taille douce, avec texte en regard....................... 20 fr.

— Le même ouvrage relié non rogné tranche supérieure dorée, avec les planches coloriées... .... 36 fr.

TRAITÉ DE CHIRURGIE DENTAIRE, par J. et CH. TOMES, chirurgiens-dentistes des hôpitaux de Londres, etc. Traduit de l'anglais sur la 2e édition par le docteur DARIN. 1 vol. in-8 de 650 pages avec 250 gravures dans le texte. 10 fr.

NOUVEAUX ÉLÉMENTS DE PHYSIOLOGIE HUMAINE, par WUNDT, professeur à l'Université d'Heidelberg, traduit de l'allemand sur la 2e édition et augmentés de notes par le docteur BOUCHARD. 1 vol. grand in-8 avec 150 figures dans le texte... 14 fr.

PARIS. — IMPRIMERIE DE E. MARTINET, RUE MIGNON, 2.

TRAITÉ

DE ZOOLOGIE

PAR

C. CLAUS

Professeur de Zoologie et d'Anatomie comparée à l'Université de Vienne

ET ANNOTÉ

PAR

G. MOQUIN-TANDON

Professeur à la Faculté des sciences de Besançon

Un volume grand in-8 de 1160 pages

Prix : 20 francs

La Zoologie a subi dans ces quarante dernières années des transformations profondes.

D'innombrables matériaux se sont accumulés, véritable entassement de richesses, au milieu desquels l'esprit courrait grand risque de s'égarer s'il ne prenait pour guide un ouvrage méthodique qui lui permît d'embrasser l'ensemble du règne animal, tout en lui faisant connaître avec les détails nécessaires les types principaux autour desquels se groupent les diverses formes, et leurs rapports de parenté ; à ce point de vue l'utilité d'un Traité de zoologie assez vaste pour réaliser ce programme, sans cesser pourtant d'être élémentaire, ne saurait être contestée.

Le *Traité de Zoologie* de Claus, outre le soin apporté dans la partie purement systématique, offre en tête de chaque groupe principal, type, classe, ordre, un exposé succinct, mais complet, de l'organisation des êtres compris dans chacun de ces groupes et un aperçu de leur développement. Aujourd'hui où les questions embryologiques ont acquis une si grande valeur, on comprend les services que peuvent rendre des résumés de ce genre, où se trouvent réunis tous les faits de quelque importance. Et si l'on considère qu'il n'existe en

France aucun livre où toutes ces notions soient groupées d'une manière systématique au point de vue de l'ensemble du règne animal, et qu'il faut recourir pour leur étude aux nombreux Mémoires épars dans les recueils scientifiques, on ne sera pas surpris que M. Moquin-Tandon ait été attiré par le travail du célèbre professeur.

M. Claus s'est appliqué aussi, dans les généralités qui ouvrent son livre, à présenter une exposition impartiale de la doctrine de l'évolution. Cette partie de son œuvre n'est pas la moins intéressante. Tout en se montrant partisan convaincu des idées qu'il expose, l'auteur a su se tenir en garde contre les doctrines aventurées enseignées avec éclat dans certaines universités d'Allemagne, et s'efforce toujours de distinguer dans le transformisme ce qu'il renferme de positif et d'hypothétique.

M. Moquin-Tandon a ajouté quelques notes destinées soit à signaler des faits nouveaux, soit à élucider quelques questions de terminologie, lorsqu'il existe à cet égard quelques différences entre les ouvrages français et les ouvrages allemands. Enfin, M. Moquin-Tandon a augmenté notablement les renseignements bibliographiques, surtout en ce qui concerne la partie française.

EXTRAIT DE LA TABLE DES MATIÈRES

ZOOLOGIE GÉNÉRALE

ZOOLOGIE DESCRIPTIVE

Typographie Lahure, rue de Fleurus, 9, à Paris.

CATALOGUE

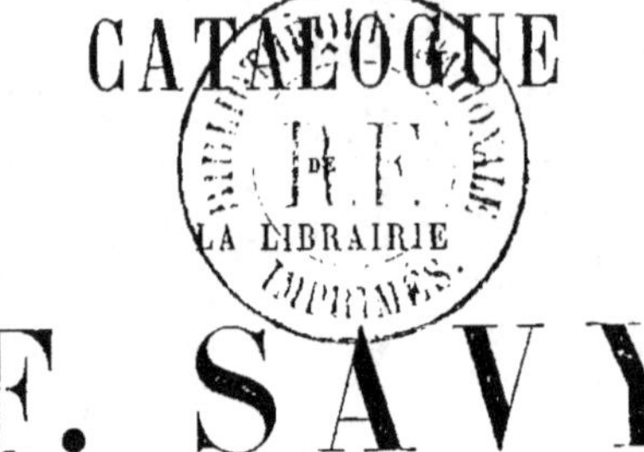

DE LA LIBRAIRIE

F. SAVY

MÉDECINE — CHIRURGIE — PHARMACIE

CHIMIE — PHYSIQUE — MATHÉMATIQUES — BOTANIQUE

GÉOLOGIE — MINÉRALOGIE — PALÉONTOLOGIE — AGRICULTURE

HORTICULTURE — ÉCONOMIE RURALE

ART VÉTÉRINAIRE

ARTS INDUSTRIELS — LITTÉRATURE SCIENTIFIQUE

Tous les ouvrages de ce Catalogue (sauf les cartes en feuilles)
sont expédiés **PAR LA POSTE**
en France et en Algérie **FRANCO** et sans augmentation
sur les prix désignés

JOINDRE A LA DEMANDE un mandat de poste sur **Paris**
dont la souche
sert de quittance à l'expéditeur

On peut se procurer également ces ouvrages
par l'intermédiaire de tous les libraires de la France et de l'étranger

PARIS

77, BOULEVARD SAINT-GERMAIN

PRÈS LA RUE HAUTEFEUILLE

—

1ᵉʳ OCTOBRE 1877

Par suite d'expropriation, la Librairie F. Savy se trouve
transférée, depuis le 15 octobre 1875, 77, boulevard Saint-
Germain, près la rue Hautefeuille.

La Librairie F. SAVY se charge de procurer les ouvrages
publiés en Allemagne et en Angleterre.

EN DISTRIBUTION :

Ces Catalogues seront envoyés *franco* aux prix indiqués à toute
personne qui en fera la demande.

ACHAT AU COMPTANT

DE

LIVRES ANCIENS DE SCIENCES NATURELLES

TABLE DES MATIÈRES

MÉDECINE — CHIRURGIE — PHARMACIE

ANCELET (E.). Études sur les maladies du pancréas. Paris, 1866. In-8 de 160 pages. . . . . 2 fr. 50

BAILLON (H.). Programme du Cours d'histoire naturelle médicale, professé à la Faculté de médecine de Paris. Ire partie, **Zoologie médicale.** Paris, 1868. 1 vol. in-18 de 72 pages. . . 75 c.
—— IIe partie, **Botanique générale.** Paris, 1878. In-18. . . 75 c.
—— IIIe partie, **Étude spéciale des plantes employées en médecine.** Paris, 1878. 1 vol. in-18 de 70 pages. . . . . 75 c.

BARUDEL (L.). Recherches cliniques sur la goutte et la gravelle, et de leur traitement par les eaux de Vichy. Paris, 1875. In-18. . . . . 2 fr.

BAUDOT (E.). Voies d'introduction des médicaments. Applications thérapeutiques. Paris, 1866. 1 vol. in-8. . . . . 3 fr.
—— **Traité des affections de la peau,** d'après les doctrines de M. Bazin, médecin de l'hôpital Saint-Louis. Paris, 1869. 1 vol. ir-8. 7 fr.
—— **Des doctrines professées sur les affections de la peau, depuis Plenck et Willan jusqu'à nos jours.** Paris, 1870, in-8. 2 fr.

BERRUYER (A.). Animalisme ou explication des phénomènes physiologiques des végétaux et des animaux par les animalcules. 1866. In-8 de 50 p. . . . . 1 fr. 50

BOUCHARD (Ch.). Recherches nouvelles sur la pellagre. Paris, 1862. 1 vol. in-8 de 400 pages. . . . . 6 fr.
—— **De la pathogénie des hémorrhagies.** Paris, 1869. 1 vol. in-8 avec fig. . . . . 3 fr. 50
—— **Utilité et objet de l'histoire de la médecine,** leçon d'ouverture. Paris, 1872. In-8° de 21 pages. . . . . 1 fr. 25

COULON (A.). Traité clinique et pratique des fractures chez les enfants. Paris, 1861. 1 vol. in-8. . . . . 4 fr.

DEBOVE. Le Psoriasis buccal. Paris. 1873. In-8 de 55 p. et pl. col. 2 fr.
—— **L'action physiologique des médicaments peut-elle devenir la règle de leur emploi thérapeutique ?** 1873. In-8. 2 fr. 50

DESPINE (Prosper). Psychologie naturelle. Étude sur les facultés intellectuelles et morales dans leur état normal et dans leurs manifestations anomales chez les aliénés et chez les criminels.

Tome I contenant une étude sur les facultés intellectuelles et morales, sur la raison, sur le libre arbitre et sur les actes automatiques.

Tome II contenant une étude psychologique sur les aliénés et sur les criminels. Parricides. — Homicides.

Tome III contenant une étude psychologique sur les criminels (*suite et fin*). Infanticide. — Suicides. — Incendiaires. — Voleurs. — Prostituées. — Bases du traitement moral auquel doivent être soumis les criminels et les délinquants. Paris, 1869. 3 vol. in-8 de 800 pages chacun. . . . . 21 fr.

—— **De la folie** au point de vue philosophique ou plus spécialement psychologique, étudiée chez le malade et chez l'homme en santé. Paris, 1875. 1 vol. in-8° de 1000 pages. . . . . 12 fr
Ouvrage couronné par l'Institut de France.

—— **De la contagion morale.** Paris, 1870. In-8. . . . . 1 fr.

—— **Le démon alcool.** Ses effets désastreux sur le moral, l'intelligence et le physique. Paris, 1871. In-8 de 48 p. . . . . 1 fr. 50

—— **De l'imitation considérée au point de vue des différents principes qui la déterminent.** Paris, 1871. In-8 de 31 p. 1 fr. 25

DESPLATS (V.) et GARIEL. Nouveaux éléments de physique médicale précédés d'une préface, par M. Gavarret, professeur de physique médicale à la Faculté de médecine de Paris. Paris, 1870. 1 vol. in-8, de 720 pag, avec 502 figures dans le texte.. .. . . 9 fr.

La nécessité de l'introduction de la physique dans les études biologiques est, tous les jours, mieux et plus universellement comprise.

Un livre de physique, fortement empreint de ce caractère élémentaire qui n'exclut pas la rigueur de la démonstration, dans lequel se trouvent exposés, avec tous les développements convenables et avec les seules ressources des données expérimentales, les principes fondamentaux de la mécanique, en même temps que les principales lois de la chaleur, de l'électricité, de la lumière, de l'acoustique, des actions moléculaires, doit être désormais considéré comme un complément nécessaire des traités de physiologie, d'hygiène et même de pathologie. Toutes ces qualités se trouvent réunies dans les *Nouveaux éléments de physique médicale* publiés par MM. Gariel et Desplats.   GAVARRET.

DEVAY (F.). De la médecine morale. Paris, 1861. Br. in-8.   2 fr. 50

—— **De quelques causes de maladies particulières à notre temps.** Paris, 1859. In-8 de 32 pages.. . . . .   1 fr.

DRAGENDORFF. Manuel de toxicologie, traduit de l'allemand avec de nombreuses additions et augmenté d'un précis des autres questions de chimie légale, par E. RITTER, professeur de chimie médicale et de toxicologie à la Faculté de médecine de Nancy. Paris, 1873. 1 vol. in-8, de 700 pages avec figures dans le texte et un tableau d'analyse spectrale chromolithographié. . . . . 7 fr. 50

Le *Manuel de toxicologie* du professeur Dragendorff a obtenu rapidement un légitime succès, qui s'explique par la manière dont l'auteur a compris et traité son sujet. Comme ouvrage d'étude, le livre de Dragendorff se recommande autant par la clarté et la méthode rigoureuse qui a présidé à l'exposition que par le choix heureux des réactions et des caractères réellement importants Mais c'est principalement au point de vue pratique, que le Manuel de Dragendorff présente des qualités exceptionnelles. Les réactions sont décrites avec une minutie dont on ne reconnaîtra la précieuse utilité que dans le laboratoire.

L'expert près les tribunaux est appelé à résoudre un certain nombre de questions qui n'étaient pas traitées dans l'édition originale, M. E. Ritter a cru devoir les ajouter. Telles sont par exemple l'analyse des aliments et des boissons, celles des taches de sang et de sperme, de falsification des écritures, etc.

En résumé, le *Manuel de toxicologie* suffit à tous les besoins des examens et aux solutions de toutes les questions que l'autorité judiciaire peut confier à l'expert.

DUBRUEIL (A.), professeur de clinique chirurgicale à la Faculté de médecine de Montpellier, ancien chirurgien des hôpitaux de Paris. **Éléments de médecine opératoire.** Paris, 1875, 1 v. in-8 de 900 pages avec 435 gravures dans le texte. . . . . 11 fr.

Les *Éléments de médecine opératoire* de M. le professeur Dubrueil renferment en effet une description très-suffisante des méthodes et des procédés qui, ayant vu le jour depuis peu, ne sont guère encore étudiés que dans les monographies.

Les nouveaux procédés d'extraction de la cataracte, la lithotritie périnéale de Dolbeau, l'ovariotomie forment autant d'articles entièrement neufs. L'auteur a compris que, pour assurer le succès de son livre, il fallait, sans cependant lui donner des dimensions exagérées, que l'élève et le chirurgien pussent y trouver non-seulement la description des procédés classiques bien connus, mais encore celle des opérations de plus fraîche date.

Aussi ce livre représente-t-il l'état actuel de la médecine opératoire et fournit-il des renseignements que l'on était jusqu'à présent obligé d'aller chercher dans les ouvrages spéciaux. Tous les procédés réellement utiles y sont décrits, aussi bien ceux employés par les chirurgiens étrangers que ceux usités en France. Nombre d'instruments nouveaux y sont figurés.

—— **Manuel opératoire des résections.** Paris, 1871. In-8 de 64 pages avec 17 figures.. . . . . 2 fr. 50

DUBRUEIL (A.) Des diverses méthodes du traitement des plaies. Paris, 1869. In-8 de 95 p. . . . . 2 fr.

—— **Mélanges d'orthopédic.** Paris, 1870. In-8. de 32 p. et 1 pl. 1 fr. 25

—— **Note sur la cicatrisation des os et des nerfs.** 1867. In-8. . . . . 50 c.

DUMÉRIL (Aug.). De la texture intime des glandes, des produits de sécrétion en général. Paris, 1844. In-8 de 128 p. 1 fr. 25

—— **Des odeurs, de leur nature et de leur action physiologique.** Paris, 1843. In-4 de 8 p. . . . . 25 c.

DURAND (de Lunel). Théorie électrique du froid, de la chaleur et de la lumière, doctrine de l'unité des forces physiques, avec un Avant-propos sur l'action physiologique de l'électricité. Paris, 1863. In-8 de 56 pages. . . . . 1 fr. 50

—— **Traité dogmatique et pratique des fièvres intermittentes,** suivi d'une Notice sur le mode d'action des eaux de Vichy dans le traitement des affections consécutives à ces maladies. Paris, 1862. 1 vol. in-8. . . . . 6 fr. 50

—— **Nouvelle théorie de l'action nerveuse** et des principaux phénomènes de la vie. Paris, 1863. 1 vol. in-8. . . . . 7 fr. 50

—— **Des incidents du traitement thermo-minéral de Vichy.** Paris, 1864, in-8°. 1 fr. 50

—— **Des indications et des contre-indications des eaux de Vichy.** Paris, 1872. In-18 de 226 p. . . . . 2 fr.

—— **Synthèse physique,** ses inductions et ses déductions; universalité des grandes forces; leurs conditions originelles; leur rôle dans le fluide éthéré. Paris, 1874. 1 vol. in-18. . . . . 5 fr.

FLORET (P.). Documents chirurgicaux, principalement sur les maladies de l'utérus. Paris, 1862. 1 vol. in-8, avec pl. (4). 3 fr.

FREMINEAU (H.). Traitement curatif des maladies des voies respiratoires et de la phthisie pulmonaire en particulier par le phosphate acide de chaux. In-8 de 24 pages. . . . . 1 fr.

FREY (H.), professeur à l'Université de Zurich. **Traité d'histologie et d'histochimie,** 2ᵉ édition française, traduite de l'allemand sur la 5ᵉ édition, par le Dʳ P. Spillmann, précédé d'une préface, Paris, 1877. 1 fort volume in-8 de 800 pages, avec 634 gravures dans le texte. . . 16 fr.

> La première édition française du *Traité d'Histologie* de Frey a été publiée en 1870 sur la 5ᵉ édition allemande. Depuis cette époque, les études histologiques ont fait des progrès considérables. La 2ᵉ édition française a été publiée sur la 5ᵉ édition allemande (1873). Des changements nombreux ont été apportés dans cette édition qui diffère par bien des points de la première. L'Histochimie a été remaniée. Les formules anciennes remplacées pas les formules atomiques. De 550 les gravures ont été portées à 634.

—— **Précis d'Histologie,** traduit de l'allemand, par les Dʳ Sesselmann et Spillmann. Paris, 1878. 1 vol. in-18 de 550 p., avec 208 gravures dans le texte. . . . . 5 fr.

FUSTER (J.). Monographie clinique de l'affection catarrhale. Paris, 1861. 1 vol. in-8 de 616 p. (7). . . . . 3 fr.

GARIEL (C. M.). professeur agrégé à la Faculté de médecine de Paris. **De l'ophthalmoscope.** Paris, 1869. In-8 de 48 p. . . . . . 1 fr. 50

GAUTIER (L.). Étude sur les eaux de l'Ile de Ré, considérées au point de vue physique, chimique, micrographique et hygiénique. Paris, 1873. in-8 de 27 pages. . . . . 1 fr. 25

GAUTIER (A.), professeur agrégé à la Faculté de médecine de Paris. **Chimie appliquée à la physiologie, à la pathologie, à l'hygiène avec les analyses et les méthodes de recherches les plus nouvelles.** Paris, 1874. 2 vol. in-8 avec figures dans le texte. 18 fr.

La Première Partie : Chimie appliquée à l'hygiène, comprend l'étude : 1° *de l'air atmosphérique,* de ses variations, de ses viciations et de leurs effets sur l'homme; 2° *des aliments et de l'alimentation ;* 3° *des eaux,* de leur nature, de leur rôle dans la nutrition, de leur influence sur la santé publique; 4° *des milieux habités* et de tout ce qui se rattache aux questions de cubage d'air, d'altération et d'assainissement des milieux où vivent l'homme et les animaux.

La Deuxième Partie : Chimie appliquée a la physiologie, est divisée en six livres : Livre I. *Des tissus proprement dits.* — Livre II. *Digestion.* — Livre III. *Assimilation.* — Livre IV. *Sécrétions.* — Livre V. *Respiration.* — Livre VI. *Innervation et reproduction.*

La Troisième Partie : Chimie appliquée a la pathologie, est divisée parallèlement à la Deuxième, en livres correspondants qui comprennent successivement : les *altérations pathologiques des tissus;* les *troubles de la digestion* et les *produits anormaux du tube digestif;* les *altérations morbides du sang, du chyle et de la lymphe;* les *modifications pathologiques des diverses sécrétions ;* les *altérations du poumon et de la respiration,* etc.

GAUTHIER (Auguste). Recherches historiques sur l'exercice de la médecine dans les temples, chez les peuples de l'antiquité, etc. Paris, 1844. In-18 de 164 p. . . . . 1 fr. 25

GIRAUD (X.), de l'homœopathie et de ses progrès. Paris, 1877. In-18 de 210 pages. . . . . 2 fr. 50

GRAND (S.). De l'hygiène de la vue dans les travaux qui demandent une grande application des yeux. Paris, 1874. In-8 de 75 pages. . . . . 2 fr.

GUYÉTANT. Nouvelles considérations sur la longévité humaine. Paris, 1863. In-18 de 133 pages. . . . . 1 fr. 25

HARDY (E.). Principes de chimie biologique. Paris, 1871. 1 vol. in-18 de 600 p., avec fig. et un tableau chromolithographié. . . . 7 fr.

HOPPE SEYLER, professeur à l'Université de Strasbourg. **Traité d'analyse chimique appliquée à la physiologie et à la pathologie. Guide pratique pour les recherches cliniques,** traduit de l'allemand sur la 4e édition, par le Dr Schlagdenhauffen, professeur agrégé à la Faculté de médecine et à l'École de pharmacie de Nancy. Paris, 1877. 1 vol. grand in-8, avec figures dans le texte. . . . . 10 fr.

HIRSCHSOHN. Étude comparative du Galbanum et de la gomme ammoniaque. Paris, 1876. In-8 de 77 pages. . . . 2 fr.

HUBERT RODRIGUE (D.). Clinique médicale de Montpellier. Constitutions médicales et épidémiques. — Climat de Montpellier. Paris, 1855. 1 vol. in-8 de 300 p. . . . . 2 fr.

JANTET (Charles et Hector). De la vie et de son interprétation dans les différents âges de l'humanité. Paris, 1860. 1 vol. in-8. . 5 fr.
—— **Doctrine médicale matérialiste.** Paris, 1866. 1 vol. in-8. 6 fr.

JOUGLA (J.). Traitement de la pleurésie purulente chez les enfants. Paris, 1875. Gr. in-8 de 68 pages avec tabl. . . . . 2 fr.

JOULIN (D.), professeur agrégé à la Faculté de médecine de Paris. **Traité complet théorique et pratique des accouchements.** Paris, 1867. 1 fort vol. grand in-8, de 1,200 pages avec 150 fig. dans le texte. 16 fr.

L'auteur a placé à la fin de chaque chapitre un résumé en une ligne au plus de tout un paragraphe, ce qui fait de ce traité un excellent mémento pour repasser à la veille d'un examen.

Les lecteurs soucieux d'approfondir un point spécial d'obstétrique trouveront à la fin de chaque chapitre un résumé bibliographique des plus complets.

Un grand nombre de gravures intercalées dans le texte, exécutées avec un soin peu ordinaire dans les traités d'accouchements publiés jusqu'à ce jour, en rendent l'intelligence facile.

JOULIN (D.). Des cas de dystocie appartenant au fœtus. Paris, 1863. In-8 . . . . 3 fr.

—— **Du forceps et de la version dans les cas de rétrécissement du bassin.** Paris, 1865. 1 vol. in-8. . . . . . . 2 fr. 50
Prix Capuron. Mémoire couronné par l'Académie de médecine.

LABADIE-LAGRAVE (F.). Des complications cardiaques du croup et de la diphthérie et en particulier de l'endocardite secondaire diphthérique. Paris, 1873. Gr. in-8 de 122 pages, avec tracés thermométriques et une planche en chromolithographie. 3 fr. 50

LADREY, professeur à l'Ecole de médecine de Dijon. **Programme d'un cours de pharmacie.** Paris, 1868. 1 vol. in-18. . . 1 fr. 25

LAMARCK. Philosophie zoologique, ou exposition de considérations relatives à l'histoire naturelle des animaux, à la diversité de leur organisation et des facultés qu'ils en obtiennent, aux causes physiques qui maintiennent en eux la vie et donnent lieu aux mouvements qu'ils exécutent; enfin, à celles qui produisent les unes le sentiment, les autres l'intelligence de ceux qui en sont doués. Nouvelle édition, revue et précédée d'une introduction biographique, par Charles Martins, professeur d'histoire naturelle à la Faculté de médecine de Montpellier, etc. Paris, 1873. 2 vol. in-8 de 900 p.   12 fr.
  Cet ouvrage était devenu rare et fort recherché. Il se vendait de 25 à 30 fr Il a paru utile de remettre à la disposition du public le livre capital de l'un d nos plus grands naturalistes, celui que l'on a justement appelé le *Linné français*

LANGLEBERT (Edmond). Traité théorique et pratique des maladies vénériennes, ou leçons cliniques sur les affections blennorrhagiques, le chancre et la syphilis, recueillies par M. Evariste Michel, revues et publiées par le professeur. Paris, 1864. 1 vol. in-8 de 700 pages, avec une bibliographie complète des ouvrages publiés jusqu'à ce jour sur la syphilis. . . . . 8 fr.

LAPORTE (DE). Hygiène de la table. (Voir page 30.)

LEE (Henry). Leçons sur la syphilis. De l'inoculation syphilitique et de ses rapports avec la vaccination; leçons professées à l'hôpital Saint-George, traduites de l'anglais par le docteur Edmond Baudot. Paris, 1863. In-8 de 120 pages. . . . . 2 fr. 50

LEGRAND DU SAULLE. La folie devant les tribunaux. Paris, 1864. 1 vol. in-8 de 600 pages. . . . . 8 fr.

LERICHE. Du tannin, de son emploi en médecine comme succédané du quinquina. Paris, 1861. Grand in-8 de 28 p.   1 fr.

LEROY (Camille). Considérations sur les affections fébriles, ou maladies aiguës. Paris, 1846. 1 vol. in-8. . . . . 2 fr.

LISLE (E.), ancien médecin en chef de l'hospice des aliénés de Marseille. **Du traitement de la congestion cérébrale et de la folie avec congestion et hallucinations.** Paris, 1871. 1 vol. in-8 de 406 p.   7 fr.

LOUMAIGNE (L.). De la hernie de l'ovaire. Paris, 1869. In-8 de 48 pages. . . . . 1 fr. 50

LUNIER (L.), inspecteur général du service des aliénés, et du service sanitaire des prisons de France. **De l'influence des grandes commotions politiques et sociales sur le développement des maladies mentales.** Paris, 1874. 1 vol. in-8. . . . . 6 fr.

—— **Des placements volontaires dans les asiles d'aliénés.** Études sur les législations françaises et étrangères. Paris, 1868. Brochure in-8. . . . . 1 fr. 50

LUNIER (L.). Des aliénés dangereux, étudiés au triple-point de vue clinique, administratif et médico-légal. Paris, 1869. In-8 de 30 p. 1 fr. 25

De l'augmentation progressive du chiffre des aliénés et de ses causes. Paris, 1870. In-8 de 16 pages et tableaux. . .   75 c.

——**De l'isolement des aliénés considéré comme moyen de traitement et mesure d'ordre public.** Paris, 1871. In-8 de 16 p.   75 c.

—— **Du rôle que jouent les boissons alcooliques dans l'augmentation du nombre de cas de folie et de suicide.** 1 v in-8 de 40 pages. . . . . 1 fr. 50

—— **De l'origine et de la propagation des sociétés de tempérance.** Paris, 1873. Gr. in-8 de 24 pages. . . . . 1 fr.

– et **ROUSSELIN. Étude médico-légale sur l'état mental de M. du P...** Paris, 1870. In-8 de 56 p. . . . . 1 fr. 25

MAISONNEUVE (J. G.). Le périoste et ses maladies. Paris, 1839. In-8 . . . . 2 fr. 50

—— **Mémoire sur la désarticulation totale de la mâchoire inférieure.** Paris, 1859. In-4, avec pl. noires. . . . . 6 fr.
Avec planches coloriées. . . . . 12 fr.

—— **De la ligature extemporanée** et de sa supériorité sur l'instrument tranchant pour l'extirpation de toutes les tumeurs pédiculées ou pédiculables, avec description des instruments nouveaux destinés à son exécution. 1860. 1 vol. in-4 avec planches. . . . . 6 fr.

· — **Leçons cliniques sur les affections cancéreuses,** professées à l'hôpital Cochin, recueillies et publiées par le docteur ALEXIS FAVROT.
Ire PARTIE, comprenant les affections cancéreuses en général. In-8 avec planches lithographiées. Paris, 1854. In-8. . . . . 2 fr. 50
IIe PARTIE, comprend les affections cancéreuses du sein. 1854. In-8. 2 fr. 50

MASSE (J. N.). Petit atlas complet d'anatomie descriptive du corps humain. *Ouvrage adopté par le Conseil supérieur de l'instruction publique.* Nouvelle édition augmentée des tableaux synoptiques d'anatomie descriptive. Paris, 1873. 1 vol. in-18 relié de 113 planches gravées en taille-douce, avec texte en regard . . . . 20 fr.

—— LE MÊME OUVRAGE relié avec la tranche supérieure dorée, avec les planches coloriées . . . . 36 fr.
Plus de quarante mille exemplaires vendus depuis son apparition, des traductions dans toutes les langues attestent suffisamment l'accueil qui a été fait à cette utile publication. L'Atlas d'anatomie de Masse est devenu le *vade-mecum* de l'amphithéâtre.

—— **Anatomie synoptique,** ou résumé complet d'anatomie descriptive du corps humain. Paris, 1867. 1 vol. in-18 de 116 pages.   2 fr.
Ces tableaux synoptiques sont extraits de la nouvelle édition du Petit Atlas d'anatomie descriptive. On a fort approuvé l'idée qui a présidé à ce travail qui, sous une forme concise, est très-utile pour revoir rapidement les articulations, les insertions musculaires, l'angéiologie, la névrologie.

MAURIAC (Ch.). Étude sur les névralgies réflexes symptomatiques de l'orchi-épididymite blennorrhagique. Paris, 1870. 1 vol. in-8 de 115 pages. . . . . 2 fr. 50

(Voyez page 14, WEST. *Leçons sur les maladies des femmes.*)

MILLET (Auguste). Traité de la diphthérie du larynx (croup). Paris, 1863. 1 vol. in-8. . . . . 6 fr.
Ouvrage couronné par la Société des sciences médicales et naturelles de Bruxelles.

—— **De l'emploi thérapeutique des préparations arsenicales.** 2e édition entièrement refondue. Paris, 1865. 1 vol. in-8. .   4 fr.
Mémoire couronné par la Société centrale de médecine du département du Nord.

MIOT (C.). Traité pratique des maladies de l'oreille. Paris, 1871. 1 vol. gr. in-8 de 340 pages avec 18 figures dans le texte et 4 planches chromolithographiées représentant 38 figures . . . . 8 fr.

(Voyez page 14, WEST. *Leçons sur les maladies des femmes.*)

MOUCHON (E.). Monographie des principaux fébrifuges indigènes considérés comme succédanés du quinine. Paris, 1856. In-8 de 150 pages. . . . . 2 fr. 50

NAQUET (A.), Précis de chimie légale. Guide pour la recherche des poisons, l'examen des armes à feu, l'analyse des cendres, l'altération des écritures, des monnaies, des alliages, des denrées et la détermination des taches dans les expertises chimico-légales, à l'usage des médecins, pharmaciens, chimistes, experts, avocats, etc. Paris, 1873. 1 vol. in-18 avec figures dans le texte. . . . . 3 fr.
—— **Principes de chimie**, fondés sur les théories modernes, p. 17.

NEUBAUER et **VOGEL. De l'urine et des sédiments urinaires.** Propriétés et caractères chimiques et microscopiques des éléments normaux et anormaux de l'urine ; analyse qualitative et quantitative de cette sécrétion, description et valeur séméiologique de ses altérations pathologiques, etc., précédé d'une introduction par R. Fresenius, 2ᵉ édition française traduite de l'allemand sur la 7ᵉ édition, par le docteur L.-A. Gautier. Paris, 1877, 1 vol. gr. in-8 avec 4 planches coloriées et 69 figures dans le texte. . . . . 10 fr.

NIEMEYER (P.). Précis de percussion et d'auscultation. Traduit de l'allemand par A. Szerlecki. Paris, 1874. 1 vol. in-18 de 150 pages avec 21 figures dans le texte. . . . . 2 fr. 50

Le *Précis de percussion et d'auscultation* est le seul ouvrage traitant de ces matières basé sur les lois de l'acoustique. L'auteur étend à tous les bruits physiologiques et pathologiques, respiratoires et circulatoires, les lois indiquées par Chauveau, Bondet, Bergeon.

PHILIPEAUX (R.). Traité de thérapeutique de la coxalgie, suivi de la description de **l'appareil inamovible**, pour le traitement des coxalgies, par le professeur Verneuil. Paris, 1867. 1 vol. in-8 avec figures intercalées dans le texte. . . . . 8 fr.

PLANCHON (G.), Traité pratique de la détermination des drogues simples d'origine végétale ou Nouveau cours d'Histoire naturelle professé à l'Ecole de pharmacie de Paris. Paris, 1875. 2 forts vol. in-8 avec 505 figures dans le texte. . . . . . 20 fr.
Ouvrage couronné par l'Institut de France.

Ce livre est destiné à exercer une grande influence sur l'enseignement et l'étude de la matière médicale, autant par la renommée scientifique de son auteur que par l'intérêt qui s'attache toujours aux œuvres fortes et originales.

Depuis que M. Planchon occupe la chaire de matière médicale à l'École de pharmacie, il a donné à son enseignement des tendances et une direction nouvelle et véritablement scientifique qui ont fait de son cours l'un des plus suivis de l'Ecole. Jusqu'ici, on s'était borné pour la description des drogues simples à l'examen des caractères objectifs.

M. Planchon, dans cet ouvrage, fruit d'un long labeur, de remarquables et patientes recherches, étudie complétement les drogues simples, usuelles, insérées au Codex ou récemment introduites dans la thérapeutique (eucalyptus, etc.). Il donne des notions sur l'origine des substances médicinales et leurs principes actifs, il insiste avec beaucoup de soin et de discernement sur les caractères qui permettent soit de grouper entre elles, soit de distinguer les unes des autres les drogues simples à l'état où on les emploie dans les pharmacies.

De nombreuses figures, dessinées pour la plupart par M. Faguet sur des préparations microscopiques et des échantillons types du droguier de l'Ecole de pharmacie, facilitent l'intelligence du texte.

Ce nouveau livre de M. Planchon doit se trouver non-seulement entre les mains de tous les étudiants en pharmacie, mais dans la bibliothèque de tous les pharmaciens, soucieux de vérifier eux-mêmes la véritable nature des produits qu'ils emploient.

PRAVAZ (Ch. G.). Traité théorique et pratique des luxations congénitales du fémur, suivi d'un appendice sur la prophylaxie des luxations spontanées. Paris, 1847. 1 vol. in-4 avec 10 pl. (20)... ... 12 fr.

PRAVAZ (fils). Essai sur les déviations latérales de la colonne vertébrale. Amsterdam, 1862. In-4 de 90 p. . . . . 3 fr. 50

PUECH (A.). De l'atrésie des voies génitales de la femme. Paris, 1864. In-4. 5 fr. »

—— **De l'hématocèle péri-utérine.** Paris, 1861. In-8. . . 1 fr. 50

—— **Des anomalies de l'homme, de leur fréquence relative.** Paris, 1871. In-8 de 104 p. . . . . 2 fr. 50

—— **Étude sur un monstre double compliqué de deux autres monstruosités.** Paris, 1850. In-8 de 40 p. avec pl. lith. 1 fr.

—— **Des naissances multiples, de leurs causes, de leur fréquence relative.** Paris, 1873. 1 vol. in-8 de 92 fig. . . . . 2 fr. 50

—— **Des ovaires et de leurs anomalies.** Paris, 1875. In-4° de 160 pages. . . . . 5 fr.

—— **De l'utérus pubescent.** Paris, 1874. In-8 de 16 pages. . . 1 fr.

—— **Les mamelles et leurs anomalies** étudiées au point de vue de l'anatomie, de la physiologie et de l'embryogénie. Paris, 1876, br., in-8 de 120 pages. . . . . 3 fr.

QUANTIN (Emile). Prostitution et syphilis. Paris, 1863. 1 vol. in-18. . . . . 1 fr. 25

—— **De la chorée.** Dijon, 1859. 1 vol. in-18. . . . . 5 fr. »

RANVIER (L.), professeur d'anatomie générale au Collége de France. **Traité technique d'histologie.** Paris, 1875-1878. 1 vol. gr. in-8 de 1100 pages, avec 300 gravures dans le texte. . . . . 50 fr.
    Cet ouvrage est en cours de publication. En vente : fasc. 1 à 4 de 640 pag. avec 215 fig.

RAPOU (A.). Histoire de la doctrine médicale homœopathique: son état actuel dans les principales contrées de l'Europe. Application pratique des principes et des moyens de cette doctrine au traitement des malades. Lyon, 1847. 2 volumes in-8 avec portrait. . . 15 fr.

REBOLD (E.). L'électricité, moteur de tous les rouages de la vie. Paris, 1869. 1 vol. in-8 avec 6 pl. . . . . 6 fr.

RICHARD (DE NANCY). **Traité de l'éducation physique des enfants.** 3ᵉ édition, augmentée. Paris, 1861. 1 vol. in-18 de 500 p. . . 2 fr.

—— **Commentaire physiologique sur la personne d'Horace.** Paris, 1863. 1 vol. in-18 (3.50). . . . . 1 fr. 50

RIOUX (J.). La médecine des familles ou Traité des propriétés médicinales des plantes indigènes et de celles qui sont généralement cultivées en France ; contenant, pour chaque espèce : sa description botanique ; ses propriétés alimentaires et médicinales ; l'indication de la manière dont on doit l'employer ; les soins à prendre pour la récolter, la sécher et la conserver ; le traitement de l'empoisonnement par celles qui sont vénéneuses. Paris, 1872. 1 volume in-18. . . . . 1 fr.

RITTER, professeur de chimie médicale et de toxicologie à la Faculté de médecine de Nancy. **Manuel de chimie pratique** (analytique, toxicologique, zoochimique), à l'usage des étudiants en médecine et en pharmacie. Paris, 1874. 1 vol. in-18 avec 123 figures dans le texte et une planche chromolithographiée représentant l'analyse spectrale du sang. 6 fr.

    Cet excellent *Manuel* est fait par un homme habitué à diriger les travaux pratiques des étudiants, et qui, sans rien sacrifier des importantes notions de la science moderne, s'est appliqué à la circonscrire dans les limites des applications médicales. Précision, concision, clarté, tels sont les mérites de cet ouvrage, que les médecins garderont comme mémento pratique après qu'il leur aura servi à préparer leurs examens.

ROCHEBRUNE (A. T. DE). Sur un fœtus humain, appartenant à la famille des anencéphaliens. Paris, 1869. In-8 de 30 p. et pl. 1 fr. 50

——**Essai de statistique médicale** suivi d'observations médico-chirurgicales sur les ambulances d'Angoulême. Paris, 1871. In-4 de 46 pages avec tableaux.................................. 4 fr.

—— **Etude histologique et anatomo-pathologique,** sur une tumeur hétéromorphe développée dans les méninges. Paris, 1870. In-8 de 32 pages. 1 planche............... 1 fr. 25

—— **De quelques manifestations de la syphilis congénitale,** et spécialement de l'infiltration fibro-plastique du foie chez le fœtus et le nouveau-né. Paris, 1874. Gr. in-4 de 106 pages et 3 planches chromolithographiées................................ 5 fr.

SALES-GIRONS. Traitement de la phthisie pulmonaire par l'inhalation des liquides pulvérisés et par les fumigations de goudron. Paris, 1860. 1 vol. in-8 de 600 pages................ 5 fr.

SAUVAGE (G. E.). Recherches sur l'état sénile du crâne. Paris, 1870. 1 vol. gr. in-8 avec planches........... 5 fr. 50

SEMANAS. Doctrine pathogénique fondée sur le digénisme phlegmasi-toxique et ses composés morbides. Paris, 1858. 1 vol. in-8 (4 fr. 50) .... 2 fr.

SERAINE (Dr Louis). De la santé des gens mariés, ou physiologie de la génération de l'homme et hygiène philosophique du mariage. 15ᵉ édition. Paris, 1877. 1 beau vol. in-18 de 400 p......... 3 fr.

SOMMAIRE DES PRINCIPAUX CHAPITRES DE LA TABLE DES MATIÈRES.

I. Du sens génésique. — II. Des organes reproducteurs. — III. Limite de la puissance sexuelle. — IV. Du mariage et de la maternité. — V. Du célibat et de ses inconvénients. — VI. Conformation vicieuse des organes reproducteurs. — VII. Syncope génitale. — VIII. Atonie des organes. — IX. Perversion nerveuse. — X. Absence ou vice de composition des germes. — XI. Hérédité de structure. — XII. Hérédité physiologique. — XIII. Hérédité de quelques diathèses. — XIV. Hérédité de quelques névropathies. — XV. Hérédité morale.

Depuis longtemps il nous semblait regrettable qu'il n'existât pas sur ces questions un livre sérieux et honnête écrit au nom de la science, dans un style simple et chaste, où les personnes mariées pussent étudier sans rougir ce sujet qui les intéresse si fort dans leur personne et leur postérité. Nous nous sommes efforcé de combler cette lacune. L. SERAINE.

SERAINE. De la santé des petits enfants, ou conseils aux mères sur la conservation des enfants pendant la grossesse, sur leur éducation physique depuis la naissance jusqu'à l'âge de sept ans, et sur leurs principales maladies. 4ᵉ édit. Paris, 1873. 1 vol. in-32 de 192 p. . 1 fr.

—— **De l'aménorrhée.** Paris, 1843. In-4 de 52 pages...... 75 c.

SOCQUET (J.-A.). Principes d'économie médicale ou des lois fondamentales de la médecine, déduites de l'observation et de leur application au diagnostic, au pronostic et au traitement des maladies. Paris, 1852. 1 vol. in-8 de 250 p................... 2 fr.

SZAFKOWSKI (L. R.). Recherches sur les hallucinations au point de vue de la psychologie, de l'histoire et de la médecine légale. Paris, 1849. In-8 (5)...................... 2 fr.

THERMES (G.). Études sur le bain turc au point de vue hygiénique et thérapeutique. Paris, 1876. In-8 de 74 pages......... 1 fr.

—— **Étude sur le bain térébenthiné ou thermo-résineux.** Paris 1877. In-8 de 32 pages................... 1 fr.

TOMES (J. et Ch.), chirurgiens-dentistes des hôpitaux de Londres, etc.
Traité de chirurgie dentaire. Traduit de l'anglais sur la 2ᵉ édit.
par le Dʳ Darin. Paris, 1873. 1 vol. in-8 de 650 pages avec 250 gravures
dans le texte. . . . . 10 fr.

   MM. John et Ch. Tomes ont voulu donner un ouvrage de chirurgie dentaire
strictement pratique. Ils débutent par donner l'exposition de la structure et du
développement des dents et des mâchoires. Les maladies des dents et de leurs
parties accessoires, ainsi que les affections concomitantes, ont été traitées, autant
que possible, suivant l'ordre naturel de leur apparition, et les auteurs ont donné
des détails sur la structure et le développement des tissus envahis, puis ensuite
la description des maladies auxquelles ils sont respectivement exposés.

TUEFFERD (Dʳ). **De la contagion.** 1864. In-8 de 110 p. 1 fr. 25

VACHER (L.). Étude médicale et statistique sur la mortalité à Paris,
à Londres, à Vienne et à New-York en 1865, d'après les documents officiels,
avec une carte météorologique et mortuaire. Paris, 1866. 1 vol. in-8. 6 fr.

   Des maladies populaires et de la mortalité à Paris, à Londres, à
Vienne, à Bruxelles, à Berlin, à Rockaden et à Turin, en 1866, avec une
étude médico-hygiénique sur les consommations dans ces villes. 2ᵉ année,
Paris, 1867. In-8. . . . . 3 fr.

VERRIER (E.). Manuel pratique de l'art des accouchements,
2ᵉ édition. Paris, 1874. 1 vol. in-18 avec gr. dans le texte. . . . . 6 fr.

VOGEL. De l'urine (Voir NEUBAUER et VOGEL, page 9).

**WAGNER (Dʳ). Observations sur les sels de lithine dans le
traitement de la goutte.** 1873. In-8 de 10 pages. . . . . . 50 c.

WELLING (L. de). Des kystes hydatiques du cœur. Paris,
1872. Gr. in-8 de 80 pages. . . . . 1 fr. 50

WEST (Charles). Leçons sur les maladies des femmes, traduites de l'anglais sur la 3ᵉ édition et considérablement annotées par MAURIAC,
médecin de l'hôpital du Midi. Paris, 1870. 1 fort v. in-8 de 860 p. 13 fr.

   Le livre de gynécologie le plus répandu en Allemagne est la traduction des
leçons cliniques de West, ouvrage excellent que j'aurai l'occasion de citer souvent. Il vient de nous être donné une fidèle et élégante traduction française par
M. Mauriac qui a complété le livre de West par de très-intéressantes additions.
      (Courty, *Maladies de l'utérus. Introduction.* Page XXIII. 2ᵉ édition.)

**WUNDERLICH. De la température du corps dans les mala-
dies.** Trad. de l'allemand sur la 2ᵉ éd., par le Dʳ Labadie-Lagrave. Paris,
1872. 1 v. gr. in-8 avec 41 fig. dans le texte et 7 pl. . . . . . . 10 fr.

   Après avoir déterminé la température de l'homme en état de santé, Wunderlich
approfondit dans une série de chapitres toutes les questions qui se rattachent à
la température morbide en général.
   Ce livre comble une lacune dans la littérature médicale contemporaine; et il
contribuera à populariser un procédé d'exploration indispensable au praticien.

WUNDT. Nouveaux éléments de physiologie humaine, traduits de l'allemand sur la 2ᵉ édition et augmentés de notes par le Dʳ Bou-
CHARD. Paris, 1872. 1 vol. grand in-8 avec 150 figures dans le texte. 14 fr.

   Quand un ouvrage veut représenter l'état de la science, il est indispensable
qu'il en reflète les progrès incessants, ce qui rend l'exposition d'ensemble des plus
difficiles, car un traité élémentaire doit en même temps former un tout méthodique. Le succès des *Nouveaux éléments de physiologie,* très-appréciés en Allemagne, prouve que le professeur Wundt a complètement réussi.

CHIMIE — PHYSIQUE — MATHÉMATIQUES

BEER (A.). Introduction à la haute optique. Traduit de l'allemand par C. Forthomme, professeur de chimie à la Faculté des sciences de Nancy. Paris, 1858, 1 vol. in-8 de 375 p. avec 200 fig. dans le texte et 1 tableau lithographié, représentant 25 fig.. . . . . 12 fr.

BOLLEY (A.) et KOPP, Manuel pratique d'essais et de recherches chimiques appliqués aux arts et à l'industrie. Guide pour l'essai et la détermination de la valeur des substances naturelles ou artificielles employées dans les arts, l'industrie, etc. ; 2e édition française traduite de l'allemand sur la 4e édition, par le Dr L. Gautier. Paris, 1877. 1 vol. in-8, de 1100 pages avec 110 fig. dans le texte. . . . . 12 fr.

CLASSEN (A.). Précis d'analyse chimique quantitative, traduit de l'allemand par Francken et Lebrun. Paris, 1876. 1 vol. in-8. . 6 fr.

CLAUDON (Émile). Fabrication du vinaigre fondée sur les études de M. Pasteur, contenant : 1° description des procédés actuels de fabrication ; 2e exposition résumée des travaux de M. Pasteur sur le vinaigre. 3° développement d'un appareil de fabrication expéditive, économique, basé sur les principes émis par M. Pasteur. Gr. in-8 de 60 pages avec pl. 3 fr.

DESPLATS (V.) et GARIEL (C. M.). Nouveaux éléments de physique médicale, précédés d'une préface, par M. Gavarret, professeur à la Faculté de médecine de Paris. Paris, 1870. 1 vol. in-8 de 700 pages avec 500 grav. dans le texte. . . . . 9 fr.

FORTHOMME (C.), professeur à la Faculté des sciences de Nancy. **Traité élémentaire de physique expérimentale et appliquée.** Paris, 1860-1861. 2 vol. in-18, avec 16 planches contenant 970 figures. . 7 fr.

FRESENIUS (R.), professeur de chimie à l'université de Wiesbaden. **Traité d'analyse chimique qualitative**, des opérations chimiques, des réactifs et de leur action sur les corps les plus répandus, essais au chalumeau, analyse des eaux potables, des eaux minérales, du sol, des engrais, etc. Recherches chimico-légales, analyse spectrale. 5e édit. française, traduite de l'allemand sur la 14e édit., par Forthomme, professeur de chimie à la Faculté des sciences de Nancy. Paris, 1875. 1 vol. in-8 avec fig. dans le texte, et un tableau d'analyse spectrale chromolith. 7 fr.

Je regarde ce précieux ouvrage comme très-utile pour l'enseignement dans les diverses Facultés, pour les médecins et les pharmaciens. Je recommande ce livre à tous, étudiants et chimistes, même à ceux qui possèdent déjà des traités plus complets d'analyses. J. LIEBIG.

FRESENIUS (R.). Traité d'analyse chimique quantitative. Traité du dosage et de la séparation des corps simples et composés les plus usités en pharmacie, dans les arts et en agriculture, analyse par les liqueurs titrées, analyse des eaux minérales, des cendres végétales, des sols, des engrais, des minerais métalliques, des fontes, dosage des sucres, alcalimétrie, chlorométrie, etc., 3e édition française, traduite sur la 6e édition allemande, par M. Forthomme, professeur de chimie à la Faculté des sciences de Nancy. Paris, 1875. 1 vol. in-8 de 1,000 pag. avec 210 fig. dans le texte. 13 fr.

FUCHS (C. W. C.), professeur à l'Université d'Heidelberg. **Guide pratique pour la détermination des minéraux**, traduit de l'allemand par A. Guénoult, préparateur au Muséum d'histoire naturelle, Paris, 1875. 1 vol. in-8, avec tableaux.. . . . . 4 fr.

GARIEL (C.-M.), professeur agrégé et préparateur de physique à la Faculté de médecine de Paris. **Des phénomènes physiques de l'audition**. Paris, 1869. In-8 de 109 pages.. . . . . 2 fr.50

GAUTIER (A.), professeur agrégé à la Faculté de médecine de Paris, etc. **Chimie appliquée à la physiologie, à la pathologie, à l'hygiène avec les analyses et les méthodes de recherches les plus nouvelles.** Paris, 1874. 2 vol. in-8 avec figures dans le texte et un tableau d'analyse spectrale chromolithographié. . . . . . . 18 fr.

—— **Etude sur les fermentations proprement dites et les fermentations physiologiques et pathologiques.** Paris, 1869. In-8 de 123 pages. . . . . 3 fr.

GAY-LUSSAC. Instruction pour l'usage de l'alcoomètre centésimal et des tables qui l'accompagnent. Paris, 1824. In-18. 3 fr.

GIRARDON (D.), professeur à l'École de la Martinière. **Cours élémentaire de perspective linéaire,** à l'usage des écoles des beaux-arts, etc. Paris, 1872. 1 vol. in-8, avec un atlas de 28 pl. gravées. 6 fr.

GLENARD (A.). Note sur la fermentation tartrique du vin. Lyon, 1862. Gr. in-8 de 22 p. . . . . 75 c.

HARTSEN (F. A.). Qu'appelle-t'on un équivalent chimique, critique sur la chimie actuelle et moyen d'en rectifier la nomenclature. Paris, 1877, in-8 de 32 pages . . . . 1 fr. 25

HOPPE SEYLER. Traité d'analyse chimique. (Voir p. 6.)

KOPP et BOLLEY, professeurs à l'Université de Zurich. **Traité des matières colorantes artificielles dérivées du goudron de houille.** Traduit de l'allemand par le docteur GAUTIER. Paris, 1874. 1 v. gr. in-8 avec 26 fig. dans le texte. . . . . 10 fr.

LE ROUX. Cours de géométrie élémentaire (Géométrie plane et Géométrie dans l'espace). Paris, 1864. 1 v. in-18 de 500 p. avec 500 gr. 6 fr. Séparément la Géométrie dans l'espace. . . . . 2 fr.

MÉRAY (Charles), prof. à la Faculté des sciences de Dijon. **Nouveau précis d'analyse infinitésimale.** Paris, 1872. 1 vol. in-8 de 310 p. 7 fr.

Dans cet ouvrage, l'auteur expose une théorie des fonctions analytiques entièrement neuve par le plan et par la méthode, et dont trois années d'enseignement lui ont permis de constater la valeur didactique.

—— **Nouveaux éléments de géométrie.** Paris, 1874. 1 volume in-8 de 350 pages avec 164 fig. 6 fr.

Cet ouvrage traite toutes les questions exigées dans les divers examens auxquels prépare l'Enseignement secondaire, ce qui ne l'empêche pas d'offrir cet avantage considérable, que *des coupures faciles permettent aux Maîtres de l'enseignement industriel, et même primaire, d'en extraire immédiatement un cours des mieux appropriés aux besoins de leurs élèves.*

MOHR (F.). Traité d'analyse chimique à l'aide de liqueurs titrées, à l'usage des chimistes, des médecins, des pharmaciens, des fabricants de produits chimiques, des métallurgistes, des agronomes, etc. 2ᵉ édition française traduite de l'allemand sur la 4ᵉ édition, par FORTHOMME, professeur de chimie à la Faculté des sciences de Nancy. Paris, 1875. 1 vol. grand in-8 de 750 pages avec 163 gravures dans le texte. . 15 fr.

M. Mohr, un des chimistes éminents de l'Allemagne, a fait de la méthode d'analyse par les liqueurs titrées un traité spécial, où il a réuni tout ce qui a été écrit sur ce sujet jusqu'à ce jour, en y ajoutant de nouveaux et nombreux procédés imaginés par lui ; il a perfectionné les méthodes connues, telles que l'alcalimétrie, l'alcidimétrie, la chlorométrie ; il a simplifié les appareils, tout en les rendant plus rigoureux et en même temps, plus faciles à manier ; par là, il a rendu un service véritable à l'industrie et à la science.

L'emploi des liqueurs titrées a le grand avantage de permettre de faire des analyses quantitatives, avec une rigueur qu'on obtient difficilement par la balance, et surtout de faire, en quelques minutes, des dosages qui demanderaient souvent plusieurs heures, voire même des journées entières.

L'auteur a mis ses soins à tout exposer avec la plus grande clarté, afin d'être compris, non-seulement par le chimiste de profession, mais encore par le fabricant, le propriétaire de mines, l'ouvrier intelligent des usines. Les essais de manganèse, de minerais de fer, de scories de forges, de chlorures de chaux, de soude, de potasse, le dosage de la chaux dans les marnes, de l'acide carbonique dans les eaux minérales, l'acidimétrie, l'alcalimétrie, la chlorométrie, etc., sont tellement nets que, même entre des mains peu expérimentées, la méthode ne peut conduire qu'à des résultats exacts.

Cette deuxième édition française, traduite sur la quatrième édition allemande, a subi de telles augmentations, que l'étendue du livre a plus que doublé.

NAQUET (A.). Principes de chimie fondée sur les théories modernes. 5ᵉ édition, revue et considérablement augmentée. Paris, 1875. 2 vol. in-18, de 1,200 p. avec fig. dans le texte. . . . . 10 fr.

Cette troisième édition contient des modifications considérables:

Dans le premier volume l'auteur a ajouté les nouvelles expériences et discussions sur la dissociation, complété l'histoire des composés du silicium, etc.

Dans la partie de l'ouvrage consacrée à la chimie organique, M. Naquet a séparé des corps gras les composés aromatiques, dont l'étude, à l'heure présente, constitue une branche vraiment spéciale de la chimie du carbone.

Les chapitres consacrés aux généralités sur les différentes fonctions de la série grasse, sur les hydrocarbures, les alcools primaires, secondaires et tertiaires, ont été beaucoup développés, et on a introduit les notions d'hydrocarbures normaux ou primaires, secondaires et tertiaires, dont les découvertes les plus récentes ont démontré l'importance.

Les autres composés organiques dérivant des hydrocarbures par substitution, M. Naquet a été entraîné à faire la même distinction pour les alcools, les acides, etc.

La série aromatique forme aujourd'hui une partie très-considérable de la chimie du carbone, qui est d'autant plus intéressante que l'industrie a mis à profit des découvertes fondées souvent sur les spéculations théoriques les plus élevées, pour l'obtention des magnifiques matières colorantes qui offrent un éclat et une pureté de teintes inconnus jusqu'alors.

Le chapitre qui traite de la constitution de cette série est donc entièrement nouveau, et l'auteur consacre aussi une place plus grande à l'étude détaillée de quelques-uns des composés aromatiques.

Enfin, dans tout l'ouvrage on a substitué aux formules graphiques de M. Kekulé les formules de constitution, plus simples et plus claires, dont on fait usage depuis peu d'années; en général, on a employé ces formules développées le plus souvent possible. parce que la seule inspection d'une formule suffit pour rendre compte immédiatement de l'isomérie de deux composés et contribue beaucoup à fixer dans la mémoire la constitution des corps.

NAQUET (A.). Précis de chimie légale. (Voy. page 10.)

PASTEUR (L.). Études sur le vin. Ses maladies. (Voir p. 29.)

RITTER. Manuel de chimie pratique (anal. tox. zooch.). (Voir p. 11.)

SECCHI (R. P.), directeur de l'Observatoire de Rome, membre correspondant de l'Institut de France, etc. **L'unité des forces physiques.** Essai de philosophie naturelle. 2ᵉ édit. française, revue et considérablement augmentée. Paris, 1874. 1 vol. in-8 de 650 p., avec 63 fig. dans le texte. 10 fr.

Pour entreprendre une œuvre de cette portée et l'exécuter, il fallait joindre à une connaissance peu commune de tous les détails des sciences naturelles une rare hauteur de vues et une éminente faculté de généralisation. Or il est impossible de ne pas reconnaître que l'auteur de *l'Unité des forces physiques* réunit ces deux conditions à un degré tout à fait exceptionnel. Le livre du P. Secchi est une étude du plus haut intérêt, qui ne peut manquer de faire faire à la science un pas immense vers son but définitif.

NEUBAUER et VOGEL. De l'urine et des sédiments urinaires. Propriétés et caractères chimiques et microscopiques des éléments normaux et anormaux de l'urine, analyse qualitative et quantitative de cette sécrétion, description et valeur séméiologique de ses altérations pathologiques, etc., précédé d'une introduction par R. FRESENIUS, 2ᵉ édit. française traduite de l'allemand sur la 7ᵉ édition, par le docteur L.-A. GAUTIER, Paris, 1877, 1 vol. gr. in-8 avec 4 planches coloriées et 69 figures. 10 fr.

SACC. Élément d'analyse chimique qualitative. Neuchatel, 1867. Grand in-8 cartonné de 18 pages . . . . 1 fr.

SPRING. Hypothèse sur la cristallisation. Liége, 1875. In-8 de 50 pages.. . . . . 1 fr. 50

TERREIL (A·), aide-naturaliste et chef des travaux chimiques au Muséum d'histoire naturelle de Paris. **Traité pratique des essais au chalumeau** dans les analyses chimiques et les déterminations minéralogiques; mode d'emploi et description des propriétes physiques des minéraux et des caractères chimiques qui peuvent les faire reconnaître dans les essais au chalumeau. Paris, 1876. 1 vol. in-8 de 500 pages, avec de nombreux tableaux . . . . 10 fr.

Le but de l'auteur en écrivant le *Traité pratique des essais au chalumeau* a été de généraliser et de propager l'usage de ce précieux instrument qui possède, dans les recherches de chimie analytique, la sensibilité du spectroscope. Dans aucun ouvrage on n'a indiqué jusqu'à présent de méthode générale pour la marche à suivre dans les essais pyrognostiques. Dans la dernière partie du livre qui est la plus étendue, tous les corps simples et leurs composés chimiques sont étudiés avec grand soin au point de vue des caractères qui les font reconnaître dans les essais pyrognostiques; on y trouvera également une description des minéraux qui contiennent ces corps simples et les caractères physiques et pyrognostiques de ces minéraux, cette dernière partie constitue *un véritable traité pratique de minéralogie.*.

TOURNIER (Émile). Nouveau Manuel de chimie simplifiée pratique et expérimentale sans laboratoire, manipulations, préparations, analyses contenant : 1° des ustensiles, appareils et procédés d'opérations les plus faciles ; 2° principes de la chimie, préparation, étude et usage des corps minéraux et organiques avec les noms anciens et nouveaux, expériences, procédés, recettes d'économie domestique et industrielle, etc.; 5° précis d'analyse, essais, recherche des falsifications. Paris, 1867. 1 vol. in-18 avec 300 figures dans le texte. . . . . 2 fr. 50

WALKHOFF (L.). Traité complet de fabrication et raffinage du sucre de betteraves. (Voir p. 32.)

WAGNER, professeur de chimie industrielle à l'Université de Vurzbourg. **Nouveau traité de chimie industrielle** à l'usage des ingénieurs, chimistes, industriels, contre-maîtres, ouvriers, agriculteurs, etc., traduit de l'allemand sur la 8° édition, par le Dr L. Gautier. Paris, 1873. 2 vol. gr. in-8 de 1400 pages avec 400 gravures dans le texte . . . . . 20 fr.

L'ouvrage se divise en huit chapitres; les trois premiers forment le premier volume, où l'on traite successivement de la métallurgie et des préparations métalliques, de l'extraction des sels de potasse et de l'acide azotique, de la préparation des corps explosifs, de l'extraction du sel, de la fabrication de la soude, de l'extraction du brome, de l'iode et du soufre, de la fabrication de l'acide sulfurique, du sulfure de carbone, de l'acide chlorhydrique et des chlorures décolorants, de la préparation de l'ammoniaque et des sels ammoniacaux, de la fabrication du savon, de l'extraction du borax et de l'acide borique, de la fabrication des aluns, de la préparation de l'outremer et de la technologie du verre, des poteries, du plâtre, de la chaux et des mortiers.

Le second volume contient les cinq autres chapitres, comprenant la technologie des fibres textiles animales et végétales, la fabrication du papier, du sucre, de l'amidon, du vin, de la bière, de l'alcool et du vinaigre; la préparation du pain, la conservation du bois, la fabrication du tabac, les applications industrielles des huiles volatiles et des résines, le tannage des peaux ; la fabrication de la colle, du phosphore, des allumettes, du noir animal ; la préparation du beurre et du fromage, la conservation de la viande, la teinture et l'impression des tissus, avec l'examen des matières colorantes, et enfin les matières employées pour le chauffage et l'éclairage.

WOEHLER (F.). Éléments de chimie organique et inorganique. Traduits de l'allemand sur la 11° édition. Paris, 1858. 1 vol. in-8 de 600 pages.. . . . . 5 fr.

BOTANIQUE

ARBAUMONT (d'). Observations sur les stomates et les lenticelles du cissus quinquefolia. Paris, 1878. Grand in-8 de 22 pages et 2 pl. . . 2 fr.

BAILLON (H.), professeur de botanique à la Faculté de médecine de Paris.

—— **Programme du Cours d'histoire naturelle médicale,** professé à la Faculté de médecine de Paris. IIᵉ partie, **Botanique générale.** Paris, 1878. 1 vol. in-18 de 50 pages. . . . . 75 c.

—— IIIᵉ partie. **Etude spéciale des plantes employées en médecine.** Paris, 1878. 1 vol. in-18 de 70 pages. . . . . 75 c.

BOULAY (Abbé). Flore cryptogamique de l'Est (Muscinées, Mousses, Sphaignes, Hépatiques). Paris, 1872. 1 fort vol. in-8 de 880 p. 15 fr.

—— **Le terrain houiller du nord de la France et ses végétaux fossiles.** Lille, 1876, 1 vol. in-4 avec tableaux et 4 pl. phot. 10 fr.

CORNU (M.), GRONLAND (S.) et RIVET (G.). Des préparations microscopiques tirées du règne végétal, et des différents procédés à employer pour en assurer la conservation. Paris, 1872. In-8 de 80 pages avec fig. . . . . 4 fr.

ECORCHARD. Flore régionale de toutes les plantes qui croissent spontanément ou qui sont généralement cultivées en pleine terre dans les environs de Paris et les départements maritimes du nord-ouest et du sud-ouest de la France. Paris, 1878. 1 vol. in-18 de 800 pages. . . . . 12 fr.

FRANCHET. Étude sur les Verbascum de la France et de l'Europe centrale, 1875. In-8 de 131 pages. . . . . . . 3 fr.

GANDOGER (M.). Decades plantarum novarum præsertim ad floram Europæ spectantes. Fasc. I. II Paris, 1875-76 2 br. In-8 de 48 p. . . . . 6 fr.

—— **Essai sur une nouvelle classification des roses de l'Europe, de l'Orient,** etc. Paris, 1876. In-8 de 48 pages. . . . . 3 fr.

—— **Rosae novae Galliam austro-orientalem colentes.** Paris, 1877. In-8 de 25 pages. . . . . 2 fr.

HUSNOT (T.). Flore analytique et descriptive des mousses du Nord-Ouest. Paris, 1873. In-12 de 200 p. avec fig. et échantillons. 5 fr.

—— **Flore analytique et descriptive des hépatiques de France et de Belgique.** 1ʳᵉ livr. In-8 de 32 pages et 4 planches. . . 3 fr. 50

JANDEL (Aug.). La Botanique sans maître, ou étude de mille fleurs ou plantes champêtres, de leurs propriétés et de leurs usages en médecine, dans les arts et dans l'économie domestique; par la méthode Dubois, d'Orléans. Refondue, simplifiée, et raccordée à la flore française de de Lamark et de Candolle. Nouvelle édit. Paris, 1875. 1 vol. in-18 de 570 pages. 3 fr.

JORDAN et FOURREAU. Breviarium plantarum novarum sive specierum in horti plerumque cultura recognitarum descriptio contracta, ulterius amplianda. Fasciculus I. Parisiis, 1866. In-8 de 60 p. 5 fr. Fasciculus II. Parisiis, 1868. In-8 de 137 p. . . . . 8 fr.

—— **Icones ad floram Europæ,** novo fundamento instaurandam, spectantes. — Cet ouvrage se publie en 5 volumes de chacun 40 fascicules in-folio de 5 pl. gravées et coloriées avec soin et texte. Prix de chaque fascicule. 9 fr. En vente les fascicules 1 à 40 formant le tome Iᵉʳ avec 20 pl.. Prix. . . 560 fr. En vente les fascicules 41 à 56 (tome II). . . . . 144 fr. *Ouvrage honoré de souscriptions du ministère de l'instruction publique.*

KLEINHANS (R.). Iconographie des mousses. Paris, 1872. 1 vol. in-folio cartonné en toile, avec 30 planches lithographiées représentant 270 figures et un texte explicatif. . . . . 30 fr.

KUNTH (V. S.). Enumeratio plantarum omnium hucusque cognitarum, secundum familias naturales disposita, adjectis characteribus, differentiis et synonymiis. Stuttgardiæ. 1833-1850. 6 vol. in-8 avec pl., y compris le supplément. (60). . . . . 45 fr.

LAMBERT (E.). Nouveaux éléments d'histoire naturelle, à l'usage des lycées, des candidats au baccaluréat ès sciences, etc. 3 vol. in-18 avec 440 gravures dans le texte. . . . . 9 fr.

—— **Géologie.** 3ᵉ édition. Paris, 1875. 1 vol. in-18 de 240 pages, avec 142 gravures dans le texte.. . . . . 3 fr.

—— **Botanique.** 3ᵉ édit. Paris, 1877. 1 vol. in-18 avec 202 gravures dans le texte. . . . . 3 fr.

—— **Zoologie.** 2ᵉ éd. Paris, 1872. 1 v. in-18 avec 100 gr. dans le texte.   3 fr.

PAYER (J.-B.). Botanique cryptogamique, ou histoire naturelle des familles de plantes inférieures. 2ᵉ édition, revue et augmentée de notes par BAILLON, professeur de botanique à la Faculté de médec. de Paris. Paris, 1868. 1 vol. gr. in-8, avec 1110 fig. dans le texte. . . . . . . 15 fr.

PLANCHON (G.), professeur à l'École supérieure de pharmacie de Paris. **Traité pratique de la détermination des drogues simples d'origine végétale ou Nouveau cours d'Histoire naturelle** professé à l'Ecole de pharmacie de Paris. Paris, 1875. 2 forts vol. in-8 avec 305 figures dans le texte. . . . . 20 fr.
    Ouvrage couronné par l'Institut de France.

POMEL (A.). Nouveaux matériaux pour la Flore atlantique. Paris, 1874-1875. 2 vol. in-8 de 400 pages.. . . . . 9 fr. 50 c.

RICHARD (Achille) et MARTINS (Charles). Nouveaux Éléments de botanique contenant l'organographie, l'anatomie et la physiologie végétales, les caractères de toutes les familles naturelles, par ACHILLE RICHARD, 11ᵉ édit., augmentée de notes additionnelles par CHARLES MARTINS, professeur de botanique à la Faculté de médecine de Montpellier, directeur du Jardin des plantes de la même ville, correspondant de l'Institut de France et de l'Académie de médecine de Paris; et pour la partie cryptogamique, par J. de SEYNES, professeur agrégé à la Faculté de médecine de Paris. Paris, 1876. 1 vol. in-8 avec 500 fig. dans le texte.. . . . . 7 fr.
    Peu d'ouvrages classiques ont eu la fortune des *Éléments de botanique* de Richard, mais la fortune en ce cas n'a pas été aveugle; et la faveur dont jouit ce livre dans les générations d'étudiants qui se succèdent depuis trente ans se justifie par l'ingéniosité de sa méthode, la lucidité de son exposition et l'attrait de son style. Aucun écrivain n'a exposé la botanique avec cette simplicité qui caractérisait son enseignement oral.
    Le lecteur s'assurera en parcourant ce livre de l'importance des additions dont le professeur Martins a enrichi cette édition nouvelle. Il s'est évidemment proposé de remplacer Richard, et ce but, il l'a complétement atteint. La partie cryptogamique a été complétement remaniée.
    Cette dernière édition, avec les compléments dont l'ont enrichie les professeurs Martins et de Seynes, est le tableau extrêmement fidèle de l'état de la science botanique.

SACHS (J.). Traité de botanique conforme à l'état présent de la science. Traduit de l'allemand sur la 3ᵉ édit. par VAN TIEGHEM, membre de l'institut. Paris, 1874. 1 vol. gr. in-8 de 1,100 p., avec 500 fig. dans le texte.   20 fr.
    Ce *Traité de botanique* résume avec une autorité incontestable tous les travaux originaux, mémoires de quelque importance, qui ont paru dans les recueils français et étrangers durant les trente dernières années. Depuis son apparition en langue française, ce livre se trouve sur toutes les tables de laboratoire. Il est devenu le *vade mecum* de tout botaniste sérieux, et est appelé à donner une direction nouvelle aux études botaniques. Les cinq cents figures de cet ouvrage sont intelligemment exécutées et servent toujours à propos à élucider le texte.

SAVATIER (Dʳ). Botanique japonaise. Livres kwa-wi. Traduit du japonais. Paris, 1873. 1 vol. grand in-8 de 100 pages.. . . . 8 fr. 50

—— **et FRANCHET. Enumeratio plantarum** in Japonia sponte crescentium hucusque rite cognitarum, adjectis descriptionibus specierum pro regione novarum, etc. Parisiis, 1875-77, 2 vol. in-8.   40 fr.

SCHIMPER (W. Ph.) Synopsis muscorum Europaeorum praemissa introductione de elementis bryologicis tractante. Editio secunda. Stuttgard, 1876. 2 vol. in-8 de cxxx 885 pages et 8 pl.   35 fr.

SEYNES (J. de). Recherches pour servir à l'histoire naturelle des végétaux inférieurs. I. Des fistulines. Paris, 1874. In-4 de 40 p. avec 7 pl. col. . . . . 12 fr.

STEUDEL. Nomenclator botanicus, seu Synonymia plantarum universalis, enumerans ordine alphabetico nomina atque synonyma, tum generica et specifica et a Linnæo et a recentioribus de re botanica scriptoribus plantis phanerogamis imposita. Editio secunda. Stuttgart, 1840. 2 vol. grand in-8 de 1662 pages. (33 fr.). . . . . 15 fr.

TISON (Ed.) professeur de botanique à la Faculté des sciences (Université catholique de Paris). **Recherches sur les caractères de la placentation et de l'insertion dans les myrtacées et sur les nouvelles affinités de cette famille.** Paris, 1876. In-4 avec 4 pl. 5 fr.

TRIANA (J.). Nouvelles études sur les quinquinas, accompagnées de fac-simile des dessins de la *Quinologie* de Mutis, suivies de remarques sur la valeur des quinquinas. Paris, 1870. 1 vol. grand in-folio cartonné de 80 pages avec 31 planches.. . . . . 70 fr.
Le même ouvrage avec les planches coloriées. . . . . 100 fr.

VAN TIEGHEM (Ph.), membre de l'Institut. **Recherches sur la structure du pistil et sur l'anatomie comparée de la fleur.** Paris, 1871. 2 vol. in-4 avec 16 planches doubles gravées. . . . . 20 fr.
Ouvrage qui a obtenu le grand prix Bordin, décerné en 1868 par l'Institut de France.

GÉOLOGIE — MINÉRALOGIE — PALÉONTOLOGIE

ARCELIN (A.). Les formations tertiaires et quaternaires des environs de Mâcon. L'argile à silex ; l'époque glaciaire ; l'érosion des vallées ; l'ancienneté de l'homme. Paris, 1877. Gr. in-8 de 95 p. et 3 pl. . . . . 3 fr.

ARCHIAC (D'). Introduction à l'étude de la paléontologie stratigraphique. Cours de paléontologie, professé au Muséum d'histoire naturelle. Paris, 1862-1864. 2 vol. in-8, formant 1100 avec fig. (16). 10 fr.
Le 1er volume renferme l'*Histoire de la paléontologie stratigraphique*.
Le tome II traite des *Connaissances générales qui doivent précéder l'étude de la paléontologie stratigraphique et des phénomènes organiques de l'époque actuelle qui s'y rattachent.* —Origine des êtres ; De l'espèce ; M. Darwin ; Iles et récifs de polypiers ; Preuves de l'existence de l'homme ; Restes d'industrie humaine ; Habitations lacustres ; Ouvrages en terre de l'Amérique du Nord ; Fossilisation . . . . . . 8 fr. 50

—— **Carte géologique du département de l'Aisne.** 1 feuille coloriée. . . . . 10 fr.

—— **et Jules HAIME. Description des animaux fossiles du groupe nummulitique de l'Inde,** précédée d'un résumé géologique et d'une monographie des nummulites. Paris, 1853-1854. 2 vol. in-4 avec 36 planches de fossiles (60). . . . . 30 fr.
Le tome II se vend séparément (30). . . . . 15 fr.
L'ouvrage de MM. d'Archiac et Jules Haime forme le complément nécessaire du tome III de l'*Histoire des progrès de la géologie.*
Le tome I comprend la Monographie des Nummulites avec la description des Polypiers et des Echinodermes de l'Inde.
Le tome II, les Mollusques Bryozoaires, Acéphales, Gastéropodes, Céphalopodes, Annélides et Crustacés.

BAYAN (F.). Études faites dans la collection de l'École des mines sur des fossiles nouveaux ou mal connus. Paris, 1870-73. 2 vol. in-4 de 166 pages autographiées avec 20 planches. 24 fr.

BAYLE, professeur de minéralogie et de géologie à l'École des ponts et chaussées. **Cours de minéralogie et de géologie.** Paris, 1869. (Cours autographié, p. 1 à 248). In-4 avec 400 grav. dans le texte. 12 fr. 50

BEAUMONT (Elie de). Note sur les systèmes des montagnes les plus anciens de l'Europe. Paris, 1847. In-8 de 128 pag.   5 fr. 50

—— **Trois leçons au Collège de France (1843-1844).** Des torrents et de leurs dépôts. — Du régime des rivières. — Dépôts de matières meubles dans les vallées. Paris, 1849. In-8 de 280 pag. avec 2 pl..   2 fr.

—— **Note relative à l'une des causes présumables des phénomènes erratiques.** Paris, 1847. In-8 . . . .   2 fr.

—— **Sur les terrains compris entre le grès vert et le calcaire grossier.** Paris, 1847. In-8 de 8 pages. . . . .   50 c.

—— **Etudes stratigraphiques sur le département de la Haute-Marne.** Paris, 1862. In-4 de 84 pages. . . . .   1 fr. 25

—— **Remarques sur les accidents stratigraphiques du département de la Haute-Marne.** Paris, 1862. In-4 de 46 pages. .   75 c.

—— **Le Réseau pentagonal.** Paris, 1869. In-4 de 10 pages. . .   15 c.

—— **Tableau des données numériques** qui fixent les principaux points du réseau pentagonal. Paris, 1863-66. 4 broch. in-4 de 80 pag. .   1 fr. 50

—— **Sur la géologie du Dauphiné.** Paris, 1859. In-4 de 4 pag. .   15 c.

—— **Rapport sur un mémoire de M. de Tchihatcheff,** relatif à la constitution géologique de l'Altaï. Paris, 1845. In-4 de 26 pages.   75 c.

—— **Carte géologique détaillée de la France.** Paris, 1873. In-4 de 8 pages. . . . .   20 c.

Sur la constitution du terrain traversé par le tunnel du mont Cenis. Paris, 1859. In-4 de 6 pages. . . . .   20 c.

—— **Notice des travaux de M. Élie de Beaumont.** In-4 de 4 p.   5 c.

—— **Sur la corrélation des différents systèmes de montagnes.** Paris, 1850. In-4 de 14 pages. . . . .   1 fr.

—— **Sur les travaux de M. Perrey** relatifs aux tremblements de terre. Paris, 1854. In-4 de 8 pages. . . . .   25 c.

—— **Sur le travail de M. Fournel :** Richesse minérale de l'Algérie. Paris, 1848. In-4 de 8 pages. . . . .   25 c.

—— **Sur les recherches du Dr Grange** relatives aux causes du crétinisme et du goître et aux moyens d'en préserver la population. Paris, 1851. In-4 de 8 pages . . . .   25 c.

—— **Rapport sur un mémoire de M. Alcide d'Orbigny,** intitulé : Considérations générales sur la géologie de l'Amérique méridionale. Paris, 1843. In-4 de 40 pages. . . . .   1 fr. 25

—— **Rapport sur un mémoire de F. de Castelnau,** relatif au système silurien de l'Amérique septentrionale. Paris, 1843. In-4.   75 c.

—— **Instruction pour l'exploration géologique de l'Algérie.** Paris, 1858. In-4 de 40 pages. . . . .   1 fr. 75

—— **Instructions pour les géologues** de l'expédition qui se rend dans le nord de l'Europe. Paris, 1838. In-4 de 24 pages.. . . .   1 fr. 25

—— **Observations sur le phénomène diluvien dans le Nord de l'Europe.** Paris, 1840. In-8 de 56 pl. . . . .   2 fr. 50

—— **Rapport sur un mémoire de M. J. Itier,** intitulé: Notice géologique sur la formation néocomienne. Paris, 1842. In-4 8 pages. .   50 c.

—— **Instructions pour le voyage dans le Texas de M. Duplessis.** Paris, 1848. In-4 de 5 pages. . . . .   25 c.

—— **Sur le rapport qui existe entre le refroidissement progressif de la masse du globe terrestre et celui de sa surface.** Paris, 1844. In-4 de 4 pages. . . . .   15 c.

—— **Rapport sur deux mémoires de Domeyko,** sur plusieurs espèces minérales du Chili. Paris, 1864. In-4 de 8 pages. . . . .   50 c.

BURMEISTER, directeur du musée de Buenos-Ayres, etc. **Histoire de la création**, traduit de l'allemand sur la 8e édition, par Maupas, revue par Giebel. Paris, 1870. 1 vol. gr. in-8, avec gravures dans le texte. . 15 fr.

CARTE GÉOLOGIQUE DÉTAILLÉE AU 80,000° DE LA FRANCE, par MM. Élie de Beaumont, Jacquot, de Chancourtois, de Lapparent, Douvillé, Potier, Fuchs, Clérault, Guyerdet. Paris, 1874-1877.

Feuille A. Titre — B. Avertissement avec le tableau d'assemblage — C. Légende technique. 3 feuilles. — Chaque feuille. . . . . 2 »

Légende géologique générale D', D'', D''', D'', D''', D''''', D''''''. 7 feuilles. Chaque feuille. . . . . 2 »

Feuille 3. **Boulogne,** avec notice explicative. 1 feuille coloriée . 5 »
Feuille 4. **St-Omer,** — — . . . 7 »
Feuille 5. **Lille,** — — . . 2 »
Feuille 6. **Montreuil,** — — . . 3 »
Feuille 7. **Arras,** — — . . 10 »
Feuille 8. **Douai,** — — . . . 4 50
Feuille 10. **St-Valéry,** — — . . 2 75
Feuille 12. **Amiens,** — — . . 8 »
Feuille 13. **Cambrai.** — — . . 9 »
Feuille 20. **Neufchâtel,** — — . . 9 »
Feuille 20. **Neufchâtel,** annexe, coupe longitudinale. Pl. XII. . . 5 »
Feuille 21. **Montdidier,** avec notice explicative. 1 feuille col. . . 7 »
Feuille 22. **Laon,** — — . . 8 »
Feuille 31. **Rouen,** — — . . 8 »
Feuille 31 et 47 coupe VII. **Rouen et Evreux.** . . . . 5 »
Feuille 32. **Beauvais,** — — . . 8 »
Feuille 32. **Beauvais,** annexe, coupe longitudinale. Planche V. . . . 5 »
Feuille 32. **Beauvais,** — section verticale. Planche V. . . . 2 »
Feuille 33. **Soissons,** avec notice explicative. 1 feuille coloriée. . . 9 »
Feuille 47. **Évreux,** — — . . 9 »
Feuille 48. **Paris,** — — . . 10 »
Feuille 48. **Paris,** annexe, coupe longitudinale. Planche I. . . . 5 »
Feuille 48. **Paris,** — coupe longitudinale. Planche II. . . . 5 fr.
Feuille 48. **Paris,** — section verticale. Pl. I,II. Chacune. 2 »
Feuille 48. **Paris.** Explications. 1er cahier. In-18 de 78 pages.. . . 1 »
Feuille 48. **Paris,** annexe. Perspectives photographiques. Pl. I, II, III, IV. chacune. . . . . 2 »
Feuille 49. **Meaux,** avec notice explicative. 1 feuille coloriée. . . . 8 »
Feuille 49. **Meaux,** annexe, coupe longitudinale. Planche III .. . . 5 »
Feuille 49. **Meaux,** — section verticale. Planche IV. . . . . 2 »
Feuille 64. **Chartres,** avec notice explicative. 1 feuille. . . . 6 »
Feuille 65. **Melun,** — — . . . 7 »
Feuille 66. **Provins,** — — . . 7 »
Feuille 79. **Châteaudun,** — — . . . 5 »
Feuille 80. **Fontainebleau,** — — . . . 6 »
Feuille 81. **Sens,** — — . . . 6 »

Séries paléontologiques. **Bassin Parisien.** Pl. I, II, III, IV. Chacune. 1 »
Texte : Généralités : B Avertissement historique et définition du travail. In-8 de 16 pages. . . . . 1 »

C Légende technique. Explication des signes affectés aux gîtes. In-18 de 30 pages. . . . . 1 »

D' m' iii. Système, mode d'application de la légende géologique générale, par de Chancourtois. In-18 de 53 p. 1 »

Mémoire N° 1. **Le Pays de Bray,** par de Lapparent. In-18 de 110 p. 2 fr.

CARTES GÉOLOGIQUES DE TOUS LES DÉPARTEMENTS fran-
çais, d'Angleterre, de Belgique, d'Allemagne, de Suisse, d'Espagne, d'Italie.

COLLENOT (J.). Description géologique de l'Auxois. (Arron-
dissements de Semur, Avallon, du Morvan.) Stratigraphie, Paléontologie,
Géogénie. Paris, 1873. 1 vol: gr. in-8 de 660 pages. . . . . . . 8 fr.

**COLLOMB (Edouard). Carte géologique des environs de
Paris,** d'après les travaux de MM. Cuvier et Brongniart, Omalius d'Hal-
loy, Dufrénoy et Elie de Beaumont, d'Archiac, Raulin, de Sénarmont, Delesse, Deshayes, Desnoyers, Goubert, Hébert, Lambert, Lartet, Meugy,
d'Orbigny, Michelot, Triger, Verneuil. Paris, 1866. 1 feuille imprimée en
couleur au $\frac{1}{500000}$. . . . . 10 fr.

—— La même, sur toile, dans un étui. . . . . 12 fr. 50

**COURTILLER. Éponges fossiles des sables du terrain crétacé
supérieurs des environs de Saumur,** suivies des nullipores à
squelettes siliceux. Paris, 1874. 1 vol. gr. in-8 de 54 p. avec 106 pl. 20 fr.

CREDNER, professeur de géologie à l'Université de Leipzig. **Traité de
géologie,** traduit de l'allemand sur la 3ᵉ édition. Paris, 1878. 1 vol. in-8
avec figures dans le texte. (*Sous presse.*)

**DELESSE. Procédé mécanique pour déterminer la composi-
tion des roches.** 2ᵉ édition. Paris, 1862. Brochure in-8.. . 1 fr. 25

—— **Recherches sur l'origine des roches.** 2ᵉ édition. Paris, 1865.
In-8 de 80 pages. . . . . : . . . 2 fr. 50

—— **Études sur le métamorphisme des roches.** Paris, 1869.
In-8 de 100 pages. . . . . 2 fr. 50

—— **et DE LAPPARENT,** ingénieur des mines. **Revue de géologie**
pour les années 1874-75. Tome XIII. Paris, 1877. 1 v. in-8 de 200 p., avec
une carte géologique de la France agricole. . . . . 3 fr. 50
        Prix des tomes I à VIII. . . . . 40 fr.
        Depuis le tome IX chaque volume. . . . . 3 fr. 50
        Les auteurs de la *Revue de Géologie* ont cherché à présenter aux géologues une
analyse succincte, fidèle et méthodique des travaux si nombreux qui, en tous lieux
et à tout moment, contribuent à enrichir la science. Leur attention s'est portée principalement sur les publications faites à l'étranger qui sont généralement assez peu
connues en France.

**DESLONGCHAMPS (E.). Le Jura normand. Étude paléonto-
logique** des divers niveaux jurassiques de Normandie comprenant la
description et l'iconographie de tous les fossiles vertébrés et invertébrés
qu'ils renferment. Cette publication paraît par livraisons gr. in-4, comprenant chacune 12 pl. noires intercalées et le texte correspondant. 20 fr.
        En vente la 1ʳᵉ Livraison.

DOLLFUS (G.). Principes de Géologie transformiste. Paris,
1874. 1 vol. in-18. . . . . 2 fr. 50

D'ORBIGNY (CH.). Tableau chronologique des divers terrains,
ou systèmes de couches connues de l'écorce terrestre, présentant, d'une manière synoptique les principaux êtres organisés qui ont vécu aux diverses
époques géologiques, et indiquant l'âge relatif aux différents systèmes de
montagnes, établis par M. Elie de Beaumont. 1 feuille jésus coloriée. 2 fr.

—— Le même collé sur toile, verni et monté sur gorge et rouleau (*propre
à l'enseignement*). . . . . 5 fr.

—— **Coupe figurative de la structure de l'écorce terrestre**
avec indication et fig. des principaux fossiles caractéristiques des divers
étages. 1 feuille grand-aigle, avec 182 fig. de fossiles dessinées par Léger
et coloriées.. . . . . 6 fr.

—— Le même collé sur toile, verni et monté sur gorge et rouleau (*propre
à l'enseignement*). . . . . 12 fr.

DUFRÉNOY et ÉLIE DE BEAUMONT. Carte géologique de la France au $\frac{1}{500000}$, publiée par ordre du ministre des travaux publics. 6 feuilles grand-aigle coloriées, sur toile et pliées. In-4. . . . 167 fr. 50

—— **Explication de la carte géologique de la France.** *En vente* les tomes I, II, III, Ire partie. Paris, 1841-1873. 3 vol. in-4. 37 fr. 75
Séparément le tome III, 1re partie. In-4. . . . . 4 fr.

—— **Carte géologique de la France,** imprimée en couleur (réduction de la grande carte en 6 feuilles). 1 feuille avec le réseau pentagonal. 5 fr.

—— La même, collée sur toile. . . . . 7 fr.
Voir **Carte géologique détaillée de la France,** page 21.

DUMORTIER (E.). Etudes paléontologiques sur les dépôts jurassiques du bassin du Rhône. 1re partie, Infra-lias. Paris, 1864. 1 vol. gr. in-8, avec 30 pl. de fossiles. (Ne se vend plus séparément.)

—— IIe partie, Lias inférieur. Paris, 1867. 1 vol. gr. in-8 avec 50 pl. de fossiles. . . . . 30 fr.

—— IIIe partie, Lias moyen. Paris, 1869. 1 vol gr. in-8 avec 45 pl. . 30 fr.

—— IVe partie. Lias supérieur. Paris, 1874. 1 vol. gr. in-4. 62 pl. . . 36 fr.

—— **Sur quelques gisements de l'oxfordien inférieur de l'Ardèche.** Paris, 1871. In-8 de 84 p. avec 6 pl. . . . . 4 fr. 50

—— **et FONTANNES. Description des ammonites de la zone à ammonites tenuilobatus de Crussol** (Ardèche), et de quelques autres fossiles jurassiques nouveaux ou peu connus. Paris, 1876, Gr. in-8° de 167 pages et 19 pl. . . . . 20 fr.

FONTANNES (F.). Le vallon de la Fuly et les sables à buccins des environs d'Heyrien (Isère). Etude stratigraphique et paléontologique. Paris, 1875. Gr. In-8 de 60 pages et 2 pl. 3 50

GAUDRY (Albert), professeur de paléontologie au Muséum. **Animaux fossiles du Mont-Léberon (Vaucluse).** Etude des vertébrés par A. Gaudry. Etude des invertébrés par P. Fischer et R. Tournouer. Paris, 1873. 1 vol. in-4 de 130 pages avec 20 pl. . . . . 30 fr.

—— **Matériaux pour l'histoire des temps quaternaires,** I fascicule. Paris, 1876. In-4 de 62 pages et 11 pl. . . . . 12 fr.

—— **Considérations sur les mammifères** qui ont vécu en Europe à la fin de l'époque miocène. Paris, 1873. In-8 de 44 pages. . . 1 fr. 50

GIRARD (D.). Les explorations sous-marines. (Voir page 30.)

GONNARD (F.). Études pétrographiques sur les roches volcaniques de l'Auvergne, traduit de l'allemand de Lasaulx, 1875. In-8° de 225 p. et 2 pl. . . . . 5 fr.

—— **Minéralogie du Puy-de-Dôme.** Paris, 1876. In-18. . . 5 fr.
GOURDON. Tableaux synoptiques de minéralogie, indiquant la composition et les caractères de toutes les espèces principales ou typiques de minéraux, avec indication de leur composition chimique et de leurs propriétés essentielles. Toulouse, 1875. 5 feuilles in-folio. . 4 fr.

HAMARD. Le gisement préhistorique du Mont-Dol (Ile-et-Vilaine) et les conséquences de cette découverte au point de vue de l'ancienneté de l'homme et de l'histoire locale. Paris, 1877. In-18 avec 6 planches . . . . 2 fr. 50

HÉBERT (Paul). Théorie chimique de la formation des silex et des meulières. Paris, 1864. In-8 de 16 p. . . . . , . . . 1 fr.

LAMBERT (E.). Nouveaux éléments d'histoire naturelle, à l'usage des lycées, des candidats au baccalauréat ès sciences, etc. 3 vol. in-18 avec 440 gr. dans le texte. . . . .   9 fr.

—— **Géologie.** 3e édition. Paris, 1875. 1 v. in-18 de 240 p. avec 142 grav. dans le texte. . . . .   3 fr.

—— **Botanique.** 3e édition, Paris, 1877. 1 vol. in-18 avec 209 gravures dans le texte. . . . .   3 fr.

—— **Zoologie.** 2e édition. Paris, 1872. 1 vol. in-18 avec 100 gravures dans le texte.   3 fr.

—— **Nouveau guide du géologue.** Géologie générale de la France, suivi d'un appendice sur la géologie des principales contrées de l'Europe. Paris, 1873. 1 vol. in-18 de 500 pages, avec 76 figures dans le texte, et accompagné de la carte géologique de France, par Dufrenoy et Elie de Beaumont. . . . .   10 fr.

Le même ouvrage, sans la carte géologique de la France. . . . .   5 fr.

La première partie contient les renseignements nécessaires et indispensables à celui qui commence l'étude de la géologie, les instructions utiles pour la recherche des fossiles, les conseils pour les voyages, la manière de former des collections, etc.

La deuxième partie est consacrée à la géologie générale de la France, en suivant les contours des bassins géologiques de chaque grande formation.

La troisième partie comprend l'étude spéciale de la géologie de chaque département, classés par ordre alphabétique. Chaque département est suivi de l'indication des auteurs qui l'ont exploré. Ce guide contient ainsi des renseignements très-précieux, qui épargneront de longues recherches.

La géologie de la France est suivie d'un aperçu sur la géologie des principales contrées de l'Europe.

LORIOL (P. DE) et PELLAT (E.). Monographie paléontologique et géologique de l'étage portlandien des environs de Boulogne-sur-Mer. 1865. In-4 de 200 pages avec 11 pl.   30 fr.

—— **Monographie paléontologique et géologique des étages supérieurs de la formation jurassique des environs de Boulogne-sur-Mer.** — 1re partie. **Mollusques céphalopodes et gastéropodes.** Paris, 1874. 1 vol. in-4, avec 10 pl. . . . . .   20 fr.

—— 2e partie. **Fin de la description des fossiles.** Paris, 1875, 1 vol. In-4 de 524 pages avec 16 pl. . . . .   20 fr.

MARCOU (J.) Carte géologique de la Terre, à l'échelle de 1/23000000. Paris, 1875, 8 feuilles coloriées. . . . .   20 fr.

—— **Explication d'une seconde édition de la carte géologique de la Terre.** Paris, 1875. Gr. In-4 de 225 pages avec une carte géologique de la Terre réduite. 12 50

MICHAUD. Description des coquilles fossiles découvertes dans les environs de Haute-Rive (Drôme). 2e éd. Paris, 1876. In-8 de 28 pages et 2 pl. . . . .   2 fr. 50

POMEL (A.). Paléontologie ou Description des animaux fossiles de la province d'Oran, pour servir à l'explication de la carte géologique de la Province, exécutée par ordre du gouvernement, par MM. Pocard, Pouyanne et Pomel. — Zoophytes. — 5e fascicule, Spongiaires. Oran, 1872. 1 vol. in-4 de V-256 pages, avec 36 planches de fossiles . . . .   35 fr.

—— **Le Sahara.** Observation de géologie et de géographie physique et biologique, avec des aperçus sur l'Atlas et le Soudan, et discussion de l'hypothèse de la mer Saharienne à l'époque préhistorique. Alger, 1872. In-8 de 138 pages.   3 fr. 75

—— **Description et carte géologique du massif de Milianah.** Paris, 1873. In-8 de 190 pages, avec une carte géologique coloriée. .   6 fr.

REULEAUX. Temps préhistoriques (voir page 32).

ROLLAND DU ROQUAN. Description des coquilles fossiles de la famille des rudistes, qui se trouvent dans le terrain crétacé de Corbières (Aude). Carcassonne, 1841. In-4 de 72 pag. avec 8 pl. (9 fr.) 3 fr.

SOCIÉTÉ GÉOLOGIQUE DE FRANCE (Bulletin de la). Première série, 14 vol. in-8, avec planches. — Deuxième série, 29 vol. in-8, avec planches. Les deux séries (1290) . . . . 800 fr.

L'année 1877 correspond au tome V de la 3e série, publiée en format grand in-8. Prix de l'abonnement. . . . . 30 fr.

SOCIÉTÉ GÉOLOGIQUE DE FRANCE (Mémoires de la). Première série (1833-1843). 5 vol. en 10 parties, in-4, avec planches. . . 150 fr.

Deuxième série (1844-1875). 10 vol. en 26 parties, in-4, avec planches. . . . . 284 fr. 50

TRIBOLET (de). Tableaux minéralogiques à l'usage de l'enseignement supérieur scientifique. Paris, 1877. In-8 de 52 pages. . 1 fr. 25

VÉZIAN. Le Jura franc-comtois. Etudes géologiques sur le Jura considéré principalement dans sa partie Nord-Occidentale :

Tome I. Le bassin Jurassien et le Jura considéré comme faisant partie d'une formation géogénique. Paris, 1874. In-8 de 216 pages et pl. 4 fr.

Tome II. Structure intérieure et configuration générale du Jura. Paris, 1876. In-8 de 200 pages. . . . . 4 fr.

WOODWARD. Manuel de conchyliologie ou histoire naturelle des mollusques vivants et fossiles, augmenté d'un appendice, par Ralph Tate, traduit de l'anglais, par Aloïs Humbert. Paris, 1870. 1 vol. in-8 cartonné en toile anglaise, non rogné, de 670 pages avec 25 planches contenant 579 figures et 297 gravures dans le texte . . . 14 fr.

ZOOLOGIE

BAILLON (H.). Programme du cours d'histoire naturelle médicale, professé à la Faculté de médecine de Paris. 1re partie. **Zoologie médicale.** Paris, 1868. 1 vol. in-18 de 72 pages. . . . . 75 c.

BLANCHARD (E.), membre de l'Institut, professeur-administrateur au Muséum d'histoire naturelle. **Histoire naturelle des insectes,** leurs mœurs, leurs métamorphoses et leur classification, ou traité élémentaire d'entomologie. 2 beaux vol. in-18 cart., de près de 900 p., avec 20 pl. grav. sur acier, représentant 218 fig. . . . . 7 fr. 50

—— Le même ouvrage, cartonné en toile, avec les planches gravées sur acier, coloriées avec soin. . . . . 10 fr.

CLAUS, professeur de zoologie à l'Université de Vienne. **Traité de zoologie,** traduit de l'allemand sur la 3e édition, par G. Moquin-Tandon. Paris, 1877. 1 vol. grand in-8 de 1100 pages . . . . 20 fr.

La Zoologie a subi dans ces quarante dernières années des transformations profondes.

L'anatomie, l'embryologie ont été mises à contribution, les animaux sont considérés au point de vue de leurs mœurs, de leurs relations avec le milieu ambiant, de leur distribution géographique, etc.

De nos jours les sciences zoologiques ont reçu une impulsion féconde des recherches entreprises pour combattre ou pour confirmer les théories transformistes, et il n'est guère de travail sérieux qui de près ou de loin ne touche à la question fondamentale de l'origine des espèces.

Tandis que la méthode zoologique subissait ces transformations, les voyageurs et les naturalistes descripteurs multipliaient leurs découvertes, inscrivaient chaque jour de nouvelles espèces dans nos catalogues. D'innombrables matériaux se sont ainsi accumulés, véritable entassement de richesses, au milieu desquels l'esprit courrait grand risque de s'égarer, s'il ne prenait pour guide un ouvrage méthodique qui lui permît d'embrasser l'ensemble du régime animal, tout en lui faisant connaître avec les détails nécessaires les types principaux autour desquels se groupent les diverses formes et leurs rapports de parenté; à ce point de vue l'utilité d'un Traité de zoologie assez vaste pour réaliser ce programme, sans cesser pourtant d'être élémentaire, ne saurait être contestée. En France, dans la patrie de Lamarck, de Cuvier, de Geoffroy Saint-Hilaire, nos étudiants ne sont pas aussi favorisés sous ce rapport que leurs voisins d'Outre-Rhin et d'Outre-Manche. Nous ne possédons en effet aucun ouvrage sérieux au courant de la science. C'est ce qui nous a décidé à publier la traduction que nous offrons aujourd'hui au public. Le Traité du professeur Claus, outre le soin apporté à la partie purement systématique, offre en tête de chaque groupe principal, type, classe, ordre, un exposé succinct, mais complet de l'organisation des êtres compris dans chacun de ces groupes et un aperçu de leurs développements. Aujourd'hui où, sous l'influence des doctrines transformistes, les questions embryologiques ont acquis une si grande valeur, on comprend les services que peuvent rendre des résumés de ce genre, où se trouvent réunis tous les faits de quelque importance. Et si l'on considère qu'il n'existe en France aucun livre où toutes ces notions soient groupées d'une manière systématique au point de vue de l'ensemble du règne animal, et qu'il faut recourir pour leur étude aux nombreux Mémoires épars dans les recueils scientifiques, on ne sera pas surpris du succès du livre du célèbre professeur.

HEUDE (R. P.). Conchyliologie fluviatile de la province de Nanking. Fasc. I. Grand in-4 avec 8 planches. . . . . 10 fr.
Fascicule II. Grand in-4 avec planches . . . . 10 fr.

DUPUY (D.). Histoire des mollusques terrestres et d'eau douce qui vivent en France. Paris, 1848-1851. 6 fascicules in-4° avec 36 pl. 60 fr.

LAMARCK. Philosophie zoologique, ou exposition de considérations relatives à l'histoire naturelle des animaux, à la diversité de leur organisation et des facultés qu'ils en obtiennent, aux causes physiques qui maintiennent en eux la vie et donnent lieu aux mouvements qu'ils exécutent; enfin, à celles qui produisent les unes le sentiment, les autres l'intelligence de ceux qui en sont doués. Nouvelle édition, revue et précédée d'une introduction biographique, par Charles Martins, professeur d'histoire naturelle à la Faculté de médecine de Montpellier, etc. Paris, 1873. 2 vol. in-8 de 900 pages.. . . . . 12 fr.

Les faits acquis à la science depuis la mort de Lamarck ont confirmé sa théorie fondamentale, désignée maintenant sous le nom de *Théorie de la descendance.* Lamarck, dans ses travaux spéciaux, avait étudié un nombre immense d'animaux et de végétaux, condition nécessaire pour pouvoir s'élever à des généralisations composant l'ensemble du monde organisé.

LEFÈVRE. De la chasse et de la préparation des papillons. Paris, 1863. In-8 avec pl.. . . . . 1 fr. 25

LEMAIRE. De la chasse et de la préparation des oiseaux. Paris, 1863. In-8 avec pl.. . . . . 1 fr. 25

LIÉNARD. Catalogue de la faune malacologique de l'Ile Maurice et de ses dépendances. Paris, 1877. In-8 de 115 p. 3 fr. 50

LUCAS (H.), aide-naturaliste au Muséum d'histoire naturelle. **Histoire naturelle des lépidoptères d'Europe,** suivie des instructions sur la chasse, la préparation, la conservation des papillons, et sur la manière de choisir et d'élever les chenilles. 2ᵉ édition revue et mise au courant de la science. Paris, 1864. 1 beau vol. grand in-8, cartonné en toile anglaise, non rogné, avec 80 planches coloriées représentant plus de 400 sujets. 25 fr.
— Le même ouvrage, demi-rel. chagrin, non rogné.. . . . . 30 fr.

LUCAS (H). Histoire naturelle des lépidoptères exotiques.
Paris, 1864. 1 beau vol. gr. in-8, cartonné en toile anglaise, non rogné,
avec 80 pl. coloriées, représentant près de 400 sujets. . . . . .   25 fr.
—— —— Le même ouvrage, demi-rel. chagrin, non rogné. . . . . .   30 fr.
Voy. Prévost (Florent).

MORELET (A.). Séries conchyliologiques, comprenant l'énumé-
ration de mollusques terrestres et fluviatiles recuellics pendant le cours de
différents voyages, ainsi que la description de plusieurs espèces nouvelles.
Première livraison. Gr. in-8 de 34 pages et 3 planches color. . . . .   4 fr.
Deuxième livraison. 1860. Grand in-8 de 75 pages et 3 planches col.   5 fr.
Troisième livraison. 1863. Gr. in-8 de 120 pages et 5 planches col.   9 fr.
Quatrième livraison. 1875. Gr. in-8 de 120 pages et 6 planches col.   9 fr.

NOUVEAUX ÉLÉMENTS D'HISTOIRE NATURELLE, à l'usage
des lycées, des candidats au baccalauréat ès sciences, etc., par M. E.
Lambert. 5 vol. in-18 avec 440 gr. dans le texte. . . . .   9 fr.
—— —— **Géologie.** 3e édition. Paris, 1875. 1 v. in-18 de 240 p. avec 142 grav.
dans le texte.   3 fr.
—— —— **Botanique.** 5e édit. Paris, 1877. 1 v. in-18 avec 202 grav. dans le texte.
—— —— **Zoologie.** 2e édit. Paris, 1872. 1 vol. in-8 avec 100 grav. dans le texte.
Chaque volume se vend séparément. . . . .   3 fr.
Ces *Nouveaux Éléments d'histoire naturelle* ont été rédigés dans le but d'offrir aux
jeunes gens un cours clair et méthodique, pouvant leur servir de préparation immé-
diate aux examens du baccalauréat ès sciences et aux écoles du gouvernement.
Plus de quatre cents figures enrichissent ces trois volumes; c'est assez dire que
nous n'avons rien négligé pour que l'exécution matérielle soit irréprochable.

**PASCAL (L.). Catalogue des mollusques terrestres et des
eaux douces des environs de Paris et de la Haute-Loire.**
Paris, 1873. Grand in-8 de 80 pages. . . . .   3 fr. 50

**PEREZ. Recherches sur la génération des mollusques gas-
téropodes,** 1874. Gr. in-8° de 50 p. et pl. . . . .   2 fr.

**PETIT DE LA SAUSSAYE. Catalogue des mollusques testacés
des mers d'Europe.** Paris, 1869. 1 vol. grand in-8. . . .   5 fr. 50
—— Le même ouvrage, franco par la poste. . . . .   4 fr. 50
—— **Instruction sur la recherche des coquilles terrestres et
fluviatiles** Paris, 1851. In-8 de 16 pages. . . . .   75 c.
—— **Notice à l'usage des personnes qui s'occupent de la
recherche des coquilles.** Paris, 1838. In-8 de 11 pages. . .   60 c.

POMEL (A.). Races indigènes de l'Algérie. Arabes, Kabyles, Maures
et Juifs. Oran, 1871. In-8 de 75 pages. . . . .   1 fr. 50

PRÉVOST (Florent), aide-naturaliste au Muséum d'histoire naturelle,
et **C. LEMAIRE,** docteur en médecine. **Histoire naturelle d'oiseaux d'Europe (passereaux).** 2e édition revue et corrigée. Paris,
1876. 1 beau vol. gr. in-8, cartonné en toile anglaise, non rogné, avec
80 planches gravées en taille-douce et coloriées avec soin, représentant
200 sujets. . . . .   25 fr.
—— Le même ouvrage, demi-reliure chagrin, non rogné. . . . . .   30 fr.
—— **Histoire naturelle des oiseaux exotiques.** Paris, 1864. 1 beau
vol. gr. in-8, cartonné en toile anglaise, avec 80 pl. gr. en taille-douce et
col. avec soin, représentant 200 sujets. . . . .   25 fr.
—— Le même ouvrage, demi-reliure chagrin, non rogné. . . . . .   30 fr.
Il n'est rien de plus attrayant, pour les personnes qui ont le goût de l'histoire naturelle, que l'étude des oiseaux et des papillons. Les quatre volumes que nous annon-
çons (H. Lucas, Florent Prévost et Lemaire) se recommandent aux gens du monde
par la netteté des descriptions et la clarté du classement des espèces. Les noms
des auteurs sont en outre une garantie de leur valeur scientifique. Le coloris des
planches, gravées en taille-douce avec le plus grand soin, a été exécuté d'après les
aquarelles des voyageurs et des artistes les plus distingués.

Un traité pour l'empaillage et la chasse des oiseaux, ainsi que pour la préparation et la conservation des papillons et des insectes, accompagne chaque traité. Voy. Lucas.

PRÉVOST (F.). Des animaux d'appartements et de jardins : oiseaux, poissons. chiens, chats. 2e édition revue et corrigée. Paris, 1872. 1 vol. in-32 de 192 pages, avec 46 gr. dans le texte. . . . . 1 fr. »
La Société protectrice des animaux a décerné à ce volume une mention honorable.

SICHEL. Etudes hyménoptérologiques. 1er fasc., avec 2 pl. col. (5). . . . . 3 fr.

—— **et SAUSSURE (H. de). Catalogus specierum generis scolia** (sensu latiori), continens specierum diagnoses, descriptiones synonymiamque, etc. Paris, 1864. 1 vol. in 8, avec 2 pl. col. (8). 5 fr.

VILLOT (A.). Classification du règne animal. Grenoble, 1877. In-4 de 44 pages. . . . . 2 fr. 50

WOODWARD. Manuel de conchyliologie ou histoire naturelle des mollusques vivants et fossiles, augmenté d'un appendice, par Ralph Tate, traduit de l'anglais sur la 2e édition, par Aloïs Humbert. Paris, 1870. 1 vol. in-8 cartonné en toile anglaise, non rogné, de 670 pages, avec 25 planches contenant 579 figures et 297 gravures dans le texte. . . . . 14 fr.

Il n'existait jusqu'à présent, en France, pour ceux qui se livrent à l'étude des mollusques, que des compilations sans aucune valeur scientifique. Il manquait un livre offrant les garanties que peuvent seules donner des études spéciales.

Le *Manuel de conchyliologie* de Woodward est considéré par tous les malacologistes comme un petit chef-d'œuvre en son genre.

AGRICULTURE — HORTICULTURE — ÉCONOMIE RURALE
ART VÉTÉRINAIRE

BROUZET (G.). Recherches sur les maladies des vers à soie. Nice, 1867. In-8 de 80 pages. . . . . 2 fr.

CLÉMENT. Manuel forestier. 1 vol. in-18. . . . . 30 c.

COURTOIS-GÉRARD. De la culture des fleurs dans les petits jardins, sur les fenêtres et dans les appartements. Paris, 1877. 6e édition. 1 vol. in-32 de 192 pages, avec 15 gravures. . . . . 1 fr.
La Société centrale d'horticulture a décerné une médaille à cet ouvrage.

—— **De la culture maraîchère** dans les petits jardins, publié sous le patronage de la Société impériale et centrale d'horticulture. Paris, 1872. 5e édition. 1 vol. in-32 de 192 p., avec 15 grav. . . . . 1 fr.
La Société impériale et centrale d'horticulture a décerné une médaille de vermeil à cet ouvrage, et il a été honoré d'une souscription du ministre de l'agriculture.

DUPUITS DE MACONEX. Guide du propriétaire de vignes. Paris, 1850. In-8 de 140 p. . . . . 1 fr. 50

GAGNAT. De la maladie des vers à soie. In-8 de 30 pages. 75 c.

HOUDART (P.) Nouvelle méthode pour le dosage de l'extrait sec des vins par l'aérométrie. Du jaugeage des vins et spiritueux par leur poids. Paris, 1877. Grand in-8. . . . . 2 fr.

INSTRUMENTS D'AGRICULTURE (Les) à l'Exposition universelle de Londres. 1 vol. in-18. . . . . 55 c.

KOLTZ (J.-P.-J.), Traitement du chêne en taillis à écorces. 1859. 1 vol. in-18, avec 30 gravures. . . . . 75 c.

LADREY, professeur à la Faculté des sciences de Dijon. **Traité de viticulture et d'œnologie.** 2e édition très-augmentée. Paris, 1872-1877. 2 vol. in-18, avec figures. 16 fr.

Tome I. **Viticulture.** 1 vol. in-18 de 650 pages. . . . . . . 8 fr.
— II. **Œnologie.** 1 vol. in-18. (*Sous presse.*)

—— **Art de faire le vin.** 5e édition. Paris, 1871. 1 vol. in-18. . 3 fr. 50
SOMMAIRE DES CHAPITRES DE LA TABLE DES MATIÈRES
I. Considération générale sur la fermentation.— II. Fermentation alcoolique.— III. Fermentation du moût de raisin. — IV. Etude des substances produites pendant la fermentation. — V. Préparation du vin, division et classification des opérations. — VI. Vendange, récolte et triage du raisin. — VII. Foulage et égrappage. — VIII. Disposition des cuves pendant la fermentation.— IX. Simplification du matériel des cuviers.— X. Hygiène des cuveries. — XI. Etat actuel de la chimie du vin. — XII. Durée du curage. Foulage, décuvage, pressurage. — XIII. Mise en tonneau, remplissage. — XIV. Soutirage. — XV. Collage. — XVI. Soufrage. — XVII. Mise en bouteilles.— XVIII. Manière de servir le vin. — XIX. Vinification. — XX. Modifications apportées à la marche de la vinification dans certaines conditions particulières. — XXI. Maladies des vins. — XXII. Amélioration des vins.

—— **La Cave.** Almanach œnologique. 1re année 1871. In-32 de 160 p.   75 c.

—— **Le Phylloxera.** Histoire de la nouvelle maladie de la vigne et des moyens employés pour la guérir. Etudes pratiques à l'usage des vignobles menacés. Paris, 1875. 1 vol. in-8 de 240 p. avec carte. . 4 fr.

MARÈS (H.). Manuel pour le soufrage des vignes malades. Emploi du soufre, ses effets. 5e édition, avec figures, augmentée d'un chapitre sur les soufres. Montpellier, 1857. In-18. . . . . 1 fr.

MOLON (De). Du phosphate de chaux et de son utilité dans la végétation. Paris, 1858. In-8 de 40 pages. . . . . 75 c.

PASTEUR (L.), membre de l'Institut. **Études sur le vin.** Ses maladies, causes qui les provoquent, procédé nouveau pour le conserver et pour le vieillir. 2e édition, remaniée et considérablement augmentée, principalement en ce qui concerne les appareils sur le chauffage des vins. Paris, 1873. 1 vol. grand in-8 de 350 pages avec 32 planches gravées sur acier, imprimées en couleur et 25 grav. dans le texte dont 15 nouvelles.   18 fr.

Les fabricants de vins mousseux, de vinaigre, ainsi que tous ceux qui s'occupent des vins de tous pays et de toutes qualités seront largement récompensés de leurs soins par les avantages qu'ils retireront de l'application facile de moyens consignés dans ce livre remarquable qui devrait se trouver dans les mains de tous les vignerons et dans toutes les écoles des villages adonnés à la culture de la vigne.

REY (A.). Traité de jurisprudence vétérinaire, contenant la législation sur les vices rédhibitoires et la garantie dans les ventes d'animaux domestiques, suivi d'un **Traité de médecine légale** sur les blessures et les accidents qui peuvent survenir en chemin de fer. 2e édition, revue, corrigée et augmentée. Paris, 1874. 1 fort vol. in-8 de 776 pages. . . . . 10 fr.

—— **Traité de maréchalerie vétérinaire**, comprenant l'étude de la ferrure du cheval et des autres animaux domestiques, sous le rapport des défauts d'aplomb, des défectuosités et des maladies du pied. 2e édition, augmentée. Paris, 1865. 1 vol. in-8, avec 174 fig. dans le texte.. . 9 fr.

SERINGE (N.-C.). Description, culture et taille des mûriers, leurs espèces et leurs variétés. Paris, 1853. 1 vol. in-8 et atlas in-4 de 26 pl. . . . . 8 fr.

STENFORT (F.). Des conditions des baux ruraux. Entretiens entre un propriétaire et son fermier sur la pratique de l'agriculture. Lectures à l'usage des écoles primaires rurales et des écoles normales. Paris, 1869. 1 vol. in-18 avec 24 gravures dans le texte. . . . 1 fr. 25

TABLEAU de l'art vétérinaire, contenant la description du cheval et autres animaux domestiques, leurs perfections, leurs défauts, leurs maladies et leur traitement. 1 feuille avec 25 gravures. . . . . 1 fr. 25

TISSERANT (E.) Guide des propriétaires et des cultivateurs dans le choix, l'entretien et la multiplication des vaches laitières. 2ᵉ édit. Paris, 1861. 1 vol. in-12, avec gravures. . . . . 3 fr. 50

ARTS INDUSTRIELS — LITTÉRATURE SCIENTIFIQUE

BEAUMONT (Élie de). Eloge de Plana. Paris, 1872. In-4 de 70 pages. . . . . 1 fr. 50

—— **Eloge de Bravais.** Paris, 1865. In-4 de 75 pages. . . . 1 fr. 50

—— **Eloge de Puissant.** Paris, 1867. In-4 de 64 pages. . . 1 fr. 25

—— **Eloge de Beautemps Beaupré.** Paris, 1860. In-4 de 63 p. 1 fr. 25

—— **Eloge de Oersted.** Paris, 1863. In-4 de 48 pages. . . . 1 fr. 50

—— **Rapport sur le puits artésien** commencé par M. Mulot dans l'enceinte de la ville de Calais. Paris, 1847. In-4 de 5 pages. . . . 20 c.

—— **Sur quelques essais tentés en Allemagne pour améliorer le fer.** Paris, 1856. In-8 de 14 pages. . . . . 25 c.

—— **Sur un effet de la lune rousse.** Paris, 1874. In-8 de 8 pag. 15 c.

—— **Rapport sur les travaux géodésiques** relatifs à la nouvelle détermination de la méridienne de la France. Paris, 1874. In-4 de 14 p. 50 c.

—— **Discours d'ouverture** prononcé le 15 décembre 1859, à la Société de géographie. Paris, 1860. In-8 de 13 pages. . . . . 50 c.

BERNARD (C.). Tables pour le tracé des courbes de tous les rayons. Nantua, 1850. In-18 de 24 p. et tableau. . . . . 75 c.

BIOGRAPHIE des plus célèbres naturalistes. Paris, 1845. In-8 de 232 pages. . . . . 1 fr. 50

BONNET. Influence des lettres et des sciences sur l'éducation. Lyon, 1855. In-8 de 52 p. . . . . 1 fr.

—— **De l'oisiveté de la jeunesse dans les classes riches.** Lyon, 1858. In-8 de 48 pages. . . . . 1 fr.

BURMEISTER (H.). Description physique de la République Argentine, d'après des observations personnelles et étrangères, traduit de l'allemand par E. Maupas. Paris, 1876. 2 vol. in-8 contenant l'histoire de la découverte, la géographie, la climatologie et le tableau géognostique du pays, avec carte géologique. . . . . 20 fr.

CARRET. Le déplacement polaire, preuves des variations de l'axe terrestre. Paris, 1877. In-18, avec carte et fig. . . . . 3 fr.

CARTIER (Emile). Note sur l'industrie du sucre brut dans les Etats du Zollverein et en France. Paris, 1873. Gr. in-8 de 20 pages. . . . . 1 fr.

DEPIERRE J.). Sur les machines à laver, employées dans le blanchiment et la fabrication des toiles peintes. Rouen, 1876. In-8° de 80 pages et pl. 5 fr.

DUMOUTIER (N.) L'art de travailler les pierres précieuses, à l'usage de l'horlogerie et de l'optique. Paris, 1843. In-8 de 54 p. 2 fr.

GEVERS (C.). Le code physique. In-18 de 200 p. . . . 2 fr. 50

GIRARD (D.). Les explorations sous-marines. — Hydrographie. Appareils de sondage. — Le sol sous-marin. — La vie dans les profondeurs de la mer. — Les eaux. — Les mers anciennes. Paris, 1874. In-8 avec 115 gravures. 5 fr.

—— **Les soulèvements et dépressions sur les côtes.** Paris, 1876. In-8 de 100 pages. . . . . 2 fr. 50

GIRARD (J.). La chambre noire et le microscope. Photomicrographie pratique. 2ᵉ édition. Paris, 1870. 1 vol. in-18 de 228 pages avec 80 figures dans le texte... . . . . 3 fr. 50
—— **La photographie appliquée aux études géographiques** Paris, 1871. In-18 de 90 p. avec fig. dans le texte. . . . . . . 1 fr. 50
HARTSEN (Docteur F. A.). Principes de logique exposés d'après une méthode nouvelle. Ouvrage suivi d'un traité sur les principes de l'esthétique. Paris, 1872. 1 vol. in-8 de iii-156 pages . . . . 3 fr.
—— **Principes de psychologie,** avec une étude sur l'instinct et sur la nature du génie. Paris, 1873. 1 vol. in-18, avec 4 planches. . 3 fr. 50
—— **Principes de philosophie.** Paris, 1877. 1 volume in-18, de 172 pages. . . . . 3 fr.
HUBERT (Dʳ). Esprit et matière. Réponse à M. le docteur Büchner. Paris, 1871. 1 vol. in-8 de 260 p. . . . . 5 fr.
LABREY, professeur à l'École de médecine de Dijon. **Les établissements industriels et l'hygiène publique.** Paris, 1867. 1 vol. in-8. . . . . 2 fr. 50
LA PORTE (Dʳ de). Hygiène de la table. Paris, 1870. 1 vol. gr. in-8ᵉ de 528 pages. . . . . 6 fr.
    Extrait de la table des matières. — Introduction. — Du régime. — Des fruits. — Des légumes. — Des céréales. — Des poissons. — Des gibiers. — Des volailles. — Des viandes de boucherie. — Des produits animaux. — Des aliments de luxe. — Des condiments, etc.
LENOEL (Louis), Traité théorique et pratique de gymnastique, à l'usage des lycées, colléges, et de tous les établissements d'instruction publique. 1 vol. in-8 de 355 pages avec 650 figures dans le texte. . . . . 2 fr. 50
LEVITTOUX (Henri). Philosophie de la nature. 3ᵉ édition française publiée d'après la 4ᵉ édition polonaise revue et corrigée par l'auteur. Paris, 1874. 1 vol. grand in-8. . . . . 12 fr
LOUP (M.). Solution du problème de la locomotion aérienne. Paris, 1853. In-18 avec 21 figures. . . . . 1 fr. 50
PARVILLE (Henri de). Découvertes et inventions modernes. Poudre à tirer. — Pyrotechnie. — Machines à vapeur. — Bateaux à vapeur. — Chemins de fer. — Télégraphie électrique. Paris, 1866. 1 vol. in-18 avec 160 gravures dans le texte. . . . . 7 fr.
—— **Causeries scientifiques,** découvertes et inventions, progrès de la science et de l'industrie. Paris, 1861-1866. 5 vol. in-18, avec 163 gravures dans le texte. . . . . 17 fr. 50
    Chaque année se vend séparément. . . . . 3 fr. 50
    (La 2ᵉ année (1862) est épuisée.
PASSOT (P.). Leçons d'un instituteur, pour disposer les enfants aux bons traitements envers les animaux. Paris, 1862. 1 v. in-32 de 192 p. 1 fr.
REULEAUX, directeur de l'Académie industrielle de Berlin. **Le constructeur.** Formules, règles, calculs, tracés de machines, renseignements usuels, aide-mémoire des ingénieurs, constructeurs, architectes, etc. Traduit de l'allemand sur la 3ᵉ édition par MM. DEBIZE et MÉRIJOT, ingénieurs des manufactures de l'État. Paris, 1873. 1 vol. in-8 de 700 pages avec 715 figures dans le texte, tableaux, etc. . . . . 20 fr.
    M. Reuleaux, l'un des plus savants professeurs de mécanique industrielle de l'Allemagne, a écrit un ouvrage qui renferme des tables, des formules, des règles, des calculs, des tracés et des renseignements pour les ingénieurs, les constructeurs, les architectes et les mécaniciens. L'ouvrage complet est divisé en quatre parties principales : la première partie comprend *la Résistance des matériaux;* la deuxième partie est consacrée à l'exposé des principes de *la Graphostatique;* la troisième partie comprend *la Détermination des organes de machines.* Enfin, la quatrième partie renferme *une série de tables.*

Le Constructeur de M. Reuleaux renferme, dans un ordre très-méthodique, tout ce que la science et la pratique nous ont révélé jusqu'à présent sur la construction des machines, et cet ouvrage est indispensable à tous ceux qui veulent inventer, dessiner, organiser, construire ou diriger des machines, ou enseigner la mécanique industrielle. Les figures insérées dans le texte sont d'une exécution parfaite; l'ouvrage est imprimé avec soin.

REULEAUX. Traité de cinématique. Principes fondamentaux d'une théorie générale des machines. Traduit de l'allemand par M. Debize, ingénieur des Manufactures de l'État. Paris, 1877. 1 vol. gr. in-8 de 700 pages avec 452 fig. dans le texte et 1 atlas de planches . . . . 20 fr.

Ce livre a un but plus élevé que *le Constructeur*, et nous avons la conviction qu'il est destiné à introduire de profondes modifications dans l'enseignement de la Cinématique.

La Cinématique du professeur Reuleaux doit, à vrai dire, être considérée comme une science entièrement nouvelle, éminemment propre à faciliter l'intelligence des machines existantes et à diriger l'inventeur dans ses recherches. Après avoir reconnu l'insuffisance ou l'imperfection des méthodes en usage, le professeur Reuleaux a cherché à déterminer les lois qui régissent la formation des mécanismes, et, de ses recherches, il a tiré des conclusions d'une grande importance.

D'après l'auteur, la machine se compose d'un ou de plusieurs mécanismes, dont chacun peut se ramener à une chaîne cinématique formée elle-même de couples d'éléments.

Cette décomposition de la machine, ou son analyse cinématique, est simple et facile à comprendre. Elle est d'ailleurs extrêmement féconde.

Les principes fondamentaux relatifs aux couples d'éléments et aux chaînes cinématiques font l'objet des cinq premiers chapitres. Le chapitre VI indique en traits généraux, les origines et les perfectionnements successifs de la machine, considérée comme produit de l'esprit humain. Le chapitre VII est consacré à l'exposition d'un système de notation cinématique qui est de nature à faciliter notablement l'usage de l'analyse. Les chapitres VIII à XII sont consacrés à l'analyse cinématique des mécanismes, organes de machines et machines complexes.

—— **Temps préhistoriques. — Coup d'œil sur l'histoire du développement des machines dans l'humanité.** (Extrait de l'ouvrage précédent.) Paris, 1876. Gr. in-8 de 36 pages. . . . 1 fr. 50

SERAINE (L.). Les préceptes du mariage, traduits du grec de Plutarque, suivis d'un essai sur l'idéal de l'amour, du mariage et de la famille. 4e édition. 1 volume in-32 de 192 pages. . . . . 1 fr.

Petit ouvrage plein de charme et de la plus haute moralité. Il devrait se trouver dans toutes les corbeilles de mariage.

WALKHOFF (L.), fabricant de sucre. Traité complet de fabrication et raffinage du sucre de betteraves, à l'usage des fabricants de sucre, directeurs de sucrerie, contre-maîtres, mécaniciens, ingénieurs, constructeurs d'appareils pour sucrerie, cultivateurs, chimistes, etc. 2e édition française, publiée sur la 4e édition allemande, par les soins de M. Mérijot, directeur de la sucrerie de Bourdon (Puy-de-Dôme). Paris, 1874, 2 vol. grand in-8, avec 200 grav. dans le texte. . . . . . 40 fr.

Le peu d'ouvrages publiés sur le sucre de betteraves en France, écrits par des chimistes de cabinet, n'est pas à la hauteur d'une industrie sans cesse en progrès, et ne fournissent au fabricant que des données insuffisantes sur les questions du travail journalier de l'usine.

Pour quiconque s'est occupé de l'industrie du sucre, le nom seul de l'auteur est un sûr garant de la valeur de son œuvre. L'ouvrage de M. Walkhoff est considéré, en tous pays, comme le traité le plus complet et le plus autorisé publié sur la fabrication. Trois éditions ont été épuisées en Allemagne en quelques années.

Cette 2e édition est complétement refondue et mise en harmonie avec les conditions du travail de l'industrie sucrière en France. La compétence reconnue de M. Mérijot. ajoute au livre sans rival de Walkhoff une valeur nouvelle.

Typographie Lahure, rue de Fleurus, 9, à Paris.